에센셜 아로마테라피

개정3판

국제아로마테라피임상연구센터
최승완 저

ESSENTIAL AROMATHERAPY

머리말

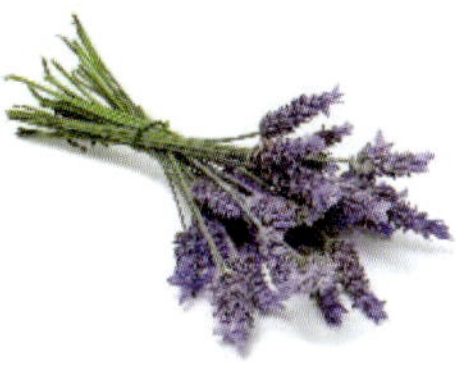

현대인들은 그 어느 때보다도 더 절실하게 웰빙(Well-being)을 추구한다. 이것은 신체적인 건강만을 중시하던 기존의 입장에서 심신의 건강을 유지하는 삶을 행복의 척도로 삼게 되었다는 뜻이다. 특히 문명의 발달이 가파르게 진행되는 21세기를 살아가는 현대인들은 극심한 변화를 따라가기 위해 과도하게 긴장하고 불안을 느끼며 과도한 스트레스 속에서 살아간다. 적절한 긴장과 불안은 오히려 삶에 활력을 주기도 한다.

그러나 손쉽게 해소되지 못한 채 하루하루 쌓여가는 과도한 스트레스는 현대인에게 발병하는 만병의 근원이 된다. 그렇기 때문에 현대인들은 스트레스 완화를 위한 다양한 치유법에 관심을 기울이고, 자연 속에서 그 자연의 일부인 본연의 상태로 돌아가 건강한 삶을 회복하려는 노력을 하고 있다. 하지만 시간에 쫓기는 바쁜 현대인들의 생활 속에서 일상의 공간을 떠나 한적한 자연 속으로 들어가는 일은 쉽지 않다. 자연에서 추출한 향기 오일을 이용한 아로마테라피는 바로 이러한 현대인들에게 주목받고 각광받는 치유법이다. 우리가 살아가는 삶의 자리에 바로 그 자연을 손쉽게 초대하여 자연으로부터 치유를 받을 수 있기 때문이다.

아로마테라피는 자연에서 추출한 방향성 약용식물의 향을 인체에 적용함으로써 지친 몸과 마음을 활기차게 회복시키고, 스스로의 치유력을 높이는 보완요법이다. 그러나 많은 사람들의 치유를 돕고 더 다양하게 활용하기 위해서는 아로마테라피 관련 지식을 체계적으로 알고 다양한 임상 경험과 학술적인 연구를 토대로 안전하고 효과적인 방법으로 적용해야 한다.

국내에서 아로마테라피에 대한 전문교육이 부진하던 때에 보다 아로마테라피를 배우려는 사람들을 위한 전문적인 기본서가 필요하다고 생각하여 이 책을 집필하였다. 이 책은 전 세계적으로 인정되는 영국의 ITEC(International Therapy Examination Council)와 BCMA(British Complementary Medicine Association)등 국제적인 아로마테라피스트 교육과정을 기본으로 국제아로마테라피임상연구센터와 병원, 학교, 기관 등에서 진행해 온 다양한 아로마테라피 임상과 연구 프로젝트 경험을 더하여 아로마테라피를 전문적으로 배우고자 하는 사람들을 위한 전문교육 기본서이다. 그리고 입문자를 위한 교재로 사용되기에 충분할 만큼 쉽게 쓰려고 노력하였다.

출간 이후 이 책은 아로마테라피, 보건, 피부, 뷰티, 간호, 의학, 대체보완요법과 건강관련 분야의 대학교, 대학원의 교재로 선정되었고, 아로마테라피 연구자들에게는 기본서로 사용되는 넘치는 사랑을 받았다. 이 책은 출판된 후 십여 년의 세월 동안 국내에서 아로마테라피에 관한 관심이 늘어났고, 이 책을 필요로 하는 사람들이 더 많아졌다. 이에 따라 변경된 용어와 국제ITEC아로마테라피 표준교육과정에 개정된 내용을 보완 했으며, 최근까지의 임상 결과와 임상을 통해 확인된 증상별 기대효과 등을 전체적으로 보완하여 개정 3판으로 선보이게 되었다.

이 개정 3판에는 국제적으로 공인되는 ITEC의 최신 아로마테라피 기준과 아로마테라피 임상경험을 반영하였다. 아로마테라피의 원리와 이해를 전반적으로 설명하였고, 중요한 52가지 에센셜 오일과 26가지 캐리어 오일의 특성과 효능을 소개하고 효과적인 블랜딩 기법을 소개하였다. 각 신체 시스템별로 아로마테라피의 효과, 증상별 적용 오일과 아로마테라피의 가장 효과적 적용법인 아로마 마사지법과 필요한 사항들을 기술하였다. 마지막으로 아로마테라피와 따로 또 같이 사용하여 시너지 효과를 낼 수 있는 다양한 보완대체요법을 소개하였다.

전문 아로마테라피스트 과정을 공부하는 사람들이나 아로마테라피스트를 양성하는 대학교, 대학원, 전문교육기관과 교강사들 모두에게 필수적인 공통의 지식을 함께 나눔으로써 국내에서 아로마테라피가 정착하여 다방면으로 올바르게 적용되고 꽃피워지기를 기원한다.

끝으로 이 책에 마음을 담아 함께해 준 국제아로마테라피임상연구센터의 전문 교강사진(엄성신, 안혜진, 박양숙, 김윤경, 이선민, 김진영, 윤선영, 조선아), 홍혜경선생, 방아정선생과 영국 WSHT의 Ms. Christine Star, Chief Executive의 아낌없는 지원과 배려에 감사드린다. 이 책의 출간을 위해 노력해 주신 의학서원 관계자 여러분께도 진심으로 감사를 드린다.

국제아로마테라피임상연구센터
최 승 완

추천사

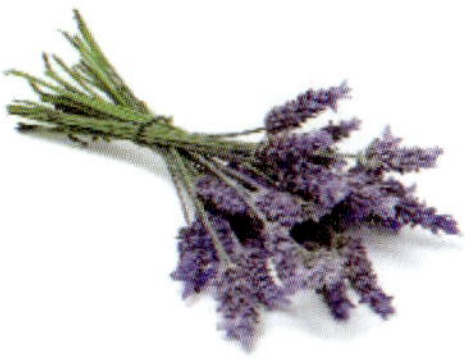

스트레스를 해소하고 삶의 질을 향상시키는 보완요법으로 아로마테라피가 많은 관심을 받고 있다. 아로마테라피 관련 서적은 외국 책의 번역서가 대부분인데 이책은 선진 아로마테라피 교육내용을 기본으로 하여 저자의 아로마임상 경험이 녹아 있는 아로마테라피 책이다. 최승완 저자는 영국에서 ITEC, BCMA 아로마테라피를 수학한 학문적 토대 위에 아로마테라피전문교육과 유방암, 호스피스, 중증뇌성마비, 치매, 자폐아, ADHD 등 다양한 아로마임상을 진행하는 국제아로마테라피스트이자 대학교와 전문기관의 아로마테라피와 사회복지 분야 전문교수이다. 국제화, 전문화를 추구하는 시대 변화에 발맞추어 국제적으로 공인되는 ITEC공식인증기관의 대표로서 그에 걸맞은 아로마테라피 전문서이다.

본인은 간호대학 교수로서 후학을 양성하고 아로마테라피의 과학적 검증을 통한 다양한 연구로 실증적 아로마테라피로 발전해 나가는 데 일익을 담당해 왔으며, 한편으로 한국아로마건강전문협회를 발족하여 올바른 아로마테라피 활용과 정착을 위해 힘써 왔다. 아로마테라피는 모든 사람들에게 마음의 안정과 스트레스 해소, 건강과 웰빙을 누릴 수 있는 보완요법으로 효과적이어서 바쁜 일상에서도 늘 잊지 않고 가까이 해왔다. 유방암 환자의 통증, 우울 및 불안 증상 조절 아로마효과 연구에 저자와 함께 참여하여 아로마테라피 임상을 성공적으로 이끌어낸 바 있다.

에센셜 아로마테라피는 기존의 아로마테라피 책들과는 달리 최신 아로마테라피의 체계적인 이론 뿐만 아니라 아로마테라피를 적용하는 마사지 이론과 실제를 선보이고 있다. 이 책은 아로마테라피를 전문적으로 공부하고자 하는 사람에게 필요한 내용을 담았을 뿐만 아니라 일반인들이 아로마테라피를 이해하는 데 좋은 길잡이가 될 것이다. 본서를 통해 보다 실증적인 아로마테라피 정보를 접할 수 있으리라 생각된다.

다양한 내용을 체계적으로 정리한 이 책을 보면서 향후 더 많은 발전이 기대되기에 흔쾌히 추천하는 바이다. 앞으로 한국 아로마테라피의 명성이 세계 속으로 뻗어 나아가기를 바라는 격려의 마음을 전한다.

김 명 자
전 가톨릭대학교 간호대학 교수
한국아로마건강전문협회 고문

CONTENTS

Chapter 01 아로마테라피의 원리와 이해

Chapter 03 캐리어 오일과 하이드로졸

Chapter 04 아로마테라피 마사지

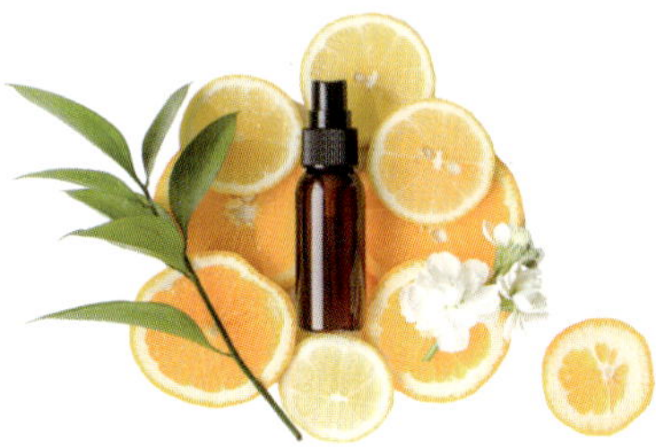

CHAPTER

1

아로마테라피의 원리와 이해

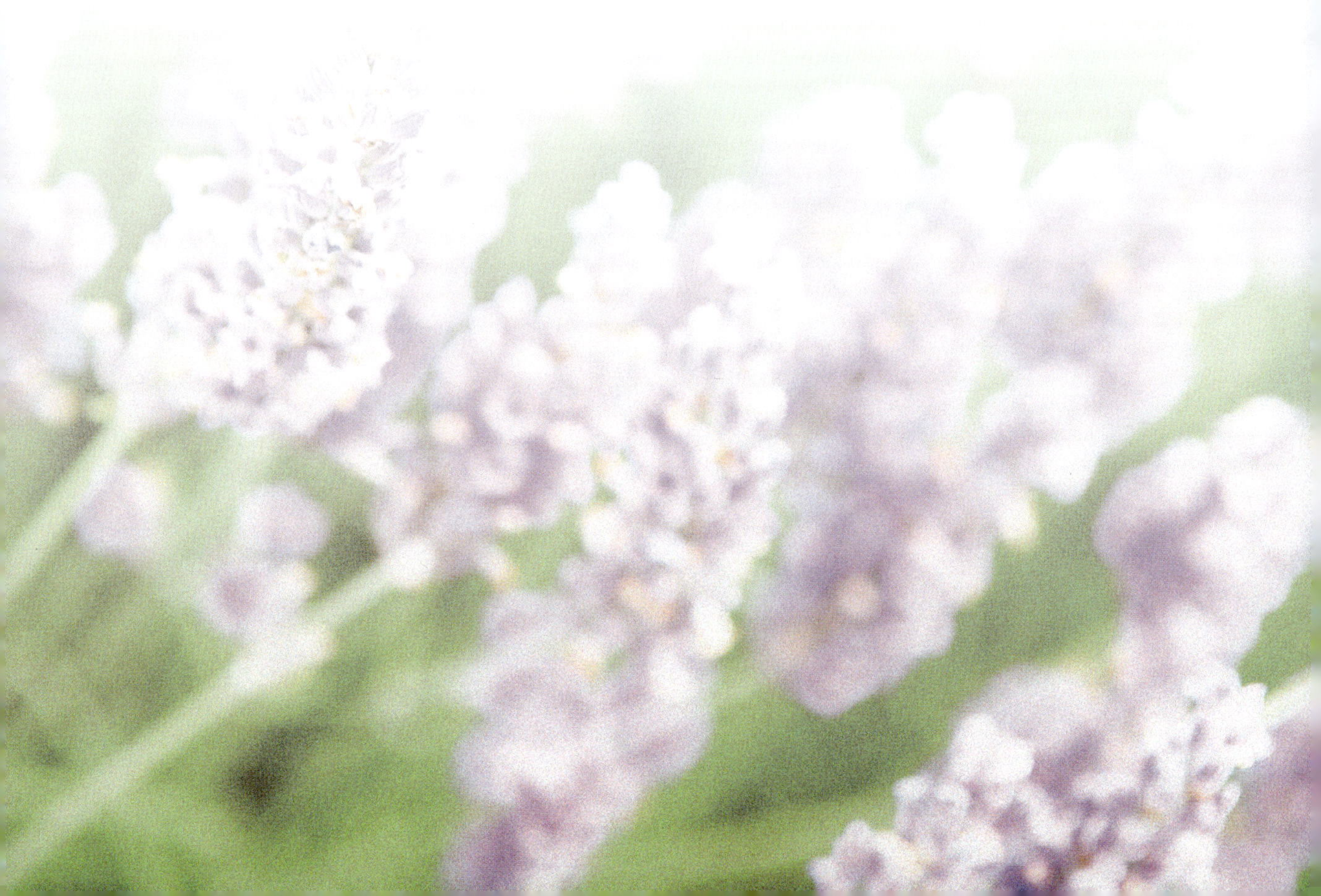

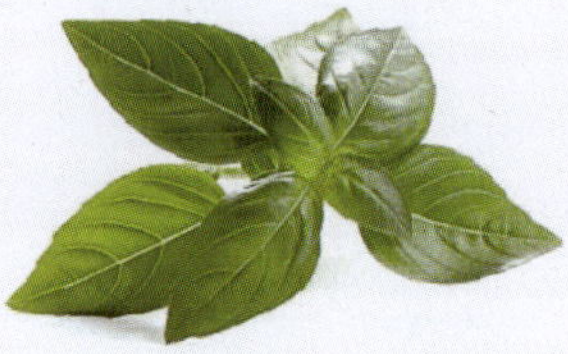

01 아로마테라피의 원리와 역사

아로마테라피(aromatherapy)란 그리스어에서 유래된 향기라는 뜻의 '아로마(aroma)'와 치료법이라는 뜻의 테라피(therapy)를 조합한 말로 '향기요법'이라고도 한다. 방향성 약용 식물에서 추출한 특유의 향을 가진 순수 식물성 오일인 에센셜 오일을 사용하여 인간의 몸과 마음의 균형을 회복시켜 인체의 항상성(homeostasis) 유지를 목표로 하는 자연요법(natural therapy) 중 하나이다.

아로마테라피는 각 개인의 심신의 부조화와 불균형 상태를 상담한 후 표면적으로 나타난 신체적 증상과 더불어 정신적, 정서적 근본 원인까지 고려하는 전인적(holistic)이며 과학적 치유법이다. 전체를 의미하는 'holos'는 고대 그리스의 개념으로 자연과 각 개인에게 내재된 신성하고 총체적인 본질을 의미하며, 홀리스틱 아로마테라피(holistic aromatherapy)에서는 각 개인의 신체적, 정신적, 정서적, 사회적, 영적인 면들이 서로 분리될 수 없으며 주변 환경과도 밀접한 관계를 갖고 있다고 본다. 그러므로 홀리스틱 아로마테라피스트는 적절한 치료방법의 안내와 조언을 할 수 있도록 건강한 삶의 습관을 위한 전반적인 이해와 통찰력을 갖고 있어야 한다.

아로마테라피는 심신의 증상에 따라 마사지, 목욕, 흡입 등 여러 가지 방법으로 신체에 적용할 수 있으며, 남녀노소 누구나 간편히 즐길 수 있다.

아로마테라피의 원리

에센셜 오일은 생체방어시스템을 자극하여 면역력을 높임으로써 건강을 회복시킨다. 아로마테라피는 식물에서 추출한 100% 순수한 에센셜 오일을 사용하기 때문에 부작용이 거의 없이 건강을 증진시켜주고 인체의 항상성을 유지할 수 있도록 도와주는 자연요법이다.

에센셜 오일의 향기 입자는 코의 후각신경을 자극하고, 그 자극이 뇌로 전달되어 인간의 본능과 감정을 관장하는 변연계와 시상하부 등 중추신경계 전반에 걸쳐 작용하여 심리적, 신경적으로 긍정적인 변화를 일으킨다. 피부를 통해 체내로 흡수된 에센셜 오일은 혈관이나 장기로 흡수되어 인체의 각 부위에 긍정적인 영향을 주게 된다.

■ 아로마테라피는 전인적인 치유법(holistic therapy)이다.

아로마테라피는 몸에 나타난 증상만이 아니라 대상자의 정신적, 신체적, 정서적 상태와 환경 등 증상과 관련된 많은 요소들을 종합적으로 고려하여 치유하기 때문에 전인적 치유라고 한다.

약리학적으로 에센셜 오일이 피부 등을 통해 혈관으로 흡수되어 신경전달물질, 호르몬과 효소 등 인체 내 화학물질과 반응하여 긍정적 효과를 낸다.

생리학적으로 에센셜 오일은 화학전달 신호와 자극을 변화시켜 인체의 생리적 시스템을 변화시킨다. 긴장을 이완시키거나 스트레스 관련 증상을 완화시켜 인체에 긍정적 영향을 미친다. 예를 들면 심장박동 또는 호흡률을 완화시키고, 긴장된 근육이 이완되도록 도와준다.

심리학적으로 에센셜 오일의 향이 흡입되었을 때 후각과 밀접하게 연관되어 있는 감정 및 기억을 관장하는 뇌 부분이 특정한 냄새에 대해 행복했던 순간을 기억하는 등 특유의 반응을 나타내며 긍정적 효과를 준다.

■ 일반적인 아로마테라피의 효과

아로마테라피는 스트레스와 긴장을 감소시키고 진정과 밸런스 작용으로 웰빙을 구현한다. 항미생물 효과와 더불어 면역계를 자극 강화시킴으로써 질병의 예방과 치유에 도움이 되며, 염증 및 통증을 진정 완화시키고 세포재생을 도와주는 효과가 있다. 혈액 및 림프 순환 작용을 조절하며 전반적인 심신의 균형을 잡아준다.

아로마테라피의 역사

자연의 식물을 이용하여 건강을 유지하고 질병을 치유하는 아로마테라피의 역사는 인류 역사와 함께 시작되었고, 전 세계의 모든 문화에 다양한 방법으로 이어져 오고 있다.

■ 이집트

고대 이집트에서는 향유를 종교적, 의학적, 미용을 목적으로 다양하게 사용하였으며, 고대 자료에 피마자, 아카시아, 노간주나무, 셀러리, 커민, 모링가나무 등 여러 가지 약초에 대한 의학적 사용 기록이 있다. BC3000년 전부터 잘 보전된 시체가 주술의 힘으로 사후세계에서

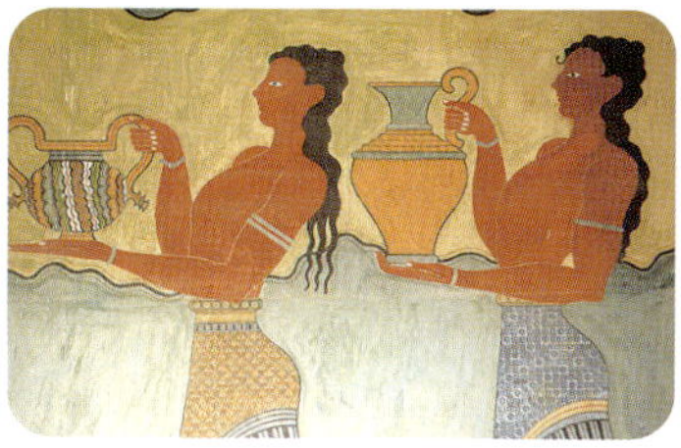

영생을 보장받는다고 믿어 살균과 항박테리아 작용이 뛰어난 몰약(myrrh), 시더우드(cedarwood), 유향(frankincense) 등 수지와 에센스를 방부처리에 사용하였다.

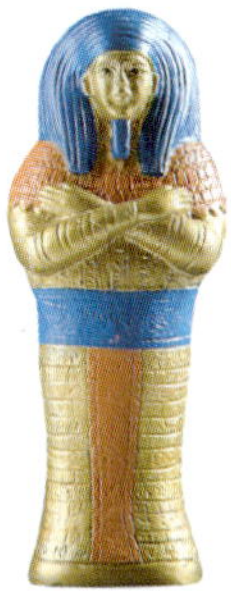

가장 널리 알려진 고체향수 키피(kyphi)는 몰약, 주니퍼, 시나몬 등 16가지 오일로 만들었는데 불안감소, 진정효과 등이 뛰어나 종교적, 의학적으로 사용하였다. 나일강 유역은 의학의 요람(Cradle of Medicine)이라 불리울 정도로 고대 그리스 등 다른 문화권으로 의학지식과 향유 제조기술을 전파하였다.

■ 인도와 중국

고대 인도에서는 계피(cinnamon), 생강(ginger), 백단향(sandalwood), 몰약(myrrh) 등을 질병의 치료나 종교의식에 사용하였다. 인도 의학은 전통적으로 식물에 근거를 두고 있으며, 인도의 가장 오래된 종교 문서에는 식물을 이용한 치료처방전과 약물 배합방식이 기록되어 있다. 아유르베다 의학(Ayurvedic Medicine)은 5천년 이상 활용되어 온 전통 인도 허브 의학 체계로 "모든 인간은 스스로 자신의 질병을 치유할 수 있는 능력을 갖고 있다"는 것을 기본철학으로 한다. 현재도 인도의 많은 약용 식물이 서양 의학의 치료제나 아로마테라피에 이용되고 있다.

중국에서도 수천 년 전부터 식물과 약초를 의학적으로 사용해 왔다. 가장 오래된 중국전통 의학서인 황제내경(Yellow Emperor's Inner Canon, 黃帝內經)은 2,200여년 전 편찬되었으며 예방의학, 경락학설, 약초, 침, 뜸 등의 질병진단과 치료, 건강유지법 등을 기록하였다. 중국의 전통의학은 한국의 한의학, 일본의 한방의학 등의 발전에 영향을 끼쳤고, 침구요법, 추나요법, 약물치료법 등의 치료방법은 오늘날에도 널리 이용되고 있다.

■ 그리스 로마

고대 그리스 시대에는 지중해 지역의 영양이 풍부한 올리브유를 이용하여 향유를 만들어 썼으며, 각종 향신료 교역도 활발히 이루어졌다.

의학의 아버지라 불리는 그리스의사 히포크라테스(Hippocrates)는 주니퍼 베리, 프랑킨센스, 멀, 로즈 등의 식물을 의학적으로 사용하였으며, 향기요법의 효과를 확신하고 건강유지법으로 아로마 목욕과 마사지를 권했다.

고대 로마사람들은 정복한 여러나라에서 다양한 식물과 오일을 가져왔다. 오일과 에센스는 로마문화에 중요한 역할을 하였는데, 이를 사용하는 공중목욕탕은 목욕과 마사지를 하는 장소일 뿐만 아니라 친구, 가족과 대화하고 사업을 논의하는 장소로 로마인의 일상생활의 중심이었다. 로마제국이 유럽으로 그 세력을 확장함에 따라 로마 군인들의 상비약으로 사용되는 여러 가지 약용 식물들이 유럽 전역으로 전파되었다. 이 시대에 이미 향유로 상처를 치유하거나 불쾌한 냄새를 중화하고 질병이나 오염된 공기를 막을 수 있다고 인식하였다.

■ 아랍

11세기 아랍의 대표적인 의사이며 철학자인 아비세나(Avicenna, 980~1037)는 저서〈Canon of Medicine〉에 질병의 원인과 치료, 건강관리법과 약용식물 800여종의 효능과 사용법 및 자세한 마사지법을 기술하였다. 또한 이 책은 라틴어로 번역되어 17세기까지 유럽의 의학교재로 사용되었다. 그는 냉각코일(refrigeration coil)을 발명하여 증류기술의 발전에 크게 기여하고, 에센셜 오일을 쉽게 생산하고 보존할 수 있게 하였다. 이 증류방법으로 최초로 로즈오일을 추출하였고, 이 과정의 공동산출물인 로즈워터는 유럽사람들에게 널리 애용되었다.

■ 유럽

십자군전쟁이후(11~13세기) 향기문화가 발달한 나라를 방문했던 기사나 군인들에 의해 식물과 허브의 효과와 사용법이 유럽에 널리 알려지게 되었고, 라벤더나 로즈마리 등 식물을 약용으로 사용하는 것이 점차 늘어갔다.

중세 유럽에서는 종교적 이유와 건강문제로 목욕하는 것을 즐기지 않았지만, 매일 향유와 연고를 바르고 향이 배인 옷감으로 옷을 만들고 빨래에도 허브를 이용하는 등 모든 생활에 허브향을 접목시켰다. 이 시대에는 향기가 심미적인 문제뿐만 아니라 계급을 분류하는 수단이 되기도 하였다.

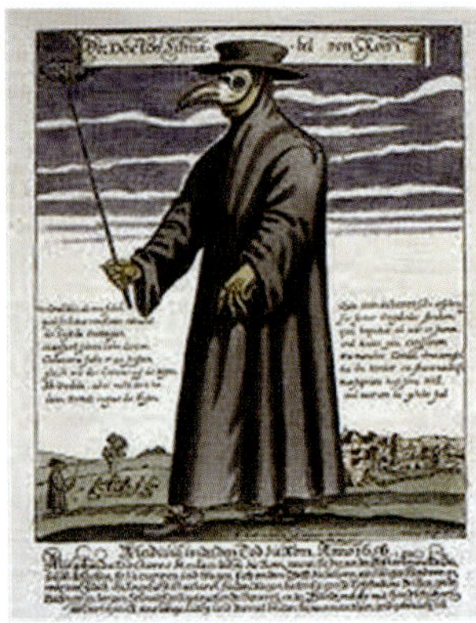

헨리 8세는 1543년 허벌리스트의 권리를 보호하는 헌장을 제정할 정도로 대단한 허브 옹호자였다. 17세기경 니콜라스 컬페퍼(Nicholas Culpeper)의 〈The English Physician〉과 존 제라드(John Gerard)의 〈The Great Herbal〉등이 출간됨에 따라 허브에 대한 의학적 지식이 널리 퍼지게 되었다.

중세 유럽에서 향기문화가 급속히 발달한 계기는 14세기 중세 유럽 인구의 30% 이상 희생된 흑사병(plague) 등 각종 전염병의 창궐 때문이었다. 전염병으로 늘어나는 시체와 악취로 인해 전염병에 대한 연구가 진행되었고, 의사들은 전염병이 공기에 의해 전염된다고 생각하여 향료 사용을 적극 권장하여 창가에 허브를 놓아두고 벽난로에서는 향나무를 태우고 외출할 때도 향료를 들고 다니기도 하였다.

자연요법과 수치료법 등 다른 자연치유요법들도 18세기에서 19세기 초에 발달하여 현대까지 사용되고 있다.

■ 근대

18세기 중엽부터 시작된 산업혁명이후 발달한 화학 공정으로 오일 추출을 더 쉽게 할 수 있었고, 인쇄술의 발달로 수많은 허브와 약초치료 관련 서적들이 발간되었다.

반면에 식물에서 추출한 에센셜 오일의 성분이나 약초의 특성을 분석하고 대체용 합성약제를 저비용으로 생산할 수 있게 되어 합성 성분으로 만든 치료제가 각 개인의 특성에 따라 개별적으로 조제되어 왔던 천연물질을 대신하게 되었다.

'대증요법(allopathy)'이란 동종요법 의사였던 사무엘 하네만이 만들어 낸 용어로, 겉으로 나타난 증상에 대해 처치하는 치료법이다. 예전부터 사용되어 온 전통적인 약보다 효과적인 것으로 보이는 새롭게 제조된 약들의 등장과 더불어, 이 대증요법 또는 서구적 전통의학(conventional medicine)이 인기를 얻게 되었다. 따라서 고대부터 사용되어 왔던 전통적 약초의학 등은 과학에 근거한 치료에 비하여 사이비 의료행위로 간주되어 소홀히 취급되게 되었으며 향취적 측면으로 이어지게 되었다.

20세기에 들어서면서 과학계에서 에센셜 오일의 성분을 파악함에 따라 과학적 측면의 연구가 활발해졌다.

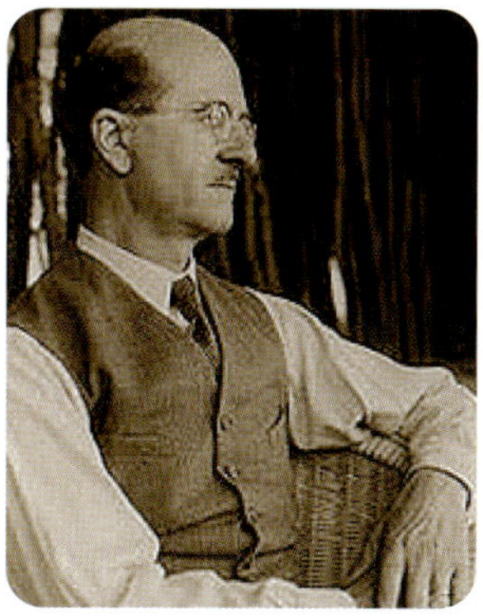
르네 모리스가트포세

프랑스의 화학자 르네 모리스 가트포세(Rene Maurice Gattefosse)는 향료실험을 하던 중 폭발사고로 화상을 입었는데, 라벤더 오일이 담긴 통에 손을 담근 후 화상의 상처가 빠르게 치유되는 것을 경험하고 에센셜 오일의 치료적 효능에 대한 과학적 연구를 시작하였다. 그는 제1차 세계대전(1914-1918) 중에 화상이나 부상자의 상처 치료에 아로마테라피를 사용했다. 가트포세는 1928년 과학저널에 '아로마테라피(Aromathérapie)'라는 용어를 처음으로 사용하였고, 1937년에 같은 이름으로 책을 발간하였다.

프랑스의 여러 과학자들도 심리적 장애, 화상과 상처 등에 에센셜 오일의 효과에 대해 연구하였다. 의사인 장 발넷(Jean Valnet)은 인도차이나 전쟁(1948-

1959) 당시 군의관으로 에센셜 오일의 살균 작용과 질병치유 작용을 활용하여 군인들의 상처 치유에 큰 효과를 거두었다. 그는 에센셜 오일의 내복과 식이요법으로 건강관리를 주장하였고,〈The Practice of Aromatherapy〉를 저술하였다.

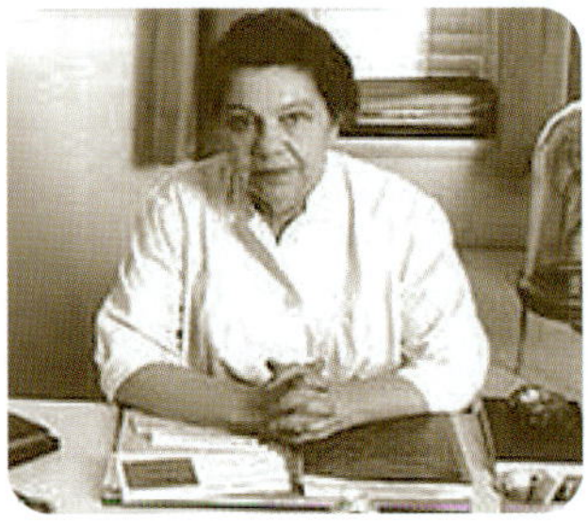

마가릿 모리

오스트리아인 생화학자 마가릿 모리(Magurite Maury) 여사는 에센셜 오일을 마사지법에 적용하여 뷰티테라피적인 면을 부각시키며 영국에 도입하였다. 그녀는 장 발넷, 미슐린 아르시에(Micheline Arcier), 아르노 테일러(Dr. Arnould-Taylor), 이브 테일러(Eve Tayler) 등과 아로마테라피 마사지를 발전시켰다.

아로마테라피를 임상테라피로 발전시킨 사람은 로버트 티저랜드(Robert Tisserand)로 1977년 최초의 아로마테라피 영문서적인〈The Art of Aromatherapy〉를 저술하였다. 그는 세계적으로 아로마테라피와 에센셜 오일에 대한 관심을 불러일으키는 데 공헌하였다.

가트포세를 비롯한 여러 연구자들의 공헌으로 아로마테라피는 다시 그 효능과 중요성이 부각되고 전 세계로 널리 퍼져 나갔다.

■ 아로마테라피와 현대

21세기가 되면서 과학의 발달과 함께 현대인의 생활 수준이 향상되고 물질적으로도 매우 풍족해졌다. 특히 과학을 바탕으로 한 의학의 발전과 신약개발도 매우 발 빠르게 이루어지고 있다. 현대 과학이 발달할수록 현대인의 건강에 대한 관심은 더 늘어가고 있다. 인체 메커니즘에 대한 인공 화학물질의 부작용에 대한 연구결과가 계속 발표되고 있고, 특정 치료에 바탕을 둔 서양의 건강, 의료과학에 대한 의존 일변도에서 벗어나 심신의 건강을 증진시키는 자연치유에 대한 관심이 높아지면서 이에 대한 임상 및 연구가 활발히 진행되고 있다.

자연치유는 인류역사와 함께 이어져 왔으며 모두 인간 스스로 신체의 균형을 유지하려는 항상성을 중심으로 하는 자연치유력을 중요시 여기며 면역계를 강화시키기 위해 단순한 질병의 증상완화가 아닌 병을 유발시킨 근본 원인을 몸과 마음 모두에서, 즉 전인적 입장에서 찾아보려고 한다. 이러한 자연요법은 기존의 제도권 의학을 대체, 보완한다는 의미로 대체요법(alternative medicine), 보완의학(complimentary medicine) 또는 자연의 이치를 따르는 천연약물, 자연요법만을 사용한다는 뜻의 자연의학(natural medicine) 등으로 불리며 점차 그 영역을 넓히고 있는 추세이다.

한국, 중국의 동양의학에서 사용하는 약재 중에는 아로마테라피의 에센셜 오일을 추출하는 약용식물들과 공통되는 것이 많이 있다. 예를 들면, 백두구(cardamon), 박하(peppermint), 몰약(myrrh), 유향(frankinsence), 계피(cinnamon), 생강(ginger), 회향(fennel), 정향(clove bud), 곽향(patchouli) 등이다. 이 약재들은 그 이용방법에 차이가 있을 뿐 동서양 모두에서 치료 약재로서 비슷한 효능으로 사용되고 있다는 점에 주목할 필요가 있다.

아로마테라피는 서양의학, 동양의학 등에 접목시켜 병을 치유하는 데 더 좋은 결과를 이끌어내는 보조요법으로 널리 사용되고 있으며, 심신의 치유뿐만 아니라 피부미용, 생활 전반에 걸쳐 그 활용도가 높고 부작용이 적으며 사용법이 용이하고 향이 주는 긍정적인 심리적 효과 또한 매우 커서 가장 각광받고 있는 보완요법 중 하나이다.

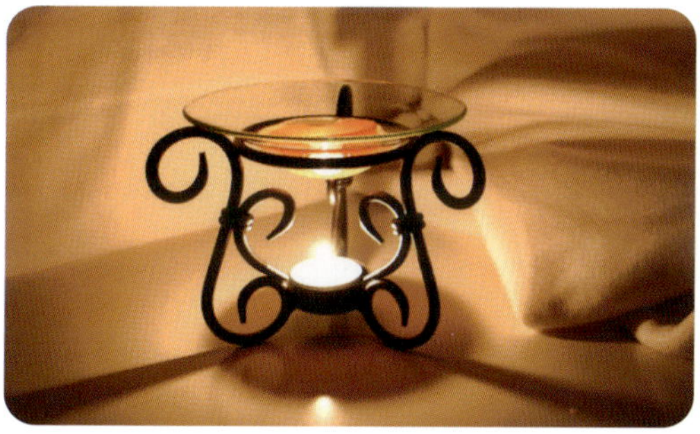

아로마테라피와 학술연구 (Aromatherapy and Research)

보완요법치료에 대한 인기는 이제 다시 제자리로 돌아가고 있다. 정통의학(Orthodox medicine)이나 제약회사의 합성약에서 탈피하고 자연보완치료에 대한 관심이 크게 증대되고 있다. 전통의학이 보완치료법으로 인정되면서 전 세계의 수많은 보건 관련 단체들은 아로마테라피를 정통치료법에 대한 병행치료법으로 제시하고 있다. 규제 단체와 공식 훈련 프로그램들은 산업계에 적용 기준을 제시했고, 보완치료법에 대한 일반 대중과 전문인들의 인식을 증대시켜 왔다. 건전한 생활방식이 질병의 예방책으로 널리 인정되고 있으며 적극적으로 권장되고 있다.

아로마테라피가 인기를 더해 가면서 그 효과성에 대한 입증 요구도 커지고 있는데 아로마테라피의 효과는 증거를 기반으로 하는 과학직이고 전문적으로 수행된 적절한 학술연구를 통해 입증된다. 많은 아로마테라피와 에센셜 오일 관련 학술연구가 진행되고, 아로마테라피가 건강을 향상시키거나 관련 증상을 완화시켰다는 결과들이 발표되고 있다. 그러므로 인적 인자, 플라시보 효과, 자연적 변이 등에 대한 에센셜 오일의 표준화와 전인요법의 통계처리 문제 등 학술연구를 저해하는 요소들에 대해서도 지속적으로 그 해결방법을 찾아야 할 것이다.

아로마테라피의 효능과 안전성 등에 대해 지속적인 임상연구가 필요한 이유는, 아로마테라피스트는 작용기전에 대한 이해를 높이고 전문가로서 자신감 있게 행할 수 있으며, 아로마테라피에 대한 연구를 촉진시킬 수 있다. 또한 보건관련 정책결정자들에게 과학적인 증거로 제시하여 제도권의 학내에서 더 많은 사람들의 건강증진에 기여할 수 있기 때문이다.

아로마테라피스트는 국내외의 많은 학술연구의 결과에 지속적인 관심을 가지고 공부하고 활용하여 전문성을 갖추어야 하는 한편, 더 다양한 학술연구가 진행되도록 지원하고 노력해야 한다.

02 에센셜 오일 특성과 추출법

에센셜 오일(essential oil)의 특성

에센셜 오일은 향기가 있는 약용 식물에서 추출한 천연 오일로 특유의 향과 고농도의 유효 성분을 함유한 순수한 원액을 말한다. 에센셜 오일의 특성은 다음과 같다.

■ 방향성(aromatic)

에센셜 오일은 각각 특유의 향이 있다. 에센셜 오일의 향을 흡입하면 후각을 자극해서 인간의 감성과 기억 및 정신, 신체상태에 긍정적인 영향을 준다.

■ 고농도(highly concentrated, powerful)

에센셜 오일은 고농도의 원액으로 피부에 직접 바르면 자극이 매우 강하므로, 마사지와 목욕법 등에 사용하기 전 반드시 캐리어 오일 또는 크림 베이스 등에 희석해서 사용해야 한다.

■ 지용성(soluble in oil, lipophilic)

에센셜 오일은 지용성이므로 캐리어 오일에 잘 섞이며, 피부 적용 시 쉽게 인체에 흡수된다. 에센셜 오일은 약간의 친수성이 있지만 물에 용해되지 않고 물 표면에 뜬다.

■ 알코올 용해성(soluble in alcohol)

에센셜 오일은 알코올에 잘 용해된다. 알코올과 혼합하여 에센셜 오일의 양을 늘려 판매하는 경우도 있는데 아로마테라피에는 순수한 에센셜 오일만 사용한다.

■ 휘발성(volatile)

에센셜 오일 입자는 공기보다 가벼워서 공기 중으로 빨리 증발되며, 그 휘발속도는 에센셜 오일의 종류에 따라 차이가 있다.

■ 끈적임이 없음(non-greasy)

오일이지만 기름 같은 끈적임이 없으며, 일반적으로 촉감이 가볍다.

■ 가연성(flammable)

고농도 에센셜 오일은 가연성이므로 열이나 불과 가까운 곳에 두지 않고 반드시 어둡고 서늘한 곳에 오일병 마개를 단단히 닫아 보관한다.

■ 액체 상태(liquid)

대부분의 오일은 실온에서 액체 상태이다. 단, 로즈 오토나 벤조인은 반고형 상태이다.

■ 무색 또는 엷은 노란색

대부분의 에센셜 오일은 색깔이 없거나 엷은 노란색이다. 카모마일 저먼(짙푸른색), 버가못(엷은 녹색), 자스민(갈색), 로즈(적갈색) 등은 예외이다.

■ 고가(expensive)

방향식물에서 추출한 순수한 오일은 고농도이고, 추출방법이 노동집약적이므로 비교적 가격이 비싸다.

■ 유기화합물(organic compound)

에센셜 오일은 유기화합물로서 빛, 온도, 공기, 시간에 민감하게 반응한다.

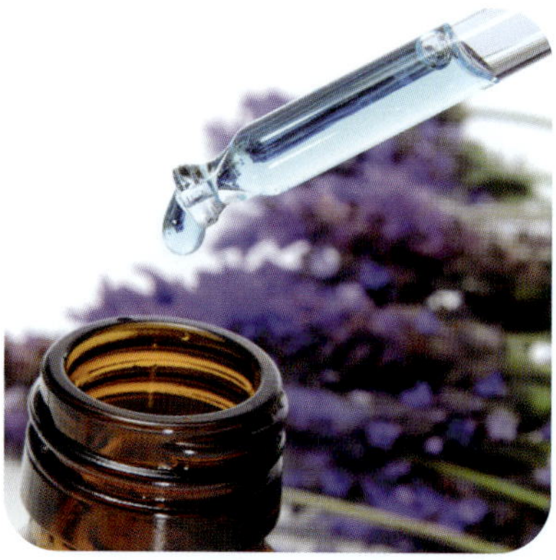

에센셜 오일의 추출 부위

식물의 방향성분인 에센스는 방향성 식물체의 꽃, 열매, 껍질, 잎, 줄기, 뿌리 등의 표면이나 세포 내의 작은 오일 분비낭 등에 미량 함유되어 있으며, 에센스가 함유되어 있는 재료에 증기나 압력을 가하여 추출해낸 성분이 에센셜 오일이다.

■ 식물이 에센스(essence)를 만드는 이유

식물은 토양, 물, 공기, 햇빛을 이용한 광합성작용을 통하여 에너지를 만들어 생명을 유지하고 성장하는 데 필수적인 효소, 단백질, 지질, 탄수화물, 클로로필 같은 1차 대사산물(primary metabolite)과 생존에 필수적이지는 않지만 살아가는 데 있어서 유익한 기능을 수행하는 알칼로이드, 플라보노이드, 터펜, 터페노이드 같은 2차 대사산물(secondary metabolite)을 생성한다.

이러한 2차 대사산물은 식물의 종에 따라 각기 다르며 생합성경로가 복잡하여 식물에서 직접 추출하여 이용한다. 특히 지구상에 알려진 40만여 종의 식물 중 일부 식물들만이 식물의 호르몬에 해당하는 방향 성분의 에센스(essence)를 생성한다. 식물 에센스의 생성 원인은 일반적으로 식물 자체 내의 정보교환 및 외부 환경과의 정보교환을 위해 생성된다고 알려져 있으며, 식물 종에 따라 각기 식물체 내에서 수행하는 역할이 다양하다.

식물체 내의 에센스 농도는 자연 상태에서 약 0.01%에서 2% 정도이며, 추출법으로 얻어지는 에센셜 오일의 경우 그 성분이 고농축된 상태이다.

■ 에센셜 오일 추출 부위

에센셜 오일은 각 식물의 종과 추출부위에 따라 성분과 효능, 품질이 다른 오일들이 생산된다. 대체로 식물의 한 부위에서 에센셜 오일을 추출하지만 예외적으로 비터오렌지 나무의 경우 잎과 잔가지에서는 페티그레인, 꽃에서는 네롤리가 증기 추출되며, 열매 껍질을 압착하면 비터 오렌지 오일이 추출된다.

에센셜 오일의 추출량은 전체 식물의 양에 비해 매우 소량이고, 식물에 따라 그 양의 차이가 크다. 장미의 경우 2,000kg에서 추출되는 에센셜 오일은 단 1kg 정도이며, 가장 널리 쓰이는 라벤더는 100kg에서 약 2kg정도의 에센셜 오일이 추출된다. 또 오렌지 오일 한 방울은 오렌지 약 30개 분량의 껍질을 압착하여 추출된다.

추출 부위별로 에센셜 오일을 분류하면 아래와 같다.

추출 부위	에센셜 오일
꽃(flowers) 꽃잎(petals)	네롤리, 라벤더, 로즈, 제라늄, 일랑일랑, 쟈스민, 카모마일, 클라리 세이지 등
잎(leaves)	로즈마리, 마조람, 멜리사, 바질, 사이프러스, 유칼립투스, 제라늄, 파인, 팔마로사, 페퍼민트, 페티그레인, 패출리, 타임, 티트리 등
과일 껍질(peels)	그레이프프룻, 라임, 레몬, 만다린, 버가못, 오렌지 등
열매(fruits) 씨(seeds)	블랙페퍼, 주니퍼 베리, 펜넬, 캐럿씨드, 코리앤더 등
수지(resin)	멀, 벤조인, 프랑킨센스 등
목재(wood)	로즈우드, 샌달우드, 시더우드 등
뿌리(roots) 뿌리줄기(rhizomes)	베티버, 진저 등

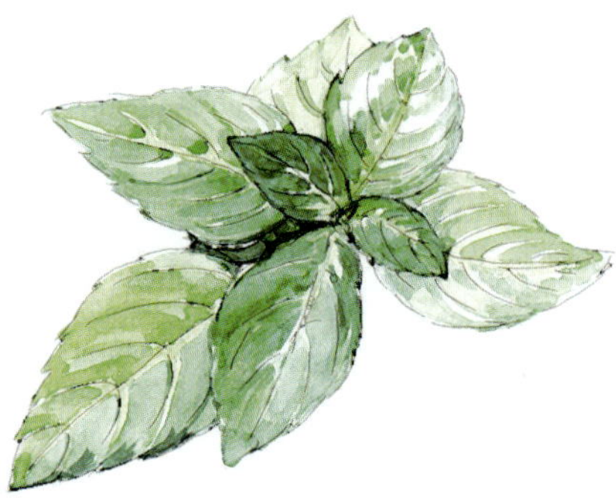

식물학(Botany)

아로마테라피를 적용할 때 기본 식물학, 식물의 이름과 과명을 이해하면 에센셜 오일과 캐리어 오일을 효능에 따라 적절히 선택하는 데 도움이 된다.

■ 분류학(Taxonomy)

생물의 분류체계를 세우는 것을 목적으로 하는 생물학의 한 분과로, 많은 종류의 동식물을 자연 또는 진화 계통에 따라 배열한다. 18세기에 칼 린네(Carl Linnaeus, 1707~1778)에 의해 그 기초가 다져졌는데, 분류상 기본단위인 종을 나타내는 데 학명을 붙이는 2명법(Binominal Nomenclature)을 고안하였다.

■ 명명법(Nomenclature)

학명을 표시하는 방법으로 속명, 종명과 명명자명을 병기하는 이명법과, 속명, 종명, 변종명과 명명자명을 병기하는 삼명법이 있다.

■ 식물의 분류(Plant Classification)

식물의 가장 중요한 분류 단위는 종으로서 자신의 형질을 후손에게 유전할 수 있는 형태학적, 생리학적, 생태학적으로 뚜렷이 구분 분류되는 식물군이다. 분류는 **종**(Species) 위에 **속**(Genus), **과**(Family), **목**(Order), **강**(Class), **문**(Division, Phylum), **계**(Kingdom) 등의 단계가 있다.

스웨덴의 자연학자인 칼 린네가 고안한 명명법은 속명과 종명으로 구성되며 생물학의 기본적인 분류체계로 사용되고 있다. 속명과 종명은 라틴어로 쓰고 속명의 머리글자는 대문자로, 종명의 머리글자는 소문자로 시작한다. 예를 들어 티트리는 *Melaleuca alternifolia*로 쓴다.

케모타입

에센셜 오일은 수십에서 많게는 수백 가지 성분으로 혼합 구성된 화합물이다. 각 식물체의 구성성분은 식물이 재배된 환경(기후, 토양, 재배방법 등)의 영향을 크게 받으므로, 학명과 형태학적 특징이 같은 종이라 해도 그 재배환경에 따라 각 에센셜 오일을 구성하는 화학적 조성은 차이가 날 수 있다. 이런 화학적 성분 차가 있는 유형을 케모타입(chemotype)이라 하며, 각 에센셜 오일의 효능과 기능을 구분하는 중요한 토대가 된다. 각 식물의 케모타입 분석법으로는 가스크로마토그래피 질량분석법(Gas Chromatography Mass Spectrometry, GCMS)이 많이 쓰인다.

케모타입은 학명이나 종명 뒤에 ct.라는 약자를 붙이고, 학명과 달리 이탤릭체로 쓰지 않고 대신 따옴표(' ')로 특징적 화학성분명 또는 재배지역명을 붙여 표시한다.

대표적인 케모타입의 에센셜 오일로는 다음과 같은 것들이 있다.

■ Rosemary(*Rosmarinus officinalis*)의 대표적인 케모타입

재배지	성분명	효 능
French	verbenone	피부, 모발에 효과적: 피부 재생
Tunisian	1,8-cineole	호흡기계 증상 완화 및 간과 신장의 강장 효과
Spanish	borneol	근골격계에 효과적: 근육통 완화

■ Thyme(*Thymus vulgaris*)의 대표적인 케모타입

재배지	성분명	효 능
지중해 낮은 고도	thymol	호흡기 장애에 사용 thymol은 강한 항균, 항진균 작용이 있음
지중해 낮은 고도	carvacrol	carvacrol type은 유독성이 강해 잘 사용하지 않음
고지대	linalool	피부감염증, 항균, 항생, 신경강장 효과 부드러운 향, 피부자극 적음, 어린이에게 사용
고지대	geraniol	항균, 항진균, 항바이러스
고지대	thujanol 1,8-cineole	날카로운 향, 항바이러스

식물의 구분(Plant Identification)

식물과(plant family)는 유사한 구조의 식물그룹이다. 식물계는 문으로 구분되는데 아로마테라피에서 가장 중요한 종자식물문에 대해 알아본다.

종자식물문(Spermatophyta)은 현화식물이라고 하는데, 생식기관인 꽃이있고 열매를 맺으며, 씨로 번식하는 고등식물로 겉씨식물과 속씨식물로 나눈다. 겉씨식물(Gymnosperm)은 씨방이 없어 밑씨가 겉으로 드러난 식물로 구과식물(Conifers, 주로 침엽수) 등이 있다. 속씨식물(Angiosperm)은 밑씨가 씨방 속에 들어 있는 식물로 에센스가 있고 꽃잎, 꽃받침, 씨방, 밑씨가 있다. 이것은 다시 외떡잎식물(Monocotyledons)과 쌍떡잎식물(Dicotyledons)로 나눈다. 외떡잎식물은 한 개의 떡잎과 나란히맥, 수염뿌리이며 관다발이 불규칙적으로 배열되어 있으며 풍매수분을 하는 작은 꽃으로 베티버, 레몬그라스 등이 있다. 쌍떡잎식물은 두 개의 떡잎과 그물맥, 곧은 뿌리로 관다발이 규칙적으로 배열되어 있으며 4~5배수의 꽃을 피우고 마조람, 제라늄 등이 있다.

하나의 종에는 변종(vatriety) 또는 재배종(cultivar)도 있다. 돌연변이(mutation)가 발생하면 자연히 하나의 변종이 생겨나는데 이것은 원래의 종과 매우 유사하고, 원종과 교배시켜 번식시키기도 한다. 재배종은 특별한 목적이나 특성 때문에 재배되는 식물 종으로 흔히 재배자명으로 명명된다.

식물의 구조(Plant Structure)

■ 뿌리(Root)

식물체를 토양에 고정하고 지지하는 부분으로, 미세한 뿌리털로 식물 성장에 필요한 물과 영양소를 흡수한다.

■ 뿌리줄기(근경, Rhizome)

식물의 줄기가 뿌리처럼 토양 표면 바로 밑으로 수평으로 뻗어 자라나는 변형된 땅속줄기로, 생강을 예로 들 수 있다.

■ 줄기(Stem)

식물체를 지지하고 물과 영양소를 잎, 꽃, 열매로 운반한다.

■ 잎(Leaf)

에너지 변환기로, 태양의 빛에너지를 이용하여 물과 공기 중의 이산화탄소로부터 탄수화물을 합성하는 광합성(photosynthesis)을 하고 산소를 만든다.

■ 꽃(Flowers)

식물은 꽃을 통해 번식한다. 속씨식물의 생식기관으로 암술의 씨방에 수술의 꽃가루가 수분되어 수정이 일어나며 씨가 생성된다.

■ 열매(Fruit)

속씨식물에서 씨를 보호하기 위해 열매를 생산한다.

■ 씨(Seeds)

식물의 씨는 종피(seed coat-Testa)가 둘러싸고 있고 그 안에는 자라서 식물체가 될 배와 양분을 저장하는 배젖으로 이루어져 있다.

식물과(Plant Structure)

식물의 분류(Plant Classification)에서 에센셜 오일은 속해있는 식물과(Family)에 따라 공통적인 특성과 유사성을 갖고 있다. 세계적으로 식물에서 500여 가지의 오일이 추출되는데, 효능이나 안전성이 확인되지 않았거나, 추출되는 오일이 소량이라 상업적인 가치가 없는 오일도 있다. 국제 표준으로 인정되는 ITEC(국제테라피자격시험위원회, International Therapy Examination Council)에서는 효능과 안전성이 입증된 오일만 테라피용으로 사용하고 있다.

■ 번련지과 또는 포포나무과(Annonaceae)

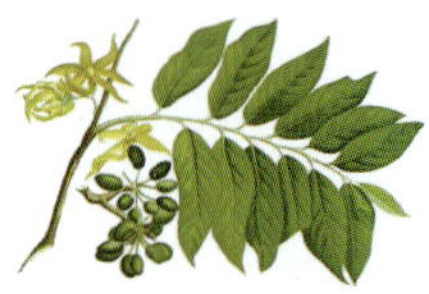

열대식물로 나무와 관목으로 구성되며 진정과 진통 작용을 하며 Cananga odorata 한 종으로 일랑일랑이 있다.

■ 미나리과 또는 산형과(Apiaceae, Umbelliferae)

줄기 속이 빈 방향식물로 꽃이 우산같이 핀다. 소화촉진 작용을 하는데, 펜넬과 같이 페놀 또는 케톤 성분이 있어 주의하여 사용한다.

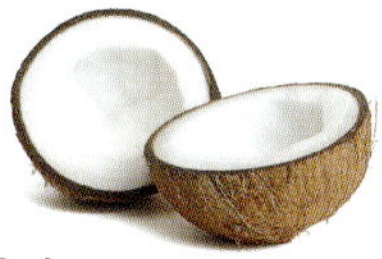

■ 야자나무과(Arecaceae)

야자나무과에서는 야자가 가장 유명하며 널리 재배된다.
보습 효과가 좋은 코코넛이 있다.

■ 국화과(Asteraceae, Compositae)

데이지 같은 꽃이 피는 식물과로 항염과 진정 작용을 하며 카모마일 로만, 카모마일 저먼과 썬플라워가 있다.

■ 감람과(Burseraceae)

열대지방에서 자라며'향(incense)'식물로 알려져 있다. 치유와 거담 작용을 하며 프랑킨센스와 멀이 있다.

■ 개암나무과(Corylaceae)

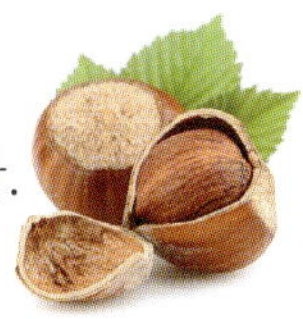

자작나무(바치)과 식물로 알려져 있고 낙엽성 나무나 관목으로 견과류 열매를 맺는다.
헤이즐넛 등 130여 종이 존재하고 약간의 수렴 작용과 자외선 차단 기능이 있다.

■ 측백나무과(Cupressaceae)

겉씨식물인 침엽수과 식물로 높이 25m, 직경 1m정도로 자라며 수피가 오렌지색에서 붉은 갈색으로 변하고 섬유질화된다. 노폐물과 독소배출 작용을 하며 사이프러스와 주니퍼 베리가 있다.

■ 대극과(Euphorbiaceae)

현화식물 중 8,000여종이 존재하고 열, 온대에 분포하고 줄기나 잎에 많은 수분을 저장하고 있는 다육식물도 이에 포함된다. 보습 작용을 하며 피마자와 캐스터가 있다.

■ 콩과(Fabaceae, Leguminosae)

경제적으로 중요한 현화식물로 협과(legume)로 알려져 있다. 연화 작용을 하며 콩과 땅콩 등이 있다.

■ 쥐손이풀과(Geraniaceae)

대부분 난대, 온난대 지역의 초본이며 일부 열대에서도 자생하는 것으로 800여 종이 넘는다. 고양과 순환자극 작용을 하며 제라늄이 있다.

■ 가래나무과(Juglandaceae)

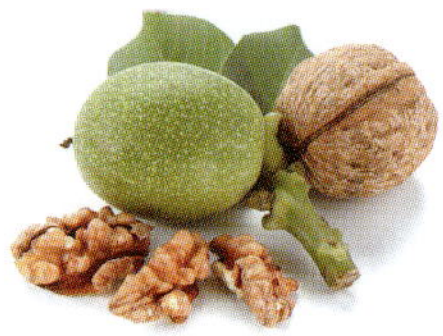

호두나무과로 알려져 있고, 이삭모양으로 꽃이 피는 풍매화이며 견과류 열매를 맺는다. 연화작용을 하며 호두가 있다.

■ 꿀풀과(Lamiaceae, Labiatae)

민트과로 알려져 있고 식물 전체가 방향성으로 아로마테라피에서 중요한 식물로 대부분 초본이거나 관목이다. 심신 고양 효과가 있고 바질, 클라리세이지, 라반딘, 라벤더, 라벤더 스파이크, 마조람, 페퍼민트, 로즈마리, 패출리, 타임 등이 있다.

■ 녹나무과(Lauraceae)

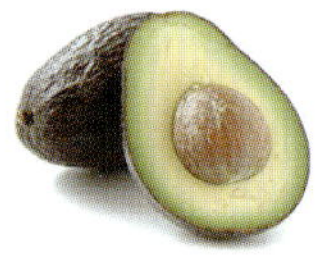

계수나무과로 알려져 있고, 전 세계적으로 온대 및 아열대지역에서 서식하며 2,000~4,000여 종이 서식한다. 보습과 피부보호 작용을 하며 아보카도가 있다.

■ 아마과(Linaceae)

현화식물로 대부분 초본식물이나 드물게 열대에 관목도 있다. 연화 작용을 하며 아마(linseed)가 이에 속한다.

■ 아욱과(Malvaceae)

벽오동과라고도 한다. 카카오(Theobroma cacao)의 열매는 초콜릿과 코코아버터 생산에 쓰인다.

■ 도금양과(Myrtaceae)

머틀(Myrtle)과 라고도 하며 휘발성이 높은 오일이 잎의 작은 낭에 저장된다. 3,000~5,000여 종 가량 서식하며 항균과 자극 작용을 한다. 티트리, 유칼립투스, 니아울리, 클로브 버드 등이 있다.

■ 물푸레나무과(Oleaceae)

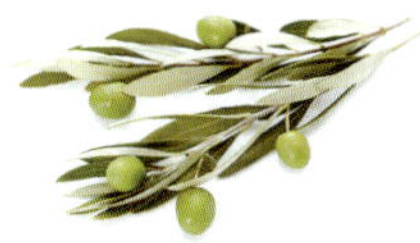

올리브나무과라고도 하며 관목의 경우 목본성 덩굴식물도 있으며 600여 종이 있다. 연화 작용을 하며 올리브, 쟈스민이 있다.

■ 바늘꽃과(Onagraceae)

분홍바늘꽃과 또는 달맞이꽃과로 불리는 현화식물로 640~650여 종이 교목, 관목, 초본이 있다. 항염 작용을 하며 달맞이꽃이 있다.

■ 참깨과(Pedaliaceae)

참깨과는 점액성 털이 나 있어서 줄기와 잎이 끈적끈적한 느낌이 있으며, 흔히 열매에 갈고리나 뿔이 나 있다. 연화 작용을 하며 참깨가 있다.

■ 후추과(Piperaceae)

후추과는 향신료인 후추로 유명한 블랙페퍼가 있다. 자극 작용을 한다.

■ 소나무과(Pinaceae)

상업적으로 중요한 침엽수인 삼나무, 전나무, 솔송나무, 낙엽송, 소나무, 가문비나무 등 220~250여 종이 있고 대부분 상록수이다. 기운을 나게 하는 상쾌한 향으로 파인과 시더우드가 있다.

■ 볏과(Poaceae, Gramineae)

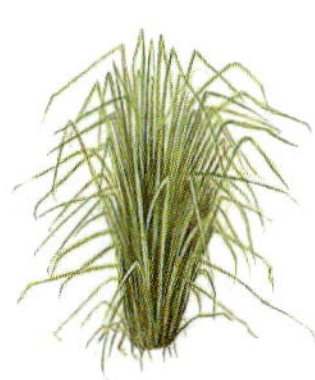

전 세계적으로 9천~1만 종이 있다. 볏과식물들이 대부분을 차지하는 식물 군락인 초지식생이 지구의 20%를 차지하고 있다. 상쾌한 효과를 내며 레몬그라스, 베티버와 윗점이 있다.

■ 프로테아과(Proteaceae)

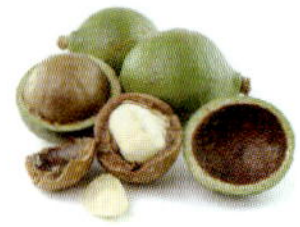

남반구에 2천여 종이 서식하고 있는 식물과이다. 피부와 세포의 노화억제 작용을 하며 마카다미아가 있다.

■ 장미과(Rosaceae)

전 세계에 널리 분포하며 3,000~4,000여 종이 서식하고 있다. 진정과 항우울 작용을 하고 로즈 다마스크, 로즈 캐비지와 스윗 아몬드, 애프리콧 커널, 피치 커널이 있다.

■ 운향과(Rutaceae)

시트러스과로 불리고 꽃잎이 4, 5개로 나뉘고 향이 강한 꽃이 핀다. 고양과 항우울 작용을 하며 버가못, 레몬, 그레이프프룻, 만다린, 네롤리, 오렌지 비터, 오렌지 스윗, 페티그레인 등이 있다.

■ 단향과(Santalaceae)

약 1,000여 종 정도 널리 분포하며, 일부 다른 식물에 기생하기도 한다. 진정 작용을 하며 샌달우드가 있다.

■ 사포타과(Sapotaceae)

열대지역의 교목 및 관목 식물과로 시어나무(카리테나무)는 보습과 연화 작용을 하는 시어버터(넛버터)를 생산한다.

■ 호호바과(Simmondsiaceae)

북미에 서식하는 관목 호호바의 단일 종으로 항염과 보습 작용을 한다.

■ 때죽나무과(Styracaceae)

약 160여 종의 목본 또는 관목으로 북반구 온대 및 아열대지역에서 서식한다. 워밍 작용을 하며 벤조인이 있다.

■ 포도과(Vitaceae)

포도와 미국담쟁이덩굴 등의 식물군으로, 포도속 60여 종의 덩굴식물이 이에 속한다. 피부에 영양과 보호 작용을 하며 그레이프 씨드가 있다.

■ 생강과(Zingiberaceae)

생강과는 덩이성 뿌리줄기를 갖는 방향성의 다년생 초본으로 열대 아프리카, 아시아와 미국 등에 1,300종 이상이 서식한다. 자극적이고 소화를 촉진하고 워밍 작용을 하며 진저가 있다.

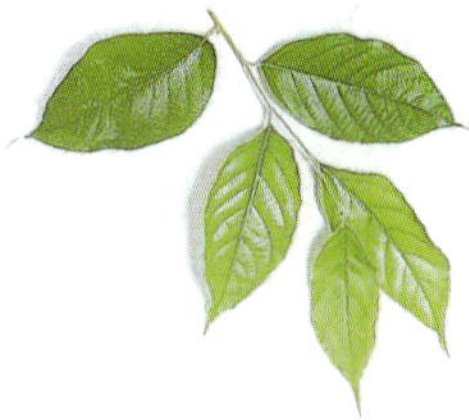

에센셜 오일 추출법 (methods of essential oil extraction)

에센셜 오일은 각 식물들이 가지고 있는 특성과 성분에 따라 다른 방법으로 추출된다.

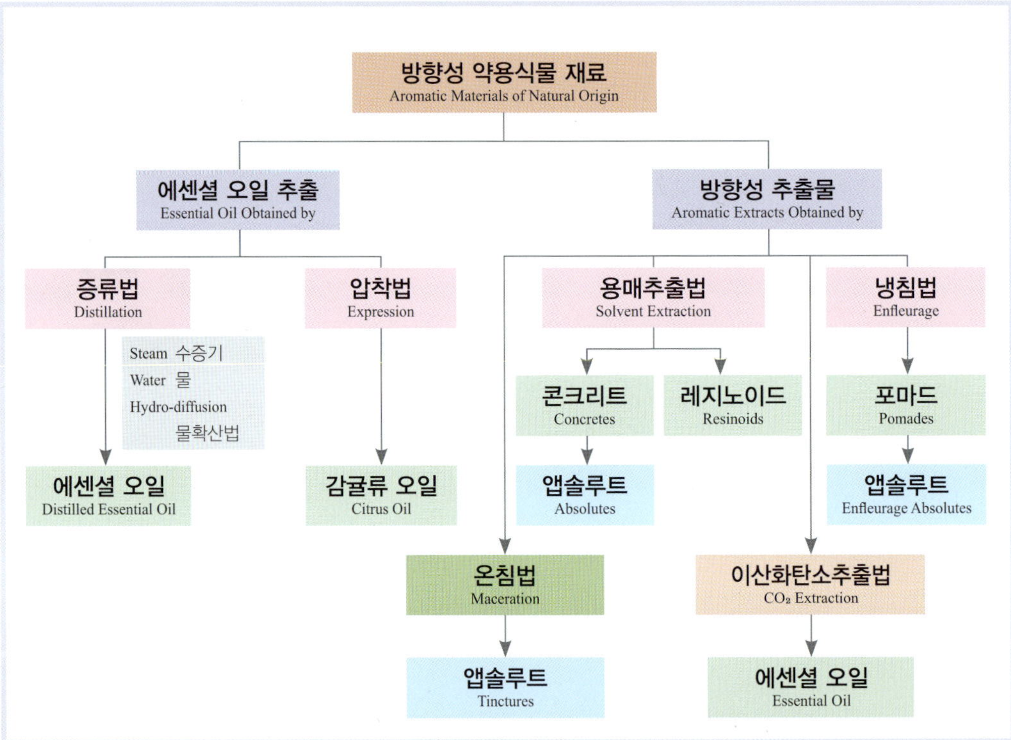

에센셜 오일 추출법

■ 압착법(expression)

주로 레몬, 오렌지, 버가못, 만다린 등의 감귤류 겉껍질에 있는 분비낭 세포를 압착하여 에센셜 오일을 추출하는 방법으로, 열에 불안정한 감귤류를 저온에서 처리하는 방법이다.

장점: 열에 의한 변질, 손상이 적다.

단점: 감귤류만 가능한 추출법으로 다른 방법으로 추출된 오일보다 휘발성이 강하고 산화, 변질하기 쉽다.

■ 증류법(distillation)

11세기경 아라비아의 아비세나가 발명한 증류법을 토대로 하여 발전된 것으로 에센셜 오일 추출에 일반적으로 수증기 증류법을 많이 사용한다.

1. 수증기 증류법(steam distillation)

식물에서 수증기로 에센셜 오일을 추출한 후에 냉각수로 식혀 응축하는 방법이다.

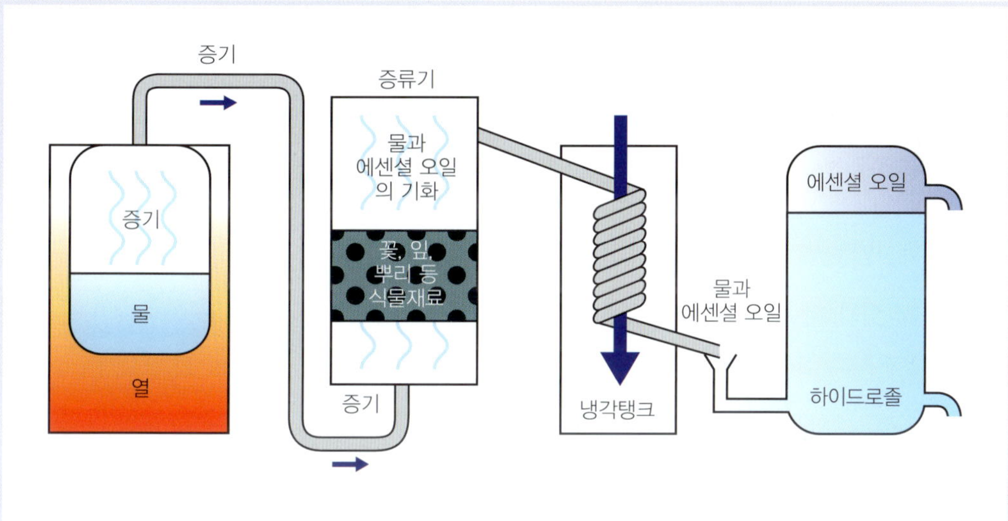

수증기가 통과할 수 있도록 고안된 용기에 망을 깔고 그 위에 식물을 넣은 후 뜨거운 수증기를 원료식물에 통과시키면 식물 세포벽이 파괴되어 세포내의 방향성분과 유효성분이 방출된다. 이 방향유효성분이 포함된 증기가 파이프를 통과하는 동안 냉각수 파이프로 온도를 낮춰 증기를 액체 상태로 냉각 응축시킨다. 이 과정에서 탱크의 상층부에는 지용성인 에센셜 오일(esssential oil)이, 하층부에는 수용성인 하이드로졸(hydrosol, 또는 플로럴 워터)이 모이게 된다.

수증기 증류 시 열과 수증기에 의해 에센셜 오일의 구성성분 일부가 가수분해로 인하여 원래 식물에는 없던 물질로 전환되어 그 화학적 조성이 달라지기도 한다. 카모마일 저먼의 푸른색을 띠는 성분인 카마줄렌(chamazulene)은 증기 추출 과정에서 생성된다. 감귤류인 버가못의 경우 압착법이 아닌 증기 추출법을 사용하여 광독성을 갖는 푸로쿠마린의 하나인 버갑텐(bergapten) 성분을 제거한 버가못 FCF(Furo Coumarin Free) 오일을 생산하기도 한다.

수증기 증류법은 비교적 열에 강한 허브식물에서 이용되고 식물의 부위나 종류에 따라 증기의 압력, 온도, 추출시간이 다르고, 같은 경작지에서 나온 식물도 증류법에 따라 성질이 다른 오일이 추출될 수 있다.

장점: 추출법이 간단하고 대규모 생산이 가능하여 가장 경제적인 방법이다.

단점: 열과 물에 의한 에센셜 오일의 화학적인 변화를 고려해야 한다.

2. 물 증류법(water distillation)

식물을 완전히 물에 담그고 100도 이하의 온도와 낮은 압력으로 끓이는 추출법이다. 열에 민감하지만, 추출되는 시간에는 영향을 받지 않는 식물에 사용된다. 네롤리와 로즈 오일 추출에 사용한다.

3. 물 확산법(hydro-diffusion or percolation)

증기 증류법과 비슷한 방법이나 수증기를 위에서 분출시켜 아랫부분으로 통과시키고, 에센셜 오일을 하부로 침전시키는 점이 다르다.

장점: 증기증류법에 비해 수증기나 추출시간이 절약되고, 식물 손상이 적어 향과 색이 더 좋은 품질의 에센셜 오일을 추출할 수 있다.

단점: 추출비용이 비싸다.

■ 용매 추출법(solvents extraction)

1. 냉침법(enfleurage)

차가운 지방을 용매로 사용한 방법으로 로즈나 쟈스민 같은 섬세한 꽃에서 오일을 추출할 때 사용하는 전통적인 방법이다.

목제 프레임에 유리를 깔고 그 위에 지방을 얇게 펴고 신선한 꽃잎을 얹어, 꽃잎의 방향 성분이 모두 지방에 스며들도록 24시간 정도 두었다가 향이 빠진 꽃잎을 걷어내고 신선한 꽃잎을 깔아주는 과정을 수차례 되풀이하여 오일을 추출하는 방법이다. 추출된 오일이 지방에 들어 있는 상태를 포마드(pomade)라 하고, 알코올을 이용하여 지방과 에센셜 오일로 분류하여 추출한다.

장점: 섬세한 꽃에 손상을 주지 않고 오일을 추출하는 방법이다.

단점: 노동집약적인 방법으로 시간과 비용이 많이 들어 최근에는 드물게 사용한다.

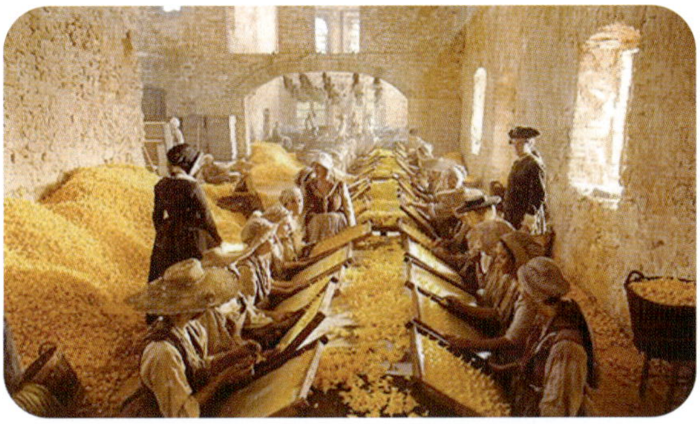

출처: 영화 [향수(Das Parfum)] 중에서

2. 용매 추출법(solvent extraction)

큰 용기에 식물을 가득 넣고 뜨거운 용매를 부어 에센셜 오일 성분이 용출되면 용매와 수분을 진공 휘발시킨다. 용매 추출법으로 오일 추출 후 용매가 제거된 반고형물질을 콘크리트(concrete)라고 한다. 식물의 천연왁스와 수지, 에센셜 오일의 혼합물인 콘크리트를 핵산에 이중 증류하고, 다시 알코올로 정제해 추출한 것을 앱솔루트(absolute)라고 한다. 앱솔루트란 순수한 에센셜 오일보다 끈적임이 강한 고농도의 용액이고, 잔류용매 가능성이 있어 일반적으로 적은 양만 사용한다. 로즈 앱솔루트는 반고형 상태에서 따뜻해지면 액체 상태가 된다.

앱솔루트는 쟈스민, 네롤리, 로즈 등을 추출할 때 사용한다. 프랑킨센스, 벤조인, 멀 등 수지성 에센셜 오일도 용매 추출을 많이 하며 레지노이드(resinoid)라고 구별하기도 한다. 용매로는 헥산(hexane), 에테르(ether), 알코올(alcohol) 등이 주로 사용된다.

장점: 오일 수확률이 높고 다른 추출법에서는 얻기 어려운 성분도 함께 추출된다.

단점: 용매의 완전한 제거는 불가능하므로 독성이 남아 있거나 알러지의 원인이 될 수 있다. 민감한 피부에는 반드시 패치 테스트를 거친 후 사용한다.

3. 이산화탄소 추출법(CO_2 extraction)

초임계 상태의 이산화탄소(CO_2)를 용매로 사용하여 식물의 유효 성분을 추출하고, 적절한 압력이나 온도 조절로 이산화탄소를 제거하는 고효율의 추출법이다. 이산화탄소는 일반 용매추출법에서 사용하는 용매와는 달리 쉽게 제거가 되기 때문에, CO_2 추출법은 잔류 용매에 의한 피부자극 우려가 없다는 점이 장점이다.

이 방법으로 추출한 에센셜 오일은 CO_2 표시를 붙이고, 프랑킨센스, 로즈, 쟈스민, 일랑일랑, 네롤리 오일 등 추출에 사용한다.

장점: 전 과정이 비교적 저온에서 이루어져 열에 의한 에센셜 오일 성분의 변성이 적으므로 식물 원래의 에센스와 유사한 오일을 추출한다. 추출과정에 소요되는 시간이 짧고 오일 수율이 매우 높다. 이산화탄소가 쉽게 제거되며 용매에 의한 화학반응이 일어나지 않는다.

단점: 추출비용이 매우 비싸다.

4. 온침법(maceration)

온침법은 냉침법과는 달리 지방이나 캐리어 오일에 식물을 넣고 60~70°C로 가열하여 식물의 에센스를 추출하는 방법이다. 충분한 시간동안 따뜻한 지방 혼합물에 담겨진 식물은 에센셜 오일과 색소를 포함한 구성성분들이 지방에 녹아든다. 식물의 지용성 성분이 흡수된 방향성 지방은 포마드라고 부르며 알코올로 처리하여 앱솔루트를 생산한다.

03 에센셜 오일 화학

에센셜 오일 화학의 중요성

에센셜 오일은 수많은 분자구조들로 이루어진 화학적 화합물이며, 각각의 분자는 인체 내에서 메신저와 같은 고유의 역할을 한다. 즉 에센셜 오일의 구성분자들이 인체에 흡수되면 조직 세포와 각 시스템에 자극을 주거나 영향력을 미치는 정보를 직간접적으로 교환 전달해준다. 따라서 에센셜 오일을 구성하는 분자들의 화학적 특성을 이해하면 에센셜 오일이 신체 내에서 어떻게 작용하며, 어떤 치료적 효능을 나타내는지 알 수 있게 된다. 그러므로 아로마테라피스트가 이러한 에센셜 오일의 화학적 구성성분과 치료효능 간의 연관성을 깊이 이해하면 더욱 안전하고 효과적으로 에센셜 오일을 적용 할 수 있을 것이다.

각 에센셜 오일마다 함유된 성분은 적게는 수십 가지에서 많게는 수백 가지가 넘으며, 화학자들에 의해 속속 새로운 화학성분들이 발견되고 있다. 이들 성분은 그 구성 및 구조에 따라 몇 개의 그룹으로 나누어지며, 각 그룹의 화학적 특징 및 인체에서 밝혀진 효과들을 토대로 에센셜 오일의 성질과 효능을 알 수 있다.

■ 원자(atom): 분자를 형성하는 물질의 기본적 최소 단위

원자란 화학원소로서의 고유한 특성을 잃지 않는 범위에서 더 이상 자연계에서 나눌 수 없는 '물질의 가장 기본적인 최소입자 단위'를 말한다. 원자는 전기적으로 중성이며 구형인 실체로서 중심에 (+)전하를 띤 양성자와 전하를 띠지 않는 중성자로 이루어진 원자핵이 위치하고, 그 주변에 하나 이상의 (−)전하를 띤 전자들이 층 또는 껍질 궤도를 그리면서 돌고 있다. 수소의 경우 하나의 껍질에 단 하나의 전자를 가지고 있으며, 다른 원소들은 여러 껍질에 전자들을 갖고 있다.

원자가 단독으로 있는 경우는 매우 드물며 바깥쪽 최외각에 최대한 수용가능한 수로 전자를 채우기 위해 서로 결합하여 분자구조를 이루려는 특성이 있다. 예를 들어 탄소원자는 6개의 전자를 가지고 있으며, 첫 번째 껍질(shell)에는 전자가 두 개 있어서 안정된 상태이나 최대 8개의 전자를

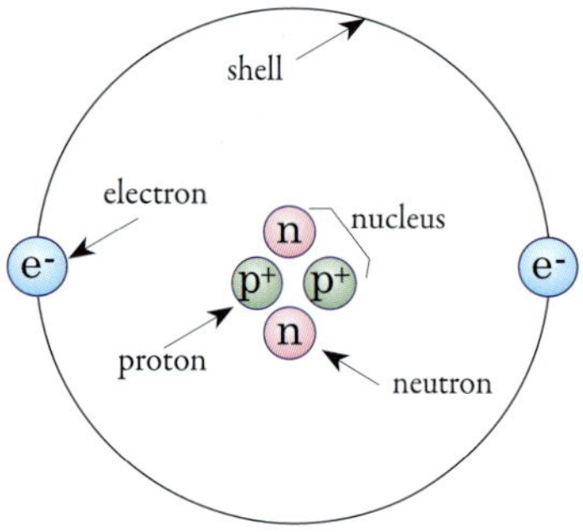

nucleus: 핵
electron: 전자
proton: 양자
neutron: 중성자
atom: 원자
shell: 껍질

원자

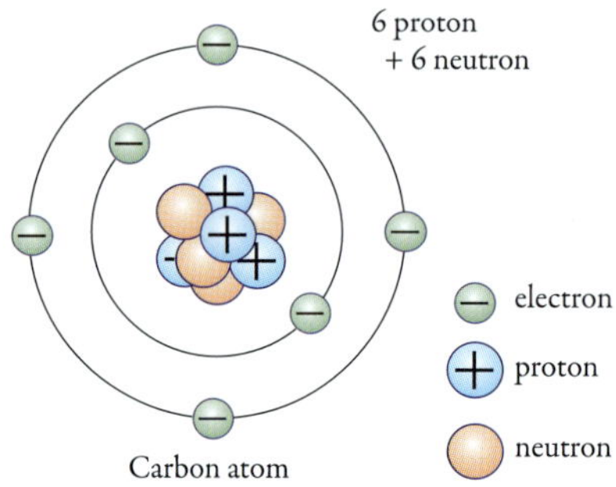

탄소원자

수용할 수 있는 두 번째 껍질에는 전자가 4개만 있어서 4개의 전자를 더 필요로 한다. 이 때문에 탄소는 산소나 수소와 같은 다른 원자와 함께 전자를 공유하는 결합을 4개 더 하려고 한다. 탄소 분자는 서로 결합하여 사슬 또는 고리구조를 이루어 유기분자의 골격을 만들 수 있다. 이 유기분자 골격에 다른 원자나 분자가 결합하여 다양한 화합물(탄소화합물)이 생겨난다.

■ 원소(element): 물질을 이루는 기본 성분

원소는 한 종류의 원자로만 구성 되어 있어서 물리적 또는 화학적 방법으로 더 이상 작은 물질로 나누어 질 수 없다. 예를 들면 물을 이루고 있는 구성 원소는 수소와 산소 두 종류이며 원소를 구성하는 원자의 성질이 유일하므로 각각의 원소는 유일하고 독특한 것이다.

■ 분자(molecule): 원자들로 이루어진 결합구조

분자는 2개 또는 그 이상의 원자가 전자를 공유하는 결합구조 단위이다. 이를 공유결합이라고 하며, 한 쌍의 전자들을 공유하면 단일결합, 두 쌍의 전자들을 공유하면 이중결합이라고 한다.

현재까지 밝혀진 118종류의 원소 중 탄소(C), 수소(H), 산소(O), 질소(N), 황(S) 등 몇 가지만이 에센셜 오일 분자에서 발견되고 있으며, 특히 탄소, 수소와 산소가 대부분을 차지한다.

각 식물과 그 에센셜 오일은 위의 분자들이 각기 다른 형태로 배열된 결합물이므로 각 에센셜 오일은 특유의 향과 치료적 효능을 갖게 된다.

탄소화합물은 에센셜 오일의 화학 구조에서 가장 중요한 역할을 한다. 탄소는 수소나 산소 등과 결합하기도 하지만, 특히 같은 탄소끼리 서로 결합하여 사슬 또는 고리구조를 이루어 유기분자의 골격을 만들 수 있다.

■ 화합물(compounds)과 혼합물(mixtures)

화합물이란 두 개 이상의 다른 원소가 일정한 성분비로 결합하여 이루어진 물질로, 화학반응을 통해 구성성분 원소로 분해될 수 있다. 예를 들어, 물(H_2O)은 하나의 산소 원자마다 두 개의 수소 원자가 결합하여 만들어진 화합물이다.

혼합물이란 두 가지 이상의 순물질(원소 또는 화합물)이 섞여 있으며, 각 성분 물질의 성질을 그대로 지니고 있는 것을 말한다. 화합물과 달리 물리적 방법으로 쉽게 분리하여 성분 물질을 얻을 수 있다. 혼합물은 일정한 조성을 갖지 않고, 조성비는 농도에 따라 달라진다. 에센셜 오일은 몇 가지 화학적 '그룹(계)'으로 나뉘는 서로 다른 분자화합물의 혼합물이다.

■ 유기화합물(organic compounds)

동 · 식물의 구성성분은 기본적으로 탄소와 수소로 이루어진 유기화합물로 이루어져 있다. 예전에는 유기화학을 살아 있는 생물(유기체)이나 생물에 의해 만들어지는 화합물에 관한 학문이며, '생명력(life force)'은 살아 있는 유기화합물만이 가지고 있다고 믿었으나, 19세기 초 무기물질로부터 유기화합물 합성이 성공함에 따라 탄소와 수소화합물을 의미하게 되었고, 살아 있는 유기체에 대한 화학은 유기화학이 아닌 생화학으로 분류되었다. 유기화합물의 기본골격은 탄화수소로, 탄소-탄소와 탄소-수소의 전자 공유결합으로 구성되어 있다. 이 기본골격에 산소 · 질소 · 황 등의 원자를 갖고 있는 작용기가 덧붙여지면 다양한 유기화합물을 만들 수 있다.

에센셜 오일의 화학성분

에센셜 오일은 탄소(carbon), 수소(hydrogen), 산소(oxygen) 등으로 구성되어 있다. 에센셜 오일 분자의 기본단위는 탄소 5개로 이루어진 탄화수소 이소프렌(isoprene)이며 서로 연결되어 마치 건물의 벽돌구조와 같이 짜임새 있는 화학적 결합구조를 갖는다.

에센셜 오일의 성분은 탄소와 수소로 이루어진 탄화수소화합물인 터펜(terpenes)과 탄소, 수소에 산소라는 작용기가 더해진 산소화합물인 터페노이드(terpenoids), 그 외 기타 성분으로 구성되어 있다.

터펜 = 탄소 + 수소, 즉(탄화수소화합물)
예) 모노터펜, 세스퀴터펜, 디터펜 등

터페노이드 = 탄소 + 수소 + 산소 및 기타 성분
예) 알코올, 페놀, 알데하이드, 케톤, 에스테르, 옥사이드

기타 성분 = 산, 락톤, 쿠마린, 질소화합물, 황화합물

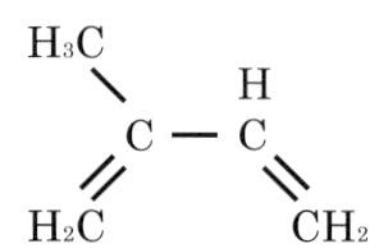

C_5H_8 이소프렌(isoprene)

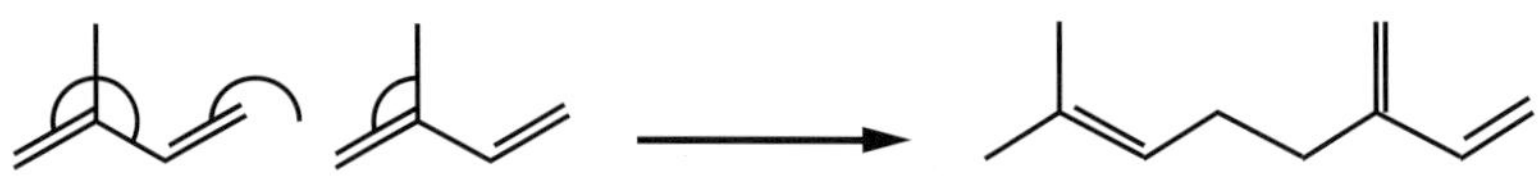

isoprene + isoprene   myrcene

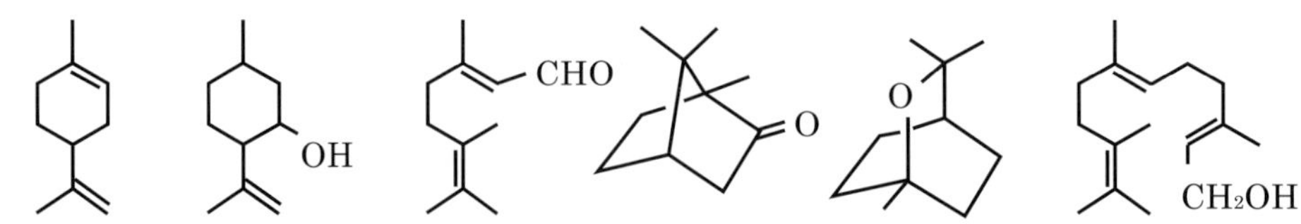

limonene (citrus)   menthol (mint)   citral (lemongrass)   camphor (camphor)   1.8-cineole (eucalyptus)   farnesol (rose)

터펜	이소프렌 단위	탄소분자 수
isoprene	1	5
monoterpene	2	10
sesquiterpene	3	15
diterpene	4	20
triterpene	6	30

이소프렌 단위 수와 터펜 명칭

1. 모노터펜(monoterpenes) C10

모노터펜은 에센셜 오일을 구성하는 가장 대표적인 유기분자로 대부분의 오일에 함유되어 있으며, 특히 꿀풀과, 소나무과, 산형과, 운향과 식물에 있는 에센셜 오일이 대부분을 차지한다. 모노터펜 성분이 많은 에센셜 오일들은 색이 비교적 투명하고 점도가 약하며 분자량이 작아 휘발성이 높고 가벼운 탑노트(top note)향이며 쉽게 산화된다.

* 두 개의 이소프렌 단위로 구성(탄소 10개)된 형태이며, 성분명이 '–ene'로 끝난다.

■ 치료적 효능

- 살균, 항균, 항진균, 항바이러스, 살충 작용을 한다.
  예) 항바이러스 작용–limonene(시트러스계 오일), 항균 작용–pinene(주니퍼 베리, 파인)
- 피부와 점막에 작용하여 수분배출과 점막을 부드럽게 하여 충혈을 완화시키는 효과가 있다.
- 에센셜 오일의 다양한 구성성분에 의해 한 화학 성분이 다른 화학성분에 의해 일어 날 수 있는 잠재적 부작용을 억제하는 퀜칭(Quenching) 효과가 있다.

■ 주의사항

- 모노터펜 성분은 쉽게 산화되어 피부나 점막을 자극해 발적이나 염증이 생길 수도 있다.
  예) 시트러스계 오일, 블랙페퍼, 유칼립투스
- 주니퍼 베리의 모노터펜은 이뇨 효과가 강하여 신장에 자극을 주므로 신장 질환자들에게 사용 시 주의한다.

■ **대표 성분과 대표 에센셜 오일**

α-pinene: 사이프러스, 주니퍼 베리, 파인, 프랑킨센스

limonene: 시트러스계 오일(특히 그레이프프룻, 오렌지, 만다린, 네롤리), 민트, 파인

myrcene: 오렌지, 만다린, 파인, 주니퍼 베리

2. 세스퀴터펜(sesquiterpenes) C15

세스퀴터펜은 주로 목질(멀, 사이프러스), 뿌리(진저) 및 국화과 식물(카모마일)에 있고 미들노트(middle note) 또는 베이스노트(base note)향을 갖는다.

* 3개의 이소프렌 단위로 연결된 형태이며, 성분명이 '-ene'로 끝난다.

■ **치료적 효능**

- 항생, 항균, 항진균, 항바이러스, 항히스타민, 항알러지, 신경진정, 항경련 효과와 약간의 해열 및 혈압강하 효과가 있다.
- 항염 작용이 뛰어나다.

  예) 카마줄렌(카모마일 저먼, 야로우)

■ **대표 성분과 대표 에센셜 오일**

bisabolene: 카모마일 저먼

caryophyllene: 제라늄, 블랙페퍼, 클로브

chamazulene: 증기 추출한 카모마일 저먼, 야로우

farnescene: 로즈, 카모마일 저먼, 멀, 베티버, 진저, 시더우드, 패출리

3. 디터펜(diterpene)

드물게 몇몇 오일에서 발견 되는 디터펜은 이소프렌이 4개 결합된 것으로서 휘발성이 적으며 식물 수지성분 중 diterpene acid가 있다.

■ **치료적 효능**

- 항염, 항바이러스, 거담, 항균 효과가 있고 내분비계의 균형을 도와준다.

■ **대표 성분과 대표 에센셜 오일**

sclarene: 클라리 세이지

4. 알코올(alcohols) C10 또는 C15 + −OH

알코올은 어린이나 노인에게 가장 안전하게 피부에 사용할 수 있는 성분중 하나로 미들 또는 베이스노트(middle, base note)향이며, 심리적으로 기분 좋은 고양 효과를 갖는다.

* 모노터펜 알코올(C10+-OH) 또는 세스퀴터펜 알코올(C15+-OH)의 형태를 가지며, 성분명이 '−ol'로 끝난다.

■ **치료적 효능**

- 강력한 항균, 항진균성을 갖고 있으며 매우 안전하다.
- 항염 효과가 좋고 근육과 신경의 경련을 완화하고 이뇨 효과가 있다.
- 신경계 강장 및 기분을 고양시키는 효과가 있다.
- 혈관 및 림프계 정체를 줄여 순환을 도우며 면역계를 자극 강화시켜 준다.
- 국소적인 마취, 진통 효과가 있으며 피부 도포 시 시원한 느낌을 준다.

■ **대표 성분과 대표 에센셜 오일**

geraniol: 네롤리, 제라늄, 레몬그라스, 팔마로사, 로즈, 시트로넬라

citronellol: 로즈, 제라늄, 레몬 유칼립투스

linalool: 버가못, 바질, 라벤더, 로즈, 로즈우드, 제라늄, 페티그레인, 일랑일랑

nerol: 네롤리, 로즈, 버가못, 페티그레인

α-bisabolol: 카모마일 저먼

menthol: 페퍼민트, 티트리, 샌달우드, 진저, 캐럿씨드, 패출리, 베티버

5. 페놀(phenols)

페놀은 수산기를 갖는 다른 분자들보다 반응성이 높아 알코올보다 항균성이 더욱 강하고 피부 단백질과도 반응하므로 피부와 점막에 자극이 심하다.

향이 매우 강하고 잘 휘발되지 않는다.

* 벤젠 고리 탄소에 수산기(-OH)가 붙은 형태이며, 성분명이 '-ol'로 끝난다.

■ **치료적 효능**

- 매우 강력한 항균, 항전염성, 항바이러스 효과가 있다.
- 혈액순환을 자극하여 따뜻하게 하므로 수족냉증, 뻣뻣한 근육 개선 효과가 있다.
- 강력한 중추신경계 자극, 면역계 자극활성, 혈압상승 효과가 있다.

■ **주의사항**

- 피부, 점막에 매우 자극적이므로 반드시 희석하여 사용한다.
- 중추신경계나 간을 손상시킬 수 있으므로 다량 또는 장기간 이용을 피한다.
- 유해한 페놀 성분을 함유하고 있어서 아로마테라피에서의 사용이 금지된 에센셜 오일에는 pennyroyal, hyssop, wormwood, mugwort 등이 있다.

■ **대표 성분과 대표 에센셜 오일**

carvacrol: 와일드 마조람, 타임

eugenol: 시나몬, 클로브 버드, 넛맥

thymol: 타임

6. 에테르(ethers)

에테르는 향이 강하며, 산화내성이 있어서 열이나 빛에 그다지 반응하지 않고 안정적이다.

에센셜 오일에 존재하는 대부분의 에테르는 페놀릭에테르(phenolic ethers)이며 페놀의 수산기(-OH)에서 수소원자가 메틸기($-CH_3$)나 에틸기($-CH_2-CH_3$)로 교체되어 만들어진다.

* 성분명이 '-ether, -ethyl'로 끝난다.

■ **치료적 효능**

- 강력한 항균성으로 항감염 효과가 있고 뛰어난 항생 효과가 있다.
- 신체적 진정, 항경련, 진통 및 이완 작용을 한다.
- 소화기의 신경성 경련이나 근육 뭉침에 효과적이다.

■ **주의사항**

- 페놀과 달리 피부자극성은 없지만 체내 체류시간이 길어 간독성과 신경독성이 있으므로 다량 또는 장기간의 이용을 피한다. 특히 넛맥의 myristicin은 다량 사용 시 향정신적 효과를 나타내므로 사용에 주의한다.

■ **대표 성분과 대표 에센셜 오일**

methyl chavicol: 바질, 펜넬

anethole: 펜넬

7. 알데하이드(aldehydes)

알데하이드는 과일 향, 주로 레몬 향(특히 citronella, citral)이 나고 피부의 혈액 순환을 촉진하지만, 자극을 유발할 수 있다.

* 알데하이드기(-CHO)가 결합되어 있는 형태로, 성분명이 '-al 또는 -aldehyde'로 끝난다.

■ **치료적 효능**

- 강한 항바이러스, 항균 효과를 가지므로 항전염 효과가 있다.
- 항염, 혈압 강하, 항류머티즘 효과가 있다.
- 중추신경계를 진정, 이완시킨다.

■ **주의사항**

피부점막, 민감성 피부 및 알러지 피부에 약간 자극적이며, 국소적 염증유발 가능성이 있다.

■ **대표 성분과 대표 에센셜 오일**

citral: 레몬그라스, 레몬, 멜리사, 오렌지

citronellal: 멜리사, 시트로넬라

geranial: 레몬, 레몬그라스, 라임, 멜리사

cinnamic aldehyde: 시나몬

8. 케톤(ketones)

케톤은 강한 민트-캠퍼향이 나고 매우 안정적이며, 잘 산화되지 않고, 간에서 잘 분해되지 않는다.

* 카보닐기(C=O)에 두 개의 유기원자단(탄소원자)이 결합된 형태이며, 성분명이 '-one'으로 끝난다.
예외) camphor

■ 치료적 효능

- 피부세포조직 형성을 촉진하므로 외상치료(상처, 흉터, 화상)에 효과적이다.
- 강력한 거담제로 특히 상기도 호흡계 문제, 만성 기관지질환, 가래기침, 호흡곤란을 완화시킨다.
- 신경조직 강화, 세포 재생 효과가 탁월하고 신경계 진정 및 진통, 항염 작용을 한다.

■ 주의사항

- 케톤은 에센셜 오일 성분 중 잠재된 유독성이 높아 특히 주의하여 사용한다. 특히 다량 사용 시 신경독성, 발작 및 유산을 유발할 수 있으므로 반드시 1% 미만으로 희석해서 사용하고 체내에서 쉽게 분해되지 않으므로 장기간 반복 사용하지 않도록 한다. 예외적으로 안전한 케톤 성분에는 jasmone(쟈스민)과 fenchone(펜넬)이 있다.

■ 대표 성분과 대표 에센셜 오일

camphor: 로즈마리 ct. 캠퍼, 스파이크 라벤더

menthone: 페퍼민트

verbenone: 로즈마리 ct. 버베논

fenchone: 라벤더, 펜넬

9. 에스테르(esters)

에스테르는 꽃향이나 숙성한 과일향이 난다. 증기 추출 시 식물에 있던 에스테르나 알코올, 유기산 성분은 추출과정에서 화학적 변화를 일으키므로 증류된 에센셜 오일향과 원래 식물향이 차이가 나기도 한다.

* 에스테르기 -COO-를 갖는 형태이며, 이름이 '-yl acetate 또는 -ate'로 끝난다.

■ 치료적 효능

- 항진균 효과, 매우 유용한 항경련 및 진정 효과가 있다.
  예) linalyl acetate(네롤리, 클라리 세이지), geranyl acetate(마조람)
- 피부 염증에 진정 및 항염 효과를 갖는다.
- 신체와 감정 모두에서 조화와 균형을 유지하는 역할을 한다.
- 체내에서 쉽게 배출되어 안전하고 피부에 해가 없는 성분이다.

■ 대표 성분과 대표 에센셜 오일

boryl acetate: 파인, 로즈마리 ct. 버베논, 타임
menthyl acetate: 페퍼민트
linalyl acetate: 라벤더, 버가못, 페티그레인, 네롤리, 클라리 세이지
geranyl acetate: 라벤더, 레몬, 로즈, 네롤리, 마조람, 제라늄
Isobutyl angelate: 카모마일 로만

10. 옥사이드(oxides 산화물)

옥사이드는 캠퍼 같은 매우 강한 향이므로 저농도에서도 전체 향에 큰 영향을 미친다. 매우 불안정하여 고온이나 공기 또는 물에 장시간 노출 시 빨리 산화된다.

* 탄소분자 두 개 사이에 산소원자가 하나 끼어 고리를 만드는 형태이며, 성분명이 '-ole 또는 -oxide'로 끝난다.

■ 치료적 효능

- 1,8-cineole(1,8-시네올)은 특히 기관지 점막을 자극하여 강한 거담(점액용해), 항울혈 작용을 하므로 호흡기계 질환, 특히 기관지 질환 치유에 많이 사용된다.
- 흡입 시 정신적 자극이 되어 활기가 생긴다.
- 강력한 항감염, 항균, 항바이러스 효과가 있다.

■ 주의사항

- 1,8-cineole은 신경 독성이 있고, 강한 향이 점막에 자극적이다. 특히 유칼립투스 글로불루스는 과다 사용 시 천식 발작을 유발할 가능성이 있다.

■ 대표 성분과 대표 에센셜 오일

1,8-cineole(유칼립톨, eucalyptol이라고도 함): 유칼립투스, 니아울리, 티트리, 로즈마리

bisabolol oxide: 카모마일 저먼

11. 락톤 & 쿠마린(lactones & coumarines)

쿠마린은 락톤의 한 종류이다. 대부분 분자 크기가 커서 증류 추출과정에서는 소량만 추출된다. 이 성분은 쉽게 산화되지 않으며 휘발성이 낮아 오래 지속되며 훍향이 강하다.

* 에스테르가 고리를 이루고 있는 형태이며, 성분명이 '-in, -ene, -one'으로 끝난다.

■ 치료적 효능

- 락톤은 탁월한 거담 효과가 있어서 만성적 기관지염, 천식, 코 감염치료에 사용된다.
- 항염, 항균, 항진균, 항바이러스 효과가 있고 염증을 완화시킨다.
- 근육이완에 도움이 된다.

■ 주의사항

- 버가못 등 냉압착 추출한 감귤류 에센셜 오일에 들어 있는 푸로쿠마린의 하나인 버갑텐(bergapten)은 피부의 UV 투과성을 증가시켜 색소 과침착을 일으키는 광독성(phototoxicity)이 있다. 이 화합물은 빛에 의해 활성화되기까지는 독성을 나타내지 않으므로, 해당 오일을 사용한 직후에 직사광선이나 적외선에 노출되지 않도록 하며, 민감성 피부에는 버가못을 증기 추출한 '버가못 FCF(Furo Coumarin Free)'를 사용한다.

■ 대표 성분과 대표 에센셜 오일

bergapten: 냉압착 시트러스계 오일(특히 버가못, 라임), 안젤리카 루트

12. 산(acids)

산은 휘발성이 낮아 증기 추출 시에는 에센셜 오일보다는 하이드로졸에 많이 함유된다.

* 카복실기(-COOH)를 갖는다.

■ 치료적 효능

- 항염, 해열, 혈압 강하, 진정 효과가 있다.

■ 대표 에센셜 오일

벤조인, 일랑일랑, 네롤리, 제라늄, 로즈

■ 에센셜 오일의 화학성분별 특성과 효능

화학그룹별 특성과 효능	대표 성분과 에센셜 오일
모노터펜(monoterpenes)	
• 에센셜 오일의 대표적인 성분 • 휘발성이 강하고 쉽게 산화됨 • 탑노트의 가볍고 신선한 향(파인, 감귤류) • 정신을 맑게 함 • 살균, 항생, 진통, 거담, 충혈 완화, 이뇨 ※ 산화된 모노터펜은 피부, 점막 자극이 될 수 있다.	• limonene(시트러스계, 네롤리, 민트, 파인) • α−pinene(블랙페퍼, 사이프러스, 주니퍼 베리, 유칼립투스, 파인, 프랑킨센스) • myrcene(오렌지, 만다린, 파인, 주니퍼 베리)
세스퀴터펜(sesquiterpenes)	
• 목질, 뿌리 및 국화과 식물 에센셜 오일에 많음 • 미들 또는 베이스노트향 • 항균, 항진균, 항바이러스 • 항히스타인, 항알러지 • 신경진정, 항경련, 진통, 약간의 해열, 혈압강하 효과	• chamazulene(카모마일, 저먼, 야로우) • caryophyllene(로즈, 일랑일랑, 캐럿씨드, 클로브) • zingerberine(진저) • patchoulene(패출리) • farnescene(로즈)
디터펜(diterpene)	
• 항바이러스, 거담, 항균 효과 • 내분비계 균형	• sclareol(클라지 세이지)
알코올(alcohols)	
• 모노터페놀: 미들노트의 기분 좋은 고양 효과의 향, 신경강장 • 세스퀴터페놀: 베이스노트의 무거운 향 • 피부 적용 시 가장 안전한 성분으로 어린이, 노약자 사용 가능 • 강력한 항균, 항진균 작용 • 항염, 진통, 항경련, 약간의 마취 효과 • 이뇨, 혈액 및 림프계 순환 원활, 면역계 자극 완화	• linalool(라벤더, 버가못, 바질, 로즈, 쟈스민, 일랑일랑, 제라늄, 팔마로사) • geraniol(네롤리, 레몬그라스, 시트로넬라, 로즈, 제라늄, 팔마로사) • menthol(페퍼민트) • citronellol(로즈, 제라늄, 레몬 유칼립투스) • α−bisabolol(카모마일, 저먼)
페놀(phenols)	
• 매우 강력한 항균, 항바이러스성, 항전염성 효과 • 강력한 중추신경계 및 면역계 자극 효과, 혈압 상승 • 혈액 순환계 자극(수족냉증, 뻣뻣한 근육 개선 효과) ※ 피부 자극이 매우 강함, 간독성, 신경독성이 있으므로 반드시 저농도, 단기간 사용	• eugenol(클로브버드, 시나몬) • thymol(타임) • carvacrol(와일드 마조람, 타임)

에테르(ethers)	
• 페놀에서 유래. 향이 강하며, 열, 빛, 산소에 안정적 • 강력한 항균, 항감염, 항생 효과 • 강력한 항경련, 이완, 진정, 항우울 작용 • 소화기의 신경성 경련이나 근육 뭉침에 효과적 ※ 간독성, 신경독성이 있으므로 반드시 저농도, 단기간 사용	• methyl chavicol(바질, 펜넬) • anethole(펜넬)

알데하이드(aldehydes)	
• 과일향으로 주로 신선한 레몬향 • 항염, 항균, 항바이러스 • 신경계 진정 ※ 매우 불안정하고 쉽게 산화, 피부 자극 가능성이 있으므로 반드시 희석하여 사용	• citronellal(시트로넬라, 멜리사, 레몬그라스) • geranial(레몬그라스, 멜리사) • neral(레몬그라스, 멜리사, 네롤리) • cinamic aldehyde(시나몬)

케톤(ketones)	
• 강한 민트-캠퍼향 • 강력한 거담제로 호흡기질환에 효과적 • 상처 치유(세포 재생, 성장 촉진, 흉터 제거) 효과 ※ 신경 독성, 발작, 유산 유발 가능성이 있고 체내 분해 속도가 느려 저농도, 단기간 사용	• jasmone(자스민) • fenchone(펜넬, 라벤더) • verbenone(로즈마리 ct. 베베논) • menthone(페퍼민트) • camphor(로즈마리 ct. 캠퍼, 세이지, 타임)

에스테르(esters)	
• 숙성한 과일향 또는 꽃향 • 에센셜 오일 성분 중 가장 안전, 부드러운 효과 • 매우 유용한 항근육경련 성분과 진정 효과 • 대체로 안전하고 무해하다. • 신경의 진정, 이완 또는 순한 자극 작용	• linaly1 acetate(네롤리, 라벤더, 버가못, 클라리 세이지, 페티그레인) • geranyl acetate(마조람) • benzyl acetate(자스민, 일랑일랑)

옥사이드(oxides)	
• 강한 캠퍼향 • 강력한 항감염, 항균, 항바이러스 효과 • 거담(점액용해), 충혈 완화, 호흡계에 효과적 ※ 피부 자극(특히 점막)이 강함	• 1,8-cineole(니아울리, 로즈마리, 유칼립투스, 티트리, 카주풋) • α-bisabolol oxide(카모마일 저먼) • caryophyllene oxde(로즈마리, 티트리)

락톤과 쿠마린(lactones and coumarins)	
• 휘발성이 낮아 오래 지속되는 강한 흙향 • 항균, 항염 효과 및 진정, 진통, 근육이완 효과 • 강력 거담 효과, 순환계 및 면역계 자극 효과 ※ bergaptene의 광독성 주의	• bergaptene(버가못 등 시트러스계열) • jasmone lactone(쟈스민)

산(acid)	
• 에센셜 오일에 미량, 하이드로졸에 다량 함유 • 항염, 해열, 혈압강하 및 진정 효과	• 벤조인, 일랑일랑, 제라늄, 로즈, 네롤리

04 에센셜 오일과 인체

아로마테라피의 흡수경로

에센셜 오일을 사용하는 아로마테라피가 우리 인체에 작용하는 경로는 다음과 같다.

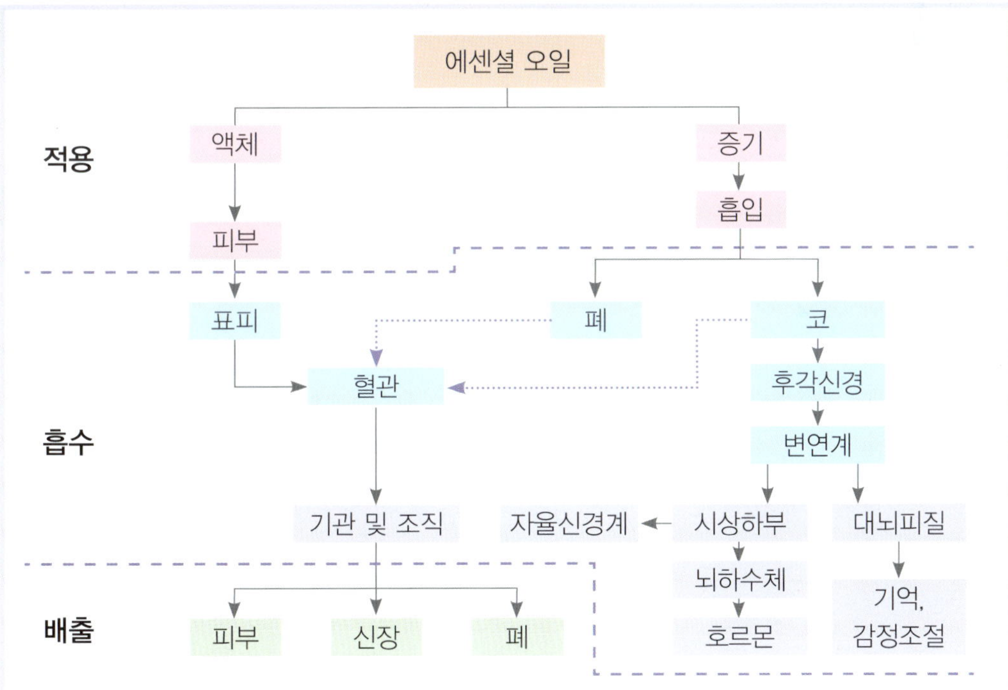

■ 후각기능을 통한 흡수경로

에센셜 오일의 향기 입자가 코에 흡입되면 비강의 섬모(cilia)에 있는 후각수용체들과 결합되어 그 전기적 신경전달신호가 대뇌의 변연계인 편도체, 해마, 시상하부로 직접 전달된다. 변연계는 뇌간과 대뇌피질 사이에 있는 신경세포 집단으로 해마는 학습과 기억에 관여하며 편도체에서는 감정, 공포, 분노, 슬픔 정서와 관련된 기억 등을 관장하고 있으며, 시상하부에서는 생존에 관계되는 체온, 혈압, 심박동, 혈당을 조절하며 뇌하수체의 기능을 조절한다.

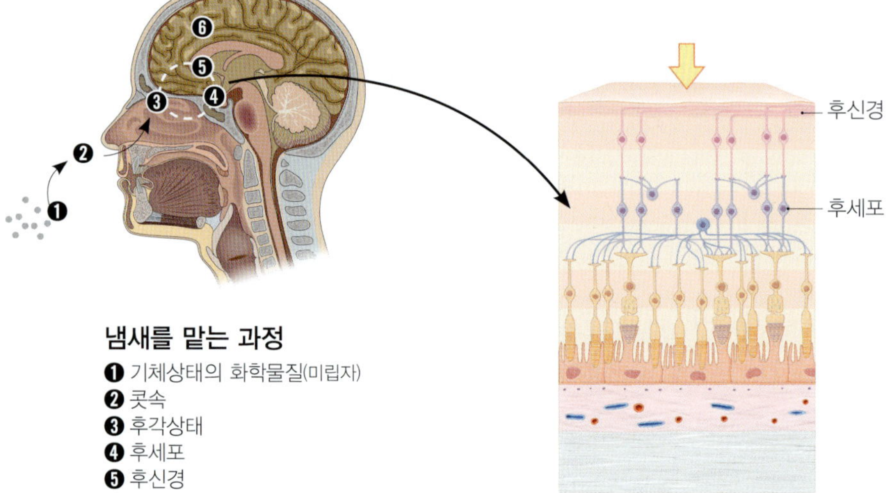

냄새를 맡는 과정

❶ 기체상태의 화학물질(미립자)
❷ 콧속
❸ 후각상태
❹ 후세포
❺ 후신경
❻ 대뇌

에센셜 오일의 신경전달신호는 시상하부를 통해 우리 몸에서 가장 중요한 호르몬 생성기관인 뇌하수체로 전달되어 자율신경계와 호르몬 내분비계, 면역계에 큰 영향을 미치게 된다.

■ 폐를 통한 흡수경로

호흡을 통해서 몸 안에 들어온 에센셜 오일의 향기 입자는 기관지를 지나서 폐포로 이동한다. 폐포는 이산화탄소와 산소의 가스교환이 일어나는 곳으로 가느다란 모세혈관으로 촘촘히 감싸여 있으며 동맥과 정맥으로 연결된다. 폐포까지 도달한 향기 입자는 혈액의 흐름에 따라 온몸을 순환하며 목표 기관에 도달하여 치유 효과를 내고, 땀이나 대소변을 통해 몸 밖으로 배출된다.

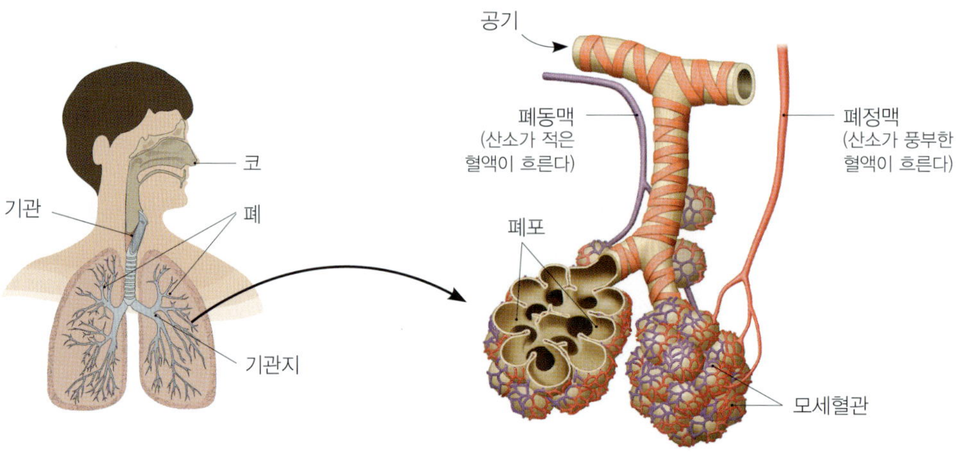

■ 피부를 통한 흡수경로

피부는 외부의 물리적, 화학적 자극(유해물질)으로부터 다른 장기들을 보호하는 기관인 동시에 인체를 구성하는 가장 방대한 기관이기도 하다. 에센셜 오일 입자는 지용성이며, 매우 미세하여 모공과 땀샘뿐만 아니라 피부 표피층을 쉽게 통과하여 진피층까지 도달한다. 흡수된 에센셜 오일은 피부에 퍼져 있는 림프관 또는 모세혈관으로 들어가 몸을 순환하다가 목표 기관에 도달하면 치유효능을 발휘한 후 신장, 폐, 피부 등을 통해 체외로 배출된다.

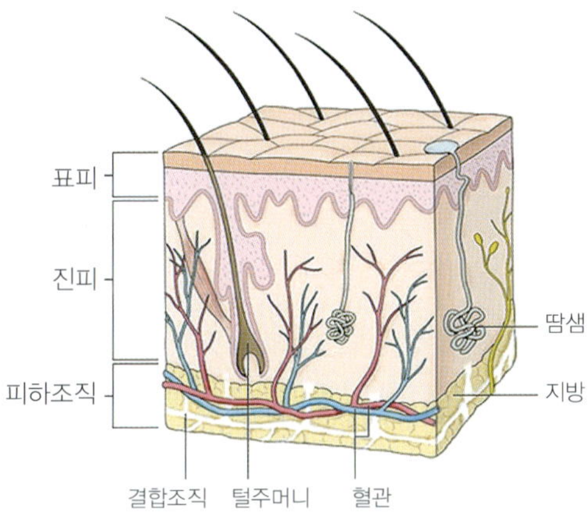

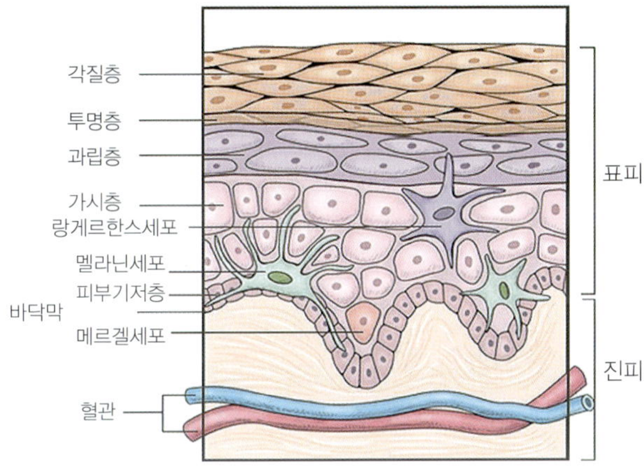

출처: 네이버의학정보

■ 구강을 통한 흡수경로

에센셜 오일을 복용하는 것은 프랑스에서만 의사들의 처방에 따라 이루어지고 있을 뿐 영국과 유럽, 미국 등에서는 금하고 있다. 구강 복용 시 에센셜 오일 원액의 농도가 진하여 구강 및 식도, 소화기관 점막에 영향을 미칠 수 있으며, 생리활성이 크므로 독성으로 작용될 수 있고, 소화액에 의해 분해 및 희석되어 그 효능이 변할 수 있기 때문이다. 배출과정에서 간에 무리가 갈 수 있고 피부나 흡입에 비해 소화계를 통해 흡수되는 속도가 훨씬 늦다.

아로마테라피가 인체에 미치는 영향

신체를 이해하는 데 가장 중요한 개념은 해부학과 생리학에서 구체화된다. 해부학과 생리학은 상호 보완적인 학문으로, 해부학(anatomy)은 신체 부분의 구조와 이들 구조가 어떻게 관련되어 있는지에 관한 학문이고, 생리학(physiology)은 인체 구조와 기능, 즉 인체의 각 부분들이 생명 유지 기능을 어떻게 수행하고 있는가에 관한 학문이다. 아로마테라피는 사람의 정신적, 신체적, 정서적 상태, 환경 등 증상과 관련된 많은 요소들을 종합적으로 고려하여 심신의 건강에 긍정적인 효과를 내는 전인적인 요법이므로 인체의 구조와 기능에 대해 알고 있어야 한다.

이 장에서는 건강에 대한 과학적 접근의 가장 근간이 되는 해부생리학의 기본을 이해하고, 아로마테라피가 인체에 미치는 영향에 대해 알아보고자 한다.

1. 순환계

■ 순환계의 특징

인체에서의 순환이란 혈액이 심장의 좌심실에서 출발하여 동맥혈관을 거쳐 각 조직의 모세혈관으로 가서 영양물질과 산소를 공급하고, 대사과정에서 생긴 노폐물과 이산화탄소를 받아 정맥혈관을 통해서 다시 심장의 우심방으로 돌아오는 전 과정을 말한다. 이러한 인체 내에서의 순환은 생명유지에 매우 중요하다. 순환계에 가장 중요한 기능은 인체 각 조직에 계속해서 필요한 혈액을 공급하는 데 있다. 순환계의 혈액공급은 인체 생존에 필요한 물질인 산소와 영양분을 신체 모든 부분의 조직세포에 공급하여 에너지를 생성하고, 성장에 필요한 물질을 합성할 수 있게 한다.

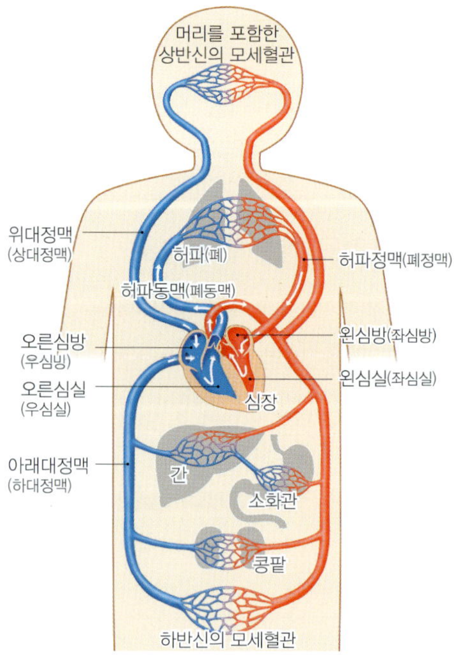

■ 혈액의 기능

• 분배기능: 폐로부터 산소를, 소화기관으로부터 영양소를 모든 체세포로 운반, 노폐물 배설, 내분비 기관에서 표적 기관으로 호르몬 운반

- 조절기능: 체온유지 및 과량의 열을 신체 표면으로 방출, 체조직의 pH를 정상으로 유지, 순환기계의 체액량 유지
- 방어기능: 혈액손실을 막고, 감염을 막음
- 생체보호 작용: 식세포나 항체의 작용으로 생체보호 작용

■ 순환계와 아로마테라피

심각한 순환계장애 및 심장문제는 전문가의 진단과 치료를 요하지만 아로마테라피로 일반적인 순환계 문제의 예방과 보완이 가능하다. 에센셜 오일은 피부와 점막을 통해 혈류에 쉽게 흡수되어 온몸으로 운반되며 특정 오일들은 전체적인 혈액순환에 영향을 미치기도 한다.

▶ 유용한 작용과 대표 오일들

발적성 오일(rubefacient oil):

워밍(warming)오일이라 불리는데, 적용 부위의 조직을 따뜻하게 하고 모세혈관을 확장시켜 혈류를 증가 시킨다. 이로 인해 산소 및 영양분 공급과 노폐물 제거가 활발해져 치유과정이 빨라진다. 블랙페퍼, 유칼립투스, 진저, 주니퍼 베리, 로즈마리, 베티버, 레몬

혈압강하 오일(hypotensive oil):

혈압을 낮추고 진정 이완 작용을 하여 혈압감소에 도움이 되므로 고혈압에 효과적이다. 클라리 세이지, 라벤더, 레몬, 라임, 마조람, 네롤리, 일랑일랑

혈압상승 오일(hypertensive oil):

순환을 자극 촉진시켜 혈압을 올려주고 순환문제 예방에 도움이 된다. 로즈마리, 타임, 블랙페퍼, 유칼립투스, 진저

신경진정 오일(nervine, calming, sedative oil):

심리적인 불안과 스트레스는 신경계를 자극하여 심혈관계에 문제를 유발할 수 있으므로 이를 예방하기 위한 신경진정 오일도 유용하다. 버가못, 카모마일 로만, 클라리 세이지, 라벤더, 제라늄, 만다린, 마조람, 멜리사, 네롤리, 샌달우드, 베티버, 일랑일랑

강장 오일(tonic oil):

발적 효과와 반대인 쿨링 효과를 내는 강장 오일로 모세혈관을 수축시켜 부종과 염증을 감소시키는 데 도움이 된다. 사이프러스, 클라리 세이지, 레몬, 페퍼민트

▶ 증상별 오일들

정맥류(varicose):

수렴 작용을 하는 사이프러스, 멀, 페퍼민트와 시트러스계 오일들이 사용된다. 주니퍼 베리와 로즈마리는 순환을 자극하며, 페퍼민트와 샌달우드를 함께 사용하면 통증 감소 효과가 있다. 정맥류 증상 완화에는 다리를 높이 올리고, 다리를 더운물과 찬물로 번갈아 샤워해주고, 가볍게 걷는 것이 도움이 된다.

고혈압(hypertension):

심한 고혈압은 반드시 담당의사와 상의하여 아로마테라피를 시행한다. 혈압 강하, 진정 및 해독 효과가 있는 오일들을 사용한다. 버가못, 카모마일 로만, 라벤더, 레몬, 마조람, 네롤리, 멜리사

저혈압(hypotension):

순환자극 및 혈압상승 오일들이 주로 사용된다. 로즈마리, 블랙페퍼, 페퍼민트, 타임, 유칼립투스

수족냉증(cold hands and feet):

혈관확장 작용을 하는 로즈마리, 캐럿씨드, 진저가 효과적이다.

치질(hemorrhoid):

수렴 작용을 하는 사이프러스, 시트러스계 오일과 항염 작용을 하는 멀을 이용한 반신욕을 하면 좋다.

부종(edema):

신체 조직 내에 과도한 수분 축적으로 발, 발목 또는 눈 주변이 붓게 된다. 순환을 돕거나 이뇨 효과가 있는 오일들과 축적된 노폐물과 독소를 해독하는 오일들이 활용된다. 캐럿씨드, 사이프러스, 펜넬, 주니퍼 베리, 제라늄, 라임, 레몬, 그레이프 푸룻, 만다린, 오렌지 스윗, 로즈마리

2. 근골격계

■ 근골격계의 특징

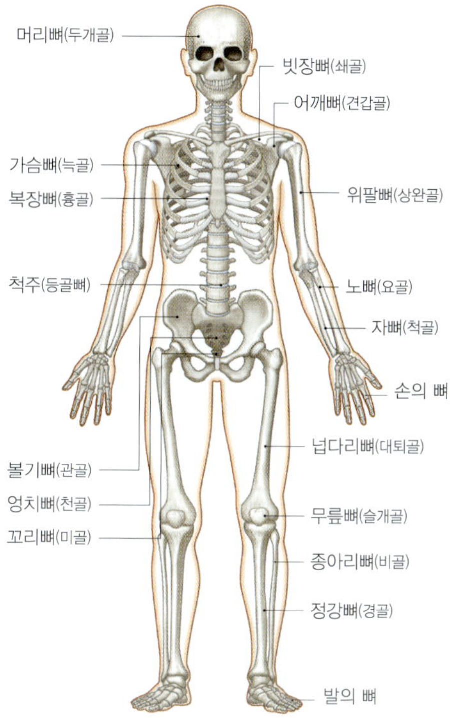

인체 골격은 내골격으로 연조직 안에 있으며 성장, 적응 및 재생될 수 있는 살아 있는 구조이다. 뼈, 근육, 결합조직으로 이루어져 있으며, 몸의 형태를 이루고 움직임을 가능하게 한다. 또한 인체 내에서 빈 자리를 만들어 모든 장기를 수용하고 보호한다.

뼈는 조직과 기관을 보호하고, 몸을 지지하고 안정감을 주며, 근육, 인대, 힘줄이 부착하게 하고, 지렛대 작용으로 운동이 가능하게 하고, 골수에서 적혈구를 생산하며, 무기질을 저장한다.

■ 근골격계와 아로마테라피

일부 에센셜 오일들은 혈액순환을 원활하게 하여 뼈의 세포 재생을 도와주고 관절과 근육의 운동성을 증가시켜준다. 특히 발적성 오일들은 모세혈관을 확장시켜 혈류량을 증가시켜 근육과 관절에 산소와 영양분을 공급하고, 근육 피로의 원인인 젖산 같은 노폐물과 이산화탄소의 제거를 돕는다. 독소배출 효과가 있는 오일들은 통풍이나 관절염 유발 요인인 관절 부위에 축적된 요산을 배출시켜 염증, 경직과 통증을 감소시켜 증상을 완화시킨다.

▶ 유용한 작용과 대표 오일들

발적성 오일(rubefacient oil):

블랙페퍼, 유칼립투스, 진저, 로즈마리, 레몬
붉거나 쓰리거나 염증이 있는 부위에는 사용하지 않는다.

항염 오일(anti-inflammatory oil):

항염 오일 중 버가못, 클로브 버드, 블랙페퍼, 시나몬, 진저, 타임 등 피부자극이 되는 오일 사용을 피하고, 피부자극이 적은 라벤더, 클라리 세이지, 제라늄, 샌달우드 등을 사용한다.

쿨링 오일(cooling oil):

쿨링 효과는 자극과 염증을 줄이고 근육 긴장을 완화하는 데 도움이 된다. 바질, 버가못, 라벤더, 레몬, 페퍼민트

진통 오일(analgesic oil):

통증을 덜어주며 항염 및 발적 특성을 갖기도 한다. 블랙페퍼, 카모마일 저먼, 클로브, 진저, 유칼립투스, 라벤더, 마조람, 페퍼민트, 로즈마리, 타임

정화 또는 해독 오일(depurative or detoxifying oil):

불순물과 독소를 정화하고 노폐물의 배출을 돕는다. 특히 만성 염증성 질환에 자주 사용된다. 캐럿씨드, 펜넬, 주니퍼 베리, 라벤더, 레몬, 로즈, 유칼립투스, 로즈마리, 그레이프프룻

▶ 증상별 오일들

관절염(arthritis):

골관절염과 류머티즘성 관절염이 가장 흔한 관절염 종류이다. 퇴행성 질환인 골관절염에는 진통, 발적성 오일을 사용하며 진저, 블랙페퍼 같은 스파이시한 오일들이 유용하게 쓰이고, 류머티즘성 관절염은 항염 오일에 더 잘 반응한다. 특히 베티버는 면역계를 자극하여 류머티즘 관절염에 효과적이다. 페퍼민트나 바질은 관절에 쿨링 효과가 뛰어나다. 염증이나 통증이 심할 경우에는 습포법이 좋고, 만성질환에는 마사지와 목욕법이 보다 효과적이다. 목욕, 온습포, 마사지 후에는 반드시 관절 부위를 충분히 움직여서 열을 식혀 울혈이 일어나지 않게 해야 한다.

골다공증(osteoporosis):

프랑킨센스는 세포재생 효과가 있어 세포의 성장을 돕는다. 칼슘이 풍부한 식품인 저지방 우유, 치즈, 생선, 참깨, 아몬드, 헤이즐넛 등의 식품을 섭취한다. 흡연, 음주, 카페인 섭취는 주의하는 것이 좋다.

좌골신경통(sciatic neuralgia):

통증이 심한 급성증상에는 냉습포법을 사용하여 통증과 염증을 줄여주고, 만성증상에는 진통 및 발적 오일을 사용한 부드러운 마사지를 하거나 목욕법을 적용한다. 진저, 페퍼민트, 로즈마리, 유칼립투스, 라벤더, 마조람, 일랑일랑, 타임

통풍(gout):

조직 특히 관절에 요산이 너무 많아서 생기는 관절염으로 엄지발가락, 발, 발목, 무릎에 강한 통증을 유발하며 관절이 붓는다. 로즈마리는 순환을 활성화시키고, 주니퍼 베리, 레몬, 캐럿씨드는 몸 안의 독소를 배출시켜준다. 캐럿씨드, 파인, 주니퍼 베리, 바질과 함께 뜨거운 물에 족욕을 하면 효과적이다. 신선한 과일과 야채를 많이 섭취하고, 아미노산인 푸린이 많이 함유된 식품(육류 내장, 생선통조림, 조개류 등)은 피하여 통풍을 유발시키는 요산 농도를 감소시킨다. 신선한 물을 많이 섭취하는 것이 도움이 된다.

근육피로(muscular fatigue):

블랙페퍼와 로즈마리는 혈액순환을 활성화시키고, 레몬그라스는 근육 내의 젖산을, 사이프러스와 주니퍼 베리는 노폐물을 각각 배출시켜 피로를 풀어준다. 또 블랙페퍼, 만다린과 오렌지 오일로 근육을 강장시켜주면 피로 회복이 빨라진다.

경련(spasms):

마조람과 멜리사는 항경련 작용을 하고, 카모마일은 근육을 진정시킨다.

염좌(삠, sprain):

외부 충격에 의해 근육이나 인대가 늘어나거나 찢어지는 경우를 말한다. 항염, 진통 오일인 카모마일, 마조람, 라벤더, 페퍼민트, 로즈마리, 샌달우드를 사용한다. 근육이 손상된 좌상(strains)의 경우 발적 오일을 이용한 마사지를 하고, 인대가 손상된 염좌(sprains)의 경우 48시간 RICE 치료를 하고 염증이 있을 경우 페퍼민트를 이용해 냉찜질을 하고 이후에 마사지를 한다. 특히 카모마일 저먼은 강한 항염 작용을 하여 염증예방 및 통증을 감소시킨다. RICE 치료는 안정을 취하고(Rest), 얼음찜질(Ice), 압박(Compression), 환부를 심장보다 높이기(Elevation)의 줄임말로, 부기와 통증을 완화하는 데 효과적이다.

3. 면역계

■ 면역계의 특징

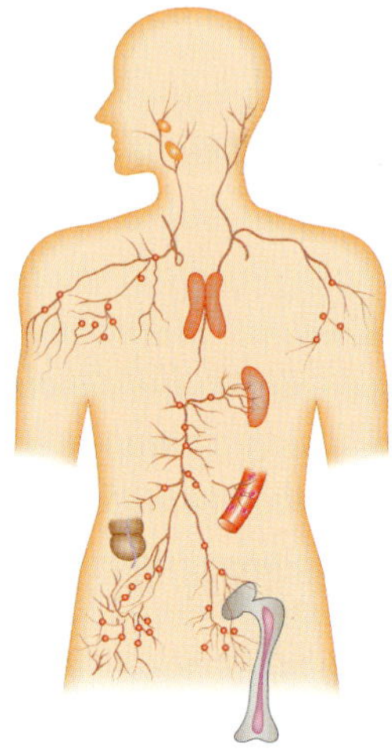

우리 몸에 들어오는 감염성 미생물들이나 독소를 인식하여 무력화시키거나 죽임으로써 인체를 방어하는 면역계는 림프계와 특수한 백혈구들로 이루어진 복잡한 네트워크이다. 우리의 몸은 대략 60조 개의 세포로 구성되어 있으며 끊임없이 새로운 세포로 노화된 세포를 교체하고 있다.

- 방어: 외부의 세균, 바이러스, 독성물질 등 파괴 및 제거
- 정화: 죽은 세균 및 바이러스를 외부로 배출
- 재생: 훼손된 기관을 재생
- 기억: 질병인자(항원)를 기억하였다가 재침입할 때 항체 형성

■ 마음이 질병에 미치는 영향

면역계의 이물질을 인식하는 능력은 유전자에 의해 조절된다. 그러나 마음이 신체를 지배하는 현상은 놀라운 것으로 건강에서도 마음의 역할이 매우 중요하다. 과로, 슬픔, 우울 등의 정서가 면역기능을 억압한다는 것은 이미 잘 알려져 있다. 인간의 몸과 마음은 신경계, 내분비계, 면역계 등을 통해 서로 밀접하게 영향을 주고받는다.

암 환자를 대상으로 부정적인 생각을 없애고 긍정적인 생각을 강화한 결과, 암 환자의 치료와 생존율에 긍정적인 영향을 미친다는 연구 결과가 많이 보고되고 있다. 예를 들어, 긍정적인 생각은 암 환자의 스트레스 수준을 줄이고 생활의 질을 향상하는 데 도움이 된다.

■ 면역계와 아로마테라피

면역계를 향상시키기 위해서는 인체방어구조와 마음 그리고 신경계를 강화시켜 자연치유력을 증진시켜야 하는데 아로마테라피는 면역계에 뛰어난 효과가 있음이 여러 연구 결과를 통해 증명되고 있다.

에센셜 오일은 항스트레스성 자연 물질인 아답토젠(adaptogen)으로 인체의 항상성을 지원하고 면역을 자극하거나 질병을 예방하고 치유하는 데 도움이 된다. 또한 에센셜 오일은 외부로부터 들어오는 세균, 바이러스를 공격하고 몸 안의 세포나 면역기관을 강화시켜 감염을 방어하는 두 가지 작용을 한다. 평소에 에센셜 오일을 사용하는 사람들은 질병에 대한 저

항력이 향상되어 질병에 비교적 잘 걸리지 않거나, 빠르게 회복되는 데 도움이 되는 것으로 나타났다.

▶ 유용한 작용과 대표 오일들

항박테리아 오일(antibacterial oil):

에센셜 오일의 지방 친화성을 토대로 미생물 세포막에 손상을 일으켜 산소 흡수와 ATP 형성을 억제시킨다. 버가못, 유칼립투스, 로즈마리, 티트리, 라벤더, 멀

항바이러스 오일(antiviral oil):

에센셜 오일의 모노터펜, 페놀과 케톤 성분이 바이러스에 직접 작용하며, 면역계를 자극 강화시킨다. 버가못, 유칼립투스, 라벤더, 레몬, 멜리사, 네롤리, 오렌지, 팔마로사, 로즈, 로즈마리, 티트리, 타임, 마조람

림프자극 오일(lymphatic stimulant oil):

림프를 자극하여 림프배출이 용이하도록 돕는다. 로즈마리, 제라늄

면역계 자극 오일(immune stimulant oil):

신체에 침입한 유해 미생물에 대항하여 싸울 수 있도록 세포 및 신체기관의 활성을 증가시켜 면역반응성을 증가시킨다. 버가못, 유칼립투스, 프랑킨센스, 로즈마리, 라벤더, 티트리, 라임, 레몬

해열 쿨링 오일(febrifuge, cooling oil):

체온을 낮추고 열을 내리는 효과가 있다. 유칼립투스, 페퍼민트, 티트리, 카모마일, 레몬, 라임, 니아울리

발한 오일(sudorific oil):

땀이 나도록 유도하거나 땀의 양을 증가시킨다. 로즈마리, 진저, 라벤더, 티트리, 페퍼민트, 바질

▶ 증상별 오일들

감기(common cold):

에센셜 오일은 감기증상을 완화시키는 데 매우 효과적이다. 버가못, 카주풋, 시나몬, 유칼립투스, 진저, 그레이프프룻, 주니퍼 베리, 레몬, 마조람, 니아울리, 오렌지 스윗, 파인, 로즈우드, 세이지, 티트리, 타임

열(fever):

신체에 미생물이 침입하면 체온이 상승하여 이들의 증식을 다소 억제하는 방어기전이 일어난다. 페퍼민트는 쿨링 오일로 초기에는 체온을 낮춰주고 이후에는 열을 발산시켜 발한작용을 한다. 시나몬은 발향 시 소독 효과를 내고, 유칼립투스는 열을 낮춰주고, 진저는 항염 작용과 혈관확장 효과가 있어 열을 발산시켜 준다.

알러지(allergy):

스트레스를 관리하는 진정 오일은 알러지 증상 완화에도 도움이 된다. 카모마일, 라벤더, 멜리사

칸디다증(candidiasis):

진균의 일종인 칸디다(Candida)는 사람에게 정상적으로 존재하는 균이지만, 인체의 면역력이 떨어지면 식도의 염증, 외음부염, 질염, 손발톱 주위염 등의 다양한 증상이 나타난다. 면역계를 자극하고, 항균, 항염 작용을 하는 오일인 버가못, 카모마일 저먼, 멜리사, 멀, 티트리, 로즈마리, 레몬그라스, 니아울리가 도움이 된다. 생식기계에 문제가 생기면 해당 부위를 깨끗이 하고 위의 오일을 1%로 희석하여 좌욕을 하면 도움이 된다.

만성 피로증후군(chronic fatigue syndrome):

다인성 질환이며 우울증, 스트레스 등도 큰 요인으로 작용한다. 제라늄은 몸과 마음의 균형을 이루게 도와주고, 라벤더는 긴장이완 작용을 하고, 레몬과 오렌지는 상쾌함을 준다. 로즈마리와 바질은 무기력한 상태에 활기를 준다.

4. 림프계

■ 림프계의 특징

림프계는 면역반응에 관여하는 림프구와 이 세포들이 집단적으로 모여 있는 림프절, 각 림프절을 연결해주는 림프관, 그리고 림프관 속에 존재하는 혈액과 유사한 림프액으로 이루어져 있다.

림프계는 순환계를 도와 모세정맥혈관이 운반할 수 없는 정체된 과도한 조직액인 림프 또는 림프액을 림프관을 통해 수송하는 정맥의 보조 순환을 담당하므로 제2의 순환계라고도 불린다. 전신에 퍼진 림프관을 통해 모아진 림프액은 항체와 식균 작용을 하는 백혈구의 일종인 림프구들이 있는 림프절 들에서 걸러져 쇄골하정맥에서 정맥혈과 합쳐져 심장으로 운반된다. 또한 소화관으로부터 흡수된 지방성분의 운반 경로로도 쓰인다. 림프구는 림프절뿐만 아니라 비장·흉선·골수와 소장 점막층에도 분포하고 있다.

림프계에는 순환계의 심장과 같은 펌프기능을 하는 기관이 없고 신체의 골격근 펌프, 호흡의 펌프, 림프관의 펌프로 움직인다. 림프관에는 판막구조가 있어서 림프액의 역류를 방지하여 항상 심장 방향으로 흐른다. 림프계의 기능이 저하되면 신체 내 림프 정체 현상이 일어나 쌓인 노폐물과 독소로 인해 다양한 감염증과 질병의 원인이 된다.

▶ 유용한 작용과 대표 오일들

이뇨 오일(diuretic oil):

이뇨 작용이 있는 오일은 정체된 체액의 배출을 도와 부종을 완화시킨다. 셀룰라이트는 지방이 축적되어 피부 표면이 울퉁불퉁해지며 노폐물과 체액정체 및 림프순환 저하와 관련이 있다. 에센셜 오일을 이용한 마사지는 림프 배출을 도와준다. 카모마일, 펜넬, 주니퍼 베리, 레몬, 오렌지 스윗, 만다린, 탠저린, 시더우드

정화 또는 해독 오일(depurative or detoxifying oil):

노폐물 제거를 도와 림프계의 기능을 돕는다. 캐럿씨드, 사이프러스, 주니퍼 베리, 펜넬, 레몬, 그레이프프룻, 만다린, 로즈마리, 제라늄

림프계 자극 오일(lymphatic system stimulating oil):

림프순환을 자극 촉진한다. 페퍼민트, 로즈마리, 제라늄, 그레이프프룻, 라임, 오렌지, 주니퍼 베리

▶ 증상별 오일들

림프 부종(lymphedema):

목욕할 때 주니퍼 베리와 로즈마리를 블랜딩해서 넣고 가벼운 수중운동과 피부를 브러시 하듯 쓸어주는 동작이 림프 배출에 효과적이다. 펜넬, 제라늄, 주니퍼 베리, 마조람, 카모마일 로만, 로즈마리, 블랙페퍼

림프 마사지(lymph massage):

림프암 환자에게는 실시하지 않는다. 이는 유해한 세포가 림프계를 통하여 몸의 다른 부위로 전이될 가능성이 있기 때문이다. 암환자는 반드시 담당의사와 상의하여 시행하도록 한다. 림프계 관련 질환에는 마사지는 금기이므로 시행하지 않는다.

셀룰라이트(cellulite):

셀룰라이트는 사춘기 이후 여성의 90%에 존재하고 주로 허벅지, 엉덩이, 복부에 나타나는데 여성호르몬, 유전적 요인, 혈액 순환, 생활습관 등이 원인이 된다. 해독 및 이뇨 오일과 호르몬 균형 오일을 사용하여 림프 마사지를 실시한다. 사이프러스, 주니퍼 베리, 펜넬, 제라늄, 레몬, 라임, 그레이프프룻, 로즈마리

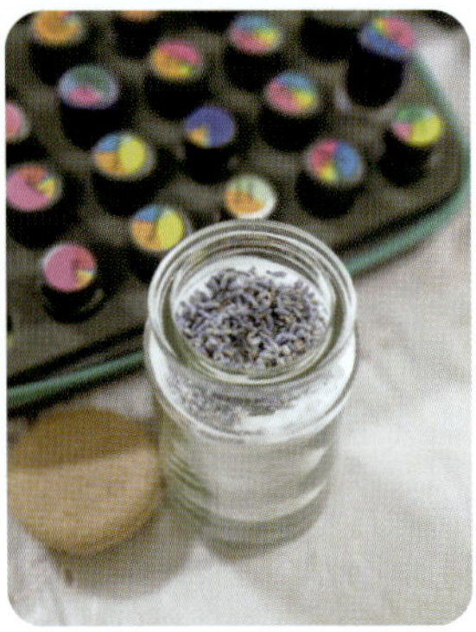

5. 호흡계

■ 호흡계의 특성

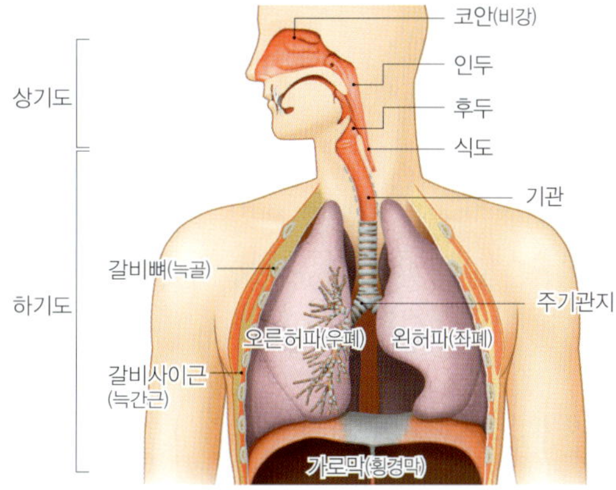

모든 인간은 생명현상 유지를 위해 음식물을 흡수할 뿐만 아니라 끊임없이 공기를 흡입하여 영양분과 산소를 이용한 대사과정을 하고 생성된 노폐물은 배출시킨다. 공기가 폐로 흡입되면 폐에 들어온 공기 중의 산소가 폐포의 모세혈관 속으로 확산되어 들어가고 혈액순환을 통해 온몸의 세포들에게 공급된다. 각 조직에서 받아들인 산소를 이산화탄소와 교환하고 그 이산화탄소는 혈액순환을 통해 폐로 되돌아와 숨을 내쉴 때 몸 밖으로 배출된다. 이 가스교환을 호흡이라 하고, 호흡을 담당하는 기관계를 호흡계라고 하며 코, 기관, 기관지, 폐 등의 호흡기관으로 이루어져 있다.

호흡계의 기능은 생명유지와 에너지 생산에 중요한 가스교환뿐만 아니라, 체온 조절, 혈액의 ph를 조절하고, 성대로 공기가 통과할 때 음성을 내고, 다양한 냄새를 맡는 후각을 담당하는 감각기관이다.

■ 호흡계와 아로마테라피

에센셜 오일은 흡입을 통한 공기통로를 통해 폐로 전달되거나 마사지를 통해 혈류를 따라 간에 도달하게 된다. 흡수된 오일은 대부분 폐를 거쳐 배출되거나 소변으로 배설된다. 특히 에센셜 오일은 코, 목, 폐의 염증에 대해 매우 효과적이다. 흡입을 통해 오일의 주성분이 기관지에 도달하면 직접 폐에 흡입되어 기관지 분비물의 분비를 촉진시키거나 가래 등의 점액 배출을 도와 호흡기계 문제 완화에 도움이 된다.

▶ 유용한 작용과 대표 오일들

항경련 오일(antispasmodic oil):

기관지를 이완시켜 반사적인 경련 기침을 막아준다. 라벤더, 마조람, 사이프러스, 클라리 세이지, 유칼립투스, 페퍼민트, 타임, 카모마일, 버가못

거담 오일(expectorant oil):

기침을 통해 가래 배출을 돕는다. 시더우드, 유칼립투스, 프랑킨센스, 진저, 멀, 페퍼민트, 파인, 샌달우드, 타임, 라벤더, 마조람

해열 오일(febrifuge oil):

카모마일, 레몬, 라임, 니아울리, 페퍼민트

충혈완화 오일(decongestants oil):

라벤더 스파이크, 유칼립투스 글로불루스, 유칼립투스 디비스

살균 오일(antiseptics oil):

라벤더, 유칼립투스, 티트리, 레몬그라스

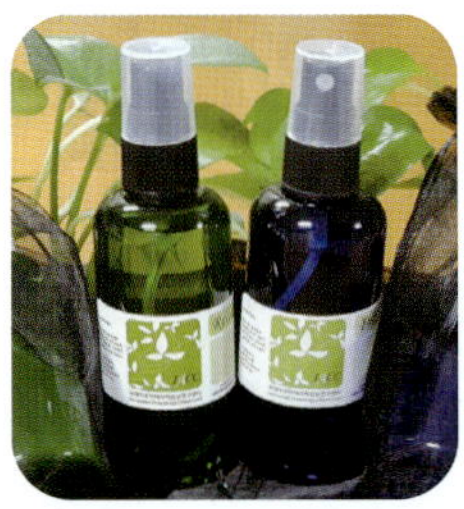

종합 감기용 오일(general cold remedies):

유칼립투스, 라벤더, 마조람, 타임

▶ 증상별 오일들

만성 기관지 질환(chronic bronchitis):

시더우드, 주니퍼 베리, 멀, 로즈마리

상기도의 바이러스 감염(upper airway infection):

유칼립투스, 라벤더, 페퍼민트, 로즈마리, 티트리

기관지염증(bronchitis):

벤조인, 버가못, 유칼립투스, 라벤더, 샌달우드

감기(common cold), 기침(cough), 기관지염(bronchitis), 부비강염(nasosinusitis):

흡입법과 뜨거운 목욕법으로 유칼립투스, 카주풋, 클로브를 사용하면 호흡을 편하게 해주고 호흡 작용을 자극한다. 면역계를 강화하는 것이 매우 중요한데, 로즈우드, 샌달우드, 베티버, 티트리를 사용하면 큰 효과를 볼 수 있다.

건초열(알러지 비염, hay fever):

멜리사, 파인, 티트리와 카모마일이 유용하다.

천식(asthma):

항경련 작용과 항우울 작용을 하는 버가못, 클라리 세이지, 네롤리, 로즈오일은 정신적인 문제의 영향으로 인한 천식에 대해 효과적으로 작용한다. 알러지가 천식의 원인일 경우에는 항알러지 오일인 카모마일, 라벤더와 멜리사가 효과적이다. 사이프러스는 발작적인 기침을 완화시키는 데 도움이 된다. 그 외에 시더우드, 프랑킨센스를 사용해도 도움이 된다.

기관지염(bronchitis), 결핵(tuberculosis), 폐렴(pneumonia), 늑막염(pleurisy):

이 증상들은 금기증이므로 아로마테라피 마사지를 시행해서는 안 된다. 단, 흡입법, 증기법과 목욕은 적용이 가능하다. 벤조인, 버가못과 멀은 거담제로서 기침과 가래를 완화시킨다. 페퍼민트와 유칼립투스는 열을 떨어뜨리는 데 도움이 되고, 샌달우드, 로즈우드, 베티버와 티트리는 매우 강력한 면역강화 효과가 있다.

목감기(급성인두염, acute pharyngitis):

라벤더, 티트리, 니아울리로 증기흡입을 하면 통증완화 효과가 있다. 프랑킨센스, 라벤더나 샌달우드로 목과 가슴을 부드럽게 마사지해주면 증세 완화에 도움이 된다. 라벤더나 티트리를 블랜딩해서 목 주위를 따뜻하게 찜질해 주는 것도 좋다.

편도선염(quinsy, tonsillitis):

버가못, 제라늄, 타임을 증기흡입법을 적용하면 도움이 된다.

6. 소화계

■ 소화계의 특징

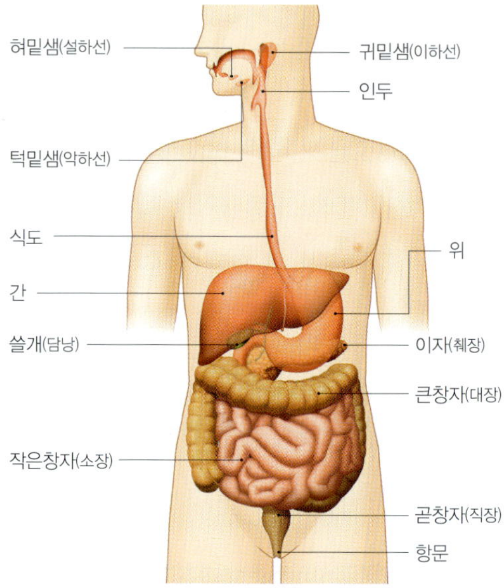

소화계는 섭취한 음식물을 분해, 흡수하여 생체 내에서 에너지 생산, 성장, 재생 등으로 이용하도록 작용하는 소화기관, 소화를 돕는 분비샘 등이 모여 이루어진 기관계이다. 소화는 음식물이 소화관을 통과하는 동안 장운동에 의한 물리적 작용과 소화효소에 의한 화학적 작용에 의해 장벽에서 영양물을 쉽게 흡수할 수 있도록 만드는 것을 말하고, 소화과정에서 형성된 노폐물은 배출된다.

소화기관은 입, 인두, 식도, 위, 소장, 대장으로 구성되며, 대장은 항문에 연결된다. 이 밖의 부속 소화기관으로는 침샘, 간, 췌장, 담낭이 있다.

■ 소화기계와 아로마테라피

소화기계에 도움을 주는 에센셜 오일은 다양하며, 내복하는 것은 권하지 않고, 외용으로 사용하여 소화기계에 도움을 줄 수 있다. 아로마테라피 목욕법과 배 마사지는 설사, 변비, 소화불량 등의 소화기계 문제를 완화시킨다. 에센셜 오일을 흡입하면 에센셜 오일의 분자가 몸 안에서 순환되면서 간접적으로 소화기계에 영향을 미친다.

▶ 유용한 작용과 대표 오일들

강장 오일(tonic oil):

로즈마리는 황달에 걸렸을 경우 담즙 생산을 자극하는 효과가 있고, 전반적으로 강장 효과가 있다.

노폐물 및 가스배출 오일(detoxifying oil):

주니퍼 베리는 독소 배출에 매우 효과적이고 카모마일과 페퍼민트는 소화기계 전체에 매우 유용하다. 가스 배출에는 바질, 블랙페퍼, 캐럿씨드, 카모마일, 펜넬, 진저, 오렌지 스윗, 페퍼민트, 마조람

항경련 오일(antispasmodic oil):

통증과 경련을 예방한다. 카모마일, 라벤더와 마조람으로 부드럽게 위 부위를 마사지하면 소화불량과 매스꺼움에 효과적이다. 카모마일, 클라리 세이지, 라벤더, 시나몬, 클로브, 펜넬, 진저, 오렌지, 페퍼민트, 로즈마리, 로즈, 페티그레인

소화촉진 오일(digestive oil):

소화액의 분비를 촉진하는 오일에는 블랙페퍼, 클로브, 진저, 라벤더, 페퍼민트, 페티그레인, 로즈마리가 있다.

자극 오일(stimulants oil):

블랙 페퍼, 오렌지, 진저, 펜넬, 멀

▶ 증상별 오일들

과민성 대장증상(과민성 대장증후군, irritable bowel syndrome):

긴장, 스트레스, 내분비계의 활동 저하, 면역계의 약화 등이 과민성 대장증상의 주요 원인으로 알려져 있다. 그러므로 자율신경계를 이완시키고 긴장을 완화시키는 오일인 카모마일, 마조람과 일랑일랑이 효과적이다. 신경계의 기운을 북돋아주는 오일에는 네롤리와 오렌지가 있다. 이외에 레몬, 블랙페퍼, 클라리 세이지가 효과가 있다.

속쓰림(가슴앓이, brash):

소화불량으로 인한 속쓰림에 진저, 페퍼민트, 펜넬, 카모마일 또는 티트리 오일을 블랜딩하여 온찜질 또는 복부마사지를 해주면 효과적이다. 또 심호흡과 긍정적인 생각을 하여 심신의 긴장을 이완시키는 것도 도움이 된다.

변비(constipation):

블랙페퍼, 펜넬, 그레이프 푸룻, 마조람, 오렌지, 로즈로 복부 마사지를 해주면 도움이 된다.

설사(diarrhea):

카모마일, 라벤더, 사이프러스와 샌달우드는 설사를 완화시키는 작용을 한다.

치질(hemorrhoid):

사이프러스로 좌욕을 하면 치질이 수축되는 효과가 있다. 베이스 오일로 헤이즐넛 오일을 쓰고 사이프러스를 블랜딩하여 사용하면 수렴 효과가 좋고 배변 후 피부연화로션에 멀과 사이프러스를 블랜딩하여 발라주면 제 증상완화에 효과적이다.

7. 비뇨생식계

■ 비뇨생식계의 특징

생명을 유지하기 위해서 신진대사에 필수적인 영양분과 산소가 공급되어야 하지만 신진대사의 부산물로 나오는 탄산가스와 노폐물을 처리하는 것도 매우 중요하다. 탄산가스는 호흡기를 통하여 공기로 배출되며 노폐물은 비뇨기계통을 통해 처리한다. 비뇨기계는 혈액을 여과하고 소변을 배설하여 체액의 양과 성분을 조절하는 기관들로 구성된다. 비뇨기계는 두 개의 신장, 두 개의 요관, 방광, 요도로 이루어져 있다. 이 시스템은 잠재적으로 위험한 물질, 소변이나 알콜 같은 것을 배설하고, 체액의 양, 산성 또는 알칼리성과 농도 등을 조절한다.

■ 비뇨생식계와 아로마테라피

에센셜 오일은 비뇨기계에 긍정적인 영향을 주며 특히 신장에 좋은 효과가 있다. 항균 오일은 감염을 막아주고, 이뇨오일은 소변의 생산을 도와 박테리아를 배출하는 효과로, 신장 기능에 긍정적인 영향을 준다.. 비뇨기계의 경우 반드시 전문의의 상담과 병행해야 한다.

에센셜 오일은 생식계에 유용한 오일이다. 제라늄은 생리 전 긴장 완화에, 로즈, 제라늄과 쟈스민은 폐경기 증상에 도움이 된다. 또한 쟈스민은 전립선 문제 완화에 도움이 되고, 카모마일, 펜넬, 주니퍼 베리, 제라늄, 사이프러스는 체액정체와 생리전증후군에, 로즈는 심신의 재균형에 효과적이다.

▶ 유용한 작용과 대표 오일들

강장 오일(tonic oil):

카모마일, 시더우드, 주니퍼 베리는 소변 배출을 도와 신장의 기능을 강장시키는 효과가 있다.

살균 오일(antiseptic oil):

버가못, 티트리, 카모마일과 주니퍼 베리는 항균 작용을 한다. 그 외에 사이프러스, 유칼립투스, 펜넬, 프랑킨센스, 제라늄과 로즈마리도 유용하다.

이뇨 오일(diuretic oil):

신장을 자극하여 독소분해 속도를 빨리하여 소변의 흐름을 개선한다. 사이프러스, 시더우드, 카모마일, 펜넬, 제라늄, 그레이프프룻, 주니퍼 베리, 레몬, 만다린

▶ 증상별 오일들

방광염(cystitis):

방광에 염증이 있을 경우 살균 작용을 하는 버가못, 유칼립투스, 프랑킨센스를 사용하면 효과적이다. 항염 작용을 하는 주니퍼 베리, 멀과 카모마일도 유용하다. 파인은 신장 정화 작용이 탁월한 것으로 알려져 있다. 버가못, 카모마일, 샌달우드, 티트리를 1%로 희석하여 좌욕을 하면 통증완화 및 항염 효과가 있다.

신장염(콩팥염, nephritis):

신장염은 마사지의 금기증상 중 하나이다. 그러나 회복기에는 벤조인, 멀, 파인이나 카모마일이 도움이 된다.

체액정체(fluid retention):

순환계나 림프계와 관련된 체액정체에는 이뇨 작용을 하는 벤조인, 사이프러스, 제라늄, 펜넬, 그레이프프룻, 주니퍼 베리, 패출리가 효과적이고, 로즈마리는 혈액순환을 활성화시키는 데 효과적이다.

칸디다증(candidiasis):

전형적인 생식비뇨기계 질환으로 여성들에게 주로 나타나는 칸디다균 감염증상이다. 면역계를 자극하고, 항균, 항염 작용을 하는 오일인 버가못, 카모마일 저먼, 멜리사, 멀, 티트리, 로즈마리, 레몬그라스, 니아울리가 도움이 된다. 생식기계에 문제가 생기면 해당 부위를 깨끗이 하고 위의 오일을 1%로 희석하여 좌욕을 하면 도움이 된다.

소양증(가려움증, pruritus):

가려움증 완화에 도움이 되는 오일에는 버가못, 주니퍼 베리, 라벤더, 멀, 페퍼민트, 티트리가 있다.

8. 신경계

■ 신경계의 특징

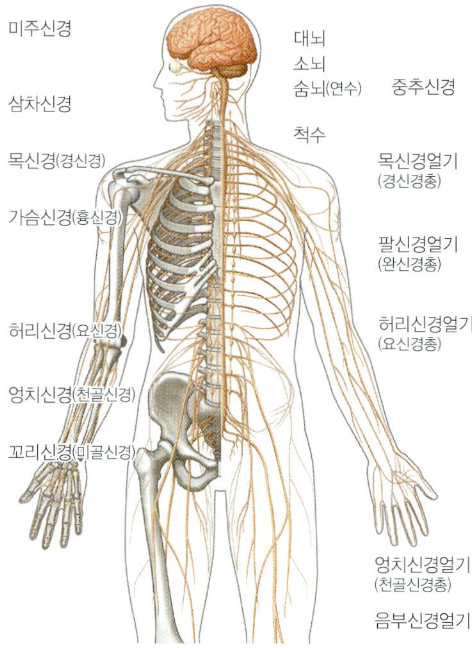

신경계는 약 1,000억 개의 뉴런이라는 신경세포로 구성되어 있는데 크게 중추신경계와 말초신경계로 구분된다. 중추신경계는 뇌와 척수 부분이며 외부로 부터 수용된 여러 자극을 받아들여 분석하고 판단하는 작용을 하고, 말초신경계는 뇌신경과 척수신경으로 이루어져 있으며 중추신경계로 감각정보를 제공하고 신경명령을 말초에 효과적으로 전달한다. 별개의 기능적 범주로 분류되는 자율신경계는 중추신경계통 및 말초신경계의 일부로 구성된다. 인체에서 신경조직의 약 98%는 중추신경계를 구성하는 뇌와 척수에 포함된다. 뇌와 신경기관은 체내와 체외 간의 중요한 정보전달의 연결고리로서 정보처리, 저장, 사고, 자극인지, 근육수축, 땀의 분비 및 체온 유지 등을 책임진다.

■ 신경계와 아로마테라피

에센셜 오일은 항스트레스성 자연물질인 아답토젠(adaptogen)으로 스트레스에 대한 적응력을 향상시키고 면역력을 자극하여 인체의 항상성을 지원 즉, 신체 내 불균형 상태를 정상적으로 되돌리는 물질로 알려져 있다. 에센셜 오일과 아로마마사지를 이용한 신경계에 대한 다양한 효능은 아로마테라피의 매우 중요한 부분으로 최근 수많은 연구를 통해 입증되고 있다.

버가못, 카모마일, 라벤더, 마조람, 샌달우드, 일랑일랑 등은 중추신경계를 진정시키는 효능이 있으며, 페퍼민트, 바질, 클로브 등은 고양시키는 효과를 보인다.

버가못, 멜리사, 레몬 등은 신경을 안정시키지만 정신에는 활력을 불어넣고, 쟈스민, 일랑일랑, 네롤리 등은 신경계를 자극하여 행복감을 주고 감정을 안정시키거나 이완시킨다.

▶ 유용한 작용과 대표 오일들

진통 오일(analgesic oil):

신경 말단의 통증전이를 가라앉혀 통증을 완화시킨다. 카모마일, 유칼립투스, 마조람, 라벤더, 페퍼민트, 로즈마리, 타임

항경련 오일(antispasmodic oil):

근육활동을 자극하는 신경에 진정 효과를 낸다. 카모마일, 클라리 세이지, 라벤더, 마조람, 쟈스민, 오렌지, 일랑일랑, 카모마일 저먼

진정 오일(calming oil):

신경계를 진정시켜 수면장애, 스트레스, 긴장을 완화하는 효과가 있다. 버가못, 카모마일 로만, 클라리 세이지, 라벤더, 제라늄, 만다린, 마조람, 멜리사, 네롤리, 샌달우드, 베티버, 일랑일랑

* 버가못, 카모마일, 라벤더, 마조람은 위의 세 가지(진통, 항경련, 진정 작용)의 특성을 모두 갖고 있고, 유칼립투스, 페퍼민트, 로즈마리는 진통과 항경련 작용을 한다.

자극 오일(stimulants):

병후 회복기나 피로할 때 신경계 활동을 자극하여 정상화시킨다. 바질, 로즈우드, 페퍼민트

신경강장 오일(nervines oil):

신경계를 자극하여 강화하도록 도와준다. 로즈마리, 마조람, 네롤리, 패출리, 패티그레인, 베티버

▶ 증상별 오일들

흥분(agitation):

흥분을 가라 앉히는데 도움이 되는 오일은 벤조인, 버가못, 카모마일, 시더우드, 클라리 세이지, 사이프러스, 프랑킨센스, 제라늄, 쟈스민, 주니퍼 베리, 바질, 라벤더, 마조람, 멜리사, 네롤리, 패출리, 로즈, 샌달우드, 일랑일랑 등이다.

강박증(강박장애, obsessive compulsive disorder):

라벤더, 사이프러스, 네롤리, 샌달우드는 강박관념에 사로잡힌 사람에게 도움을 준다.

죄책감(guilty feeling)·분노(anger):

네롤리는 과거의 상처에 매여 있는 사람에게 도움이 되고, 쟈스민, 제라늄, 베티버는 분노를 가라앉히는 데 좋다.

우울증(depression):

우울감을 완화시켜주는 오일로 버가못, 쟈스민, 제라늄, 레몬글라스, 만다린, 멜리사, 네롤리, 오렌지 스윗, 패출리, 페티그레인, 로즈, 샌달우드, 일랑일랑이 효과적이다.

히스테리(hysteria):

제라늄과 일랑일랑은 신경과민과 들뜬 마음을 차분하게 만들어 준다.

피로(fatigue):

몸과 마음을 활기 있게 하는 오일로는 버가못, 오렌지, 네롤리와 유칼립투스가 있고, 몸을 자극하여 피로를 풀어주는 오일로는 로즈마리를 사용하면 효과적이다. 정신적인 피로에는 바질, 로즈마리, 베이, 블랙페퍼, 카주풋, 진저, 레몬, 파인, 타임, 레몬그라스, 그레이프프룻 등이 유용하다.

신경통(neuralgia):

신경통은 통증이 심해서 아로마 마사지는 시행하지 않고 온찜질을 해주는 것이 좋다. 진통 작용을 하는 로즈마리와 항경련 작용을 하는 마조람을 블랜딩하면 효과적이다. 피로를 풀어주고 통증을 완화시키는 오일에는 바질, 블랙페퍼, 진저, 레몬, 라임, 제라늄, 로즈마리, 페퍼민트, 파인, 타임이 있다.

안면신경마비(구안와사, facial nerve palsy):

진통과 진정 작용을 하는 오일인 카모마일, 마조람, 라벤더를 목욕, 마사지나 찜질을 하면 도움이 된다.

파킨슨씨병(parkinson disease):

항경련과 워밍 작용을 하는 오일들인 파인, 로즈마리와 마조람을 사용하여 혈액순환을 활성화시키거나 신경계를 자극하고 경련을 약화 시키는 주니퍼 베리, 네롤리와 샌달우드를 블랜딩하여 사용한다.

편두통(migraine):

카모마일, 클라리 세이지, 라벤더, 마조람, 페퍼민트로 냉찜질하거나 관자놀이에 가볍게 마사지 한다.

불면증(insomnia):

불면증에 좋은 오일로는 라벤더, 카모마일 로만, 마조람, 만다린, 네롤리, 샌달우드, 페티그레인, 오렌지, 일랑일랑이 있다. 아로마테라피 마사지로 몸을 이완시켜 숙면을 하게 도와주는 방법도 좋고, 베개 양끝에 블랜딩한 에센셜 오일 원액을 2~3방울 떨어뜨려 향기를 흡입하거나, 따뜻한 물에 아로마테라피 목욕을 하는 것도 효과가 좋다. 불면증에는 차, 커피, 콜라 등 카페인이 함유된 식품을 오후 늦게 섭취하지 않도록 하고, 규칙적인 수면 습관을 기르는 것이 좋다.

9. 내분비계

■ 내분비계의 특징

내분비계, 즉 호르몬계는 신경계와 함께 통신 네트워크로 전신의 기능을 조절한다. 내분비계는 전신에 분포한 내분비샘으로 구성되며 각 내분비샘은 분비관 없이 호르몬이라는 특수한 기능을 가진 화학물질을 혈관에 직접 분비한다. 분비된 호르몬은 혈액을 따라 전신을 순환하다가 표적기관의 세포에만 작용하여 특정한 반응을 유도한다. 분비샘이 호르몬을 분비하려면 신경신호 또는 혈액 내의 화학적 변화, 호르몬 분비를 유발하는 다른 호르몬의 작용 등이 필요하다.

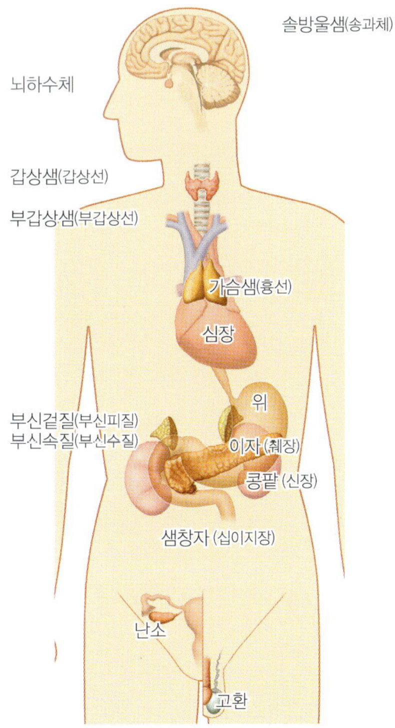

내분비샘에서 생성되는 호르몬의 양은 적지만 우리 몸에 미치는 영향은 막대하다. 내분비샘은 뇌하수체, 송과선, 갑상선, 부갑상선, 흉선, 부신 등 순수 내분비기능만을 가진 단독 내분비샘과 소화기

계통 관련 췌장 및 남녀 생식기 관련 고환 또는 난소 등으로 일부 내분비기능을 가지고 있는 혼합형 분비샘이 있다. 내분비샘은 본능과 감정 조절, 성장과 성장 촉진, 체온 조절, 손상된 조직 회복 및 에너지를 발생시키는 역할을 담당한다.

■ 내분비계와 아로마테라피

오일은 후각-신경-내분비 경로를 통해 몸의 다양한 기능에 직·간접적인 방법으로 영향을 미친다. 에센셜 오일이 내분비기능에 영향을 미치는 방법은 두 가지가 있다. 첫째, 에센셜 오일이 어떤 샘을 자극하여 호르몬 분비를 촉진하거나 정상화시킨다. 둘째, 에센셜 오일이 유사 호르몬 작용을 한다. 식물 호르몬을 함유하는 식물들은 특유의 향기가 있고 추출된 에센셜 오일은 인체에서 유사호르몬 작용을 수행한다. 다수의 에센셜 오일들은 갑상선(성장과 신진대사를 조정), 부신 수질(스트레스 반응과 관련), 부신 피질(에스트로겐과 안드로겐, 남성 성호르몬 등의 생성을 조절)을 포함하는 여러 분비선의 호르몬 분비 수치에 영향을 주는 것으로 알려져 있다.

▶ 유용한 작용과 대표 오일들

호르몬 밸런스 오일(balancing the hormones oil):

폐경기와 생리관련 질환 등 생식계 호르몬 균형을 도와준다. 펜넬, 클라리 세이지, 사이프러스, 카모마일, 로즈 캐비지, 로즈 다마스크, 쟈스민, 제라늄, 일랑일랑

갑상선과 부신피질 호르몬 조절 오일(control over/under production of hormones oil):

바질, 제라늄, 로즈마리

혈당조절 오일(blood sugar level control oil):

벤조인, 제라늄, 유칼립투스, 주니퍼 베리

식욕조절 오일(aperitif oil):

버가못, 펜넬, 진저, 라임

▶ 증상별 오일들

당뇨(glycosuria, diabetes):

유칼립투스나 주니퍼 베리와 같은 오일은 과도한 혈당 분비를 조절하는 데 도움이 되고, 제라늄은 균형을 잡아주는 역할을 한다고 알려져 있으나 심한 당뇨에는 사용을 주의한다.

에디슨병(Addison's disease):

부신피질을 정상화시키거나 자극하는 파인, 바질, 제라늄 오일이 도움이 된다. 캐럿씨드는 분비샘 문제를 완화시키는 것으로 알려져 있다.

최유제(젖분비촉진제, galactagogue):

산모의 유즙분비를 촉진하는 오일로 펜넬, 쟈스민, 레몬그라스 등이 알려져 있다. 모유 수유를 하는 경우, 마사지법보다는 오일 버너 등의 흡입법으로 사용하면 안전하다.

최음제(aphrodisiac):

발기불능, 불감증에 긴장이완 효과가 있는 오일로 블랙페퍼, 클라리세이지, 네롤리, 쟈스민, 로즈, 샌달우드, 패출리, 일랑일랑 등이 있다.

10. 피부계

■ 피부계의 특징

피부는 신체 전체 무게의 16%를 차지할 정도로 크고 복잡한 기관으로서 미생물, 태양광선, 주변의 화학물질의 공격 같은 외부 자극에 대해 신체 내부기관을 보호하고 감염물질의 출입을 방어하며 체온을 조절한다. 피부계의 구성요소는 피부 상피와 피부 밑에 있는 결합조직 및 연관된 털, 손발톱, 피지선과 한선 등 외분비선들이다. 다른 신체기관계와 마찬가지로 피부는 독립적으로 기능하지 않는다. 광범위한 혈관망이 진피를 통해 온몸에 분포되어 있으며, 접촉, 압박, 온도 및 동통을 체크하는 감각 수용기들이 신체의 상태에 대한 귀중한 정보들을 입수하여 중추신경계에 제공한다.

■ **피부계와 아로마테라피**

피부는 에센셜 오일을 적용할 수 있는 가장 큰 면적을 차지하고 있으며, 에센셜 오일이 흡수되어 혈류로 들어가는 가장 일반적인 통로이다. 아로마테라피 요법에 있어서 마사지와 목욕법은 피부에 직접적으로 긍정적인 효과를 낸다. 에센셜 오일은 세포 재생속도를 높여주어 상처를 치유하고 피부 탄력을 증가시켜 피부를 유연하게 하고 보습 효과를 주며 노폐물을 제거하여 피부톤을 맑게 한다. 또한 항피지분비 효과로 피지분비를 조절하며 염증을 완화시키는 데도 효과가 있다.

▶ 유용한 작용과 대표 오일들

살균 오일(antiseptic oil):

티트리, 유칼립투스, 로즈마리, 라벤더, 레몬, 파인

항진균 오일(antifungal oil):

티트리, 패출리, 니아울리, 레몬그라스

항바이러스 오일(antiviral oil):

티트리, 유칼립투스, 카모마일, 라벤더, 레몬, 네롤리

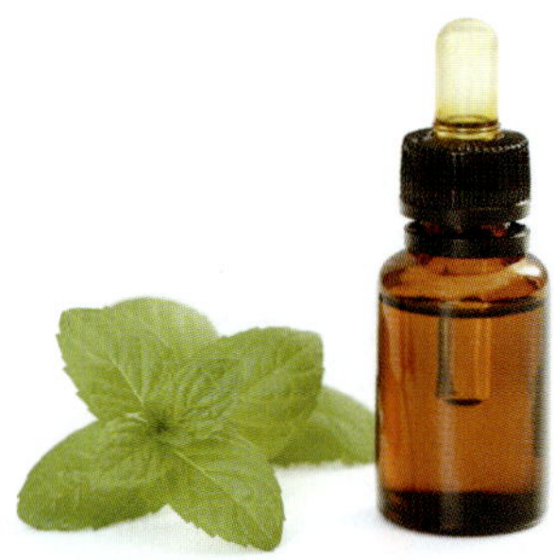

균형조절 오일(balancing oil):

제라늄은 피지분비를 조절한다.

진정 오일(calming oil):

카모마일은 피부 진정에 사용한다.

세포재생 오일(cytophylactic oil):

라벤더, 네롤리, 캐럿씨드, 프랑킨센스, 패출리, 로즈우드

상처치유 오일(cicatrisant oil):

카모마일, 저먼, 프랑킨센스, 제라늄, 라벤더, 멀, 로즈마리, 티트리, 타임

▶ 증상별 추천 오일들

여드름(acne):

여드름에 사용하는 에센셜 오일은 스트레스를 완화시키고, 살균 작용과 피지분비의 균형을 잡아주고 상처를 최소화하며 세포의 빠른 생성을 도와준다. 면역력을 증가시켜 전반적인 증상 개선의 효과를 기대할 수도 있다. 버가못, 제라늄, 주니퍼 베리, 레몬, 만다린, 페티그레인, 샌달우드와 티트리 등이 효과가 좋다. 스트레스를 가급적 피하고, 해당 부위를 깨끗이 씻은 후 해당 에센셀 오일을 블랜딩한 아로마 크림을 발라주면 좋다.

피부염(dermatitis):

버가못, 시더우드, 카모마일, 라벤더, 샌달우드 등의 오일이 피부에 매우 유용한데, 염증이 있을 경우에는 찜질법이 가장 좋고, 목욕법과 가벼운 마사지를 하거나 크림을 만들어 사용한다.

단순포진(단순헤르페스, herpes simplex):

버가못, 레몬, 멜리사, 니아울리, 티트리 등의 오일을 넣은 크림을 만들어 물집 위에 살짝 발라주거나, 몸을 마사지하여 면역계를 강화시킨다.

건선(마른비늘증, psoriasis):

버가못, 캐럿씨드, 카모마일, 라벤더, 샌달우드 등이 건선에 효과가 좋은 오일이다. 이브닝프림로즈와 약간의 윗점 오일을 섞은 후 위의 오일을 블랜딩하여 사용하면 좋은 효과를 볼 수 있다.

햇볕에 탔을 때:

가장 유용한 오일은 라벤더이고, 페퍼민트는 해당 부위를 식혀 준다. 염증이 있을 경우 카모마일을 사용해도 좋다. 페퍼민트는 얼굴 부위 사용을 조심해야 한다.

▶ 피부타입별로 좋은 오일

건성 피부(dry skin):

건조하고 탄력이 부족한 건성 피부에 피지분비를 자극하여 피부를 매끄럽고 건강하게 만들어 주는 오일에는 제라늄, 라벤더, 샌달우드, 로즈, 쟈스민, 카모마일, 캐럿씨드, 네롤리 등이 있다.

지성 피부(oily skin):

피지분비가 과도하여 번들거리는 지성 피부에 피지균형을 위해 버가못, 라벤더, 레몬을 사용한다. 여드름 등 피부 관련 문제에는 버가못, 라벤더, 레몬, 제라늄, 일랑일랑, 티트리, 레몬그라스, 로즈마리 등이 도움이 된다.

민감성 피부(sensitive skin):

민감성 피부는 열, 추위, 화장품, 알레르기 물질 등 외부의 자극에 민감하게 반응한다. 피부테스트를 한 후에 에센셜 오일은 1%이하의 낮은 농도로 사용한다. 카모마일, 샌달우드, 네롤리, 로즈 등이 도움이 된다.

노화 피부(mature skin):

피부가 건조해지고, 탄력이 저하되고, 호르몬 변화와 자외선 등으로 색소침착이 나타나는 노화 피부에는 프랑킨센스, 제라늄, 라벤더, 샌달우드, 로즈, 쟈스민, 카모마일, 멀, 네롤리 등이 도움이 된다.

정상 피부(normal skin, young skin):

탄력이 있고 부드럽고 유연한 정상 피부에는 수분과 유분의 균형을 위해 에센셜 오일을 사용한다. 제라늄, 라벤더, 만다린, 샌달우드, 로즈, 카모마일, 네롤리, 쟈스민

복합성 피부(combination skin):

복합성 피부는 피지분비량의 불균형으로 민감, 건성, 지성의 피부성질이 복합적으로 나타난다. 프랑킨센스, 제라늄, 주니퍼 베리, 라벤더, 네롤리, 샌달우드, 일랑일랑 등이 도움이 된다.

11. 스트레스

스트레스라는 말은 원래 물리학 용어로, 물체에 압력을 가했을 때 생기는 변형을 스트레스라고 한다. 인체가 외부로부터 받는 여러 가지 자극에 대해 반응하는 과정 및 이로 인해 생물의 체내에 생기는 불균형 상태를 표현한다. 환경의 변화, 신체의 변화, 마음의 변화 등 살아가는 과정이 모두 스트레스의 연속이라고 할 수 있다. 긍정적인 적당량의 스트레스는 활력으로 작용하여 집중력을 향상시키고 최대의 능력을 발휘하도록 도와주지만, 부정적인 과도한 스트레스는 집중력이 떨어지고 걱정과 근심의 원인이 되거나 심신의 질환을 유발한다.

■ 스트레스가 인체에 미치는 영향

• 과립구와 활성산소의 발생

과도한 스트레스 상태는 우리 몸의 자율신경계에 영향을 미쳐 교감신경의 일방적인 긴장상태를 유지하며, 아드레날린이 분비되어 혈액 내 백혈구 중 과립구 숫자가 증가한다. 과립구는 외부에서 침입한 세균과 싸워 각종 염증을 막는 작용을 하는데 지나치게 수가 많아지면 인체 내의 유익한 세균을 공격하여 급성폐렴, 화농성 염증 등을 일으키며, 세균이 없는 곳에서는 활성산소를 발산시켜서 혈관에 상처를 입혀 심혈관장애를 일으키거나 조직을 파괴하기도 한다.

• 혈액순환장애

부신수질에서 분비되는 스트레스 호르몬인 아드레날린은 혈관을 수축시키는 작용이 있어 스트레스가 계속되면 과도한 혈관 수축으로 혈액순환장애가 일어난다. 전신의 세포에 산소와 영양을 보내고 노폐물이나 몸에 불필요한 것을 회수하는 역할을 하는 혈액의 순환에 장애가 생기면 각 세포에 산소와 영양이 공급되지 않고 노폐물이 정체되어 몸에 통증물질이 쌓이게 되어 근육통이나, 부분 마비증상이 생기기도 한다. 또한 혈액순환장애로 인해 체내 환경이 악화되면 세포들이 비활성화되고 기능이 저하되어, 식욕부진이나 전신 무기력, 집중력 저하, 신경쇠약, 불면증, 두통, 우울증, 복통, 고혈압, 알러지 등 심신의 모든 기능들이 저하된다.

• 림프구의 감소

스트레스로 인해 교감신경이 항진되면 부교감신경의 작용은 억제되고 림프구가 감소한다. 림프구의 부족은 바이러스에 저항할 힘이 저하됨을 의미한다. 근심걱정이 많을 때 감염증에 노출되기 쉬운 것도 이러한 이유이다.

• **배설과 분비기능의 저하**

부교감신경의 작용이 억제되면 신체 내의 장기나 기관의 배설과 분비능력이 저하된다. 즉, 소화효소의 분비가 나빠지면, 변비나 배뇨장애가 생길 수 있으며 노폐물을 원활히 배설하지 못하기 때문에 담석이나 신장결석 등이 생기게 된다.

■ 스트레스와 아로마테라피

스트레스를 받으면 휴식을 취하기보다는 음주와 담배 등을 통해 해소하려는 경향이 있다. 그러나 과도한 알코올이나 니코틴은 역효과를 내기 쉽다. 스트레스를 받으면 스트레스성 긴장의 이완을 유도하고 긴장이 쌓이는 것을 예방하는 데 전인적인 치유방법인 아로마테라피가 도움이 된다.

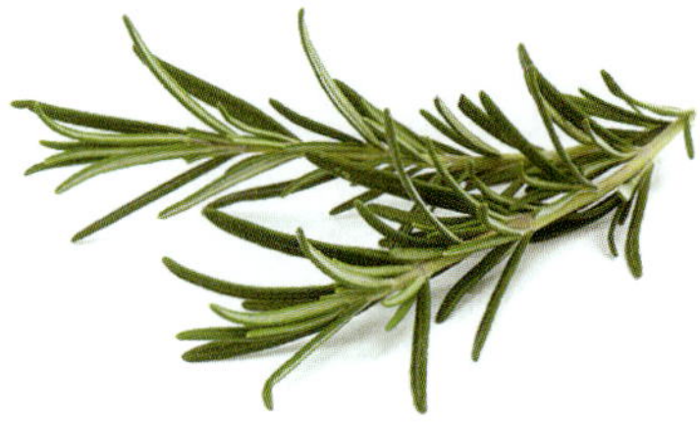

▶ 스트레스에 대한 아로마테라피의 효과

아로마테라피는 다음과 같은 효과가 있다.

- 슬픔과 외로움 등의 감정을 완화시킨다.
- 면역계를 강화시키고 혈액순환과 림프계를 자극하며 에너지 수준을 끌어올려 심신이 평정을 찾도록 도와준다.
- 통증을 이완시키는 행복호르몬인 엔돌핀을 분비하도록 도와준다.
- 호흡을 깊게 하여 심장박동을 완화시키고 소화계를 정상화시키는 부교감 신경계를 자극한다.
- 모든 신체 시스템을 이완시켜 수면장애, 두통, 요통과 변비 등 스트레스 관련 증상에 도움이 된다.
- 삶의 질을 향상시켜 스트레스로 자신감 상실과 우울증 등의 증상을 완화 시킨다.
- 인체의 자정능력과 세포재생능력을 자극한다.

▶ 스트레스 관련 증상에 도움이 되는 에센셜 오일

진통 오일(analgesics oil):

스트레스로 인한 목, 어깨 근육의 통증 완화에 도움이 된다. 버가못, 블랙페퍼, 카모마일, 주니퍼 베리, 쟈스민, 유칼립투스, 제라늄, 진저, 라벤더, 마조람, 페퍼민트, 로즈마리, 로즈우드

진정 오일(sedatives oil):

심신의 안정을 유도한다. 벤조인, 버가못, 시더우드, 카모마일 로만, 클라리 세이지, 사이프러스, 프랑킨센스, 쟈스민, 주니퍼 베리, 만다린, 마조람, 멜리사, 멀, 네롤리, 오렌지, 패출리, 로즈, 샌달우드, 베티버, 일랑일랑

항경련 오일(antispasmodic oil):

근육경련을 완화시켜준다. 바질, 블랙페퍼, 사이프러스, 카모마일, 클라리 세이지, 펜넬, 유칼립투스, 쟈스민, 주니퍼 베리, 라벤더, 마조람, 네롤리, 오렌지, 페퍼민트, 페티그레인, 파인, 로즈, 로즈마리, 샌달우드, 일랑일랑

신경강장 오일(nervine oil):

신경계를 자극하여 강화하도록 도와준다. 버가못, 프랑킨센스, 라벤더, 페퍼민트, 페티그레인, 베티버

자극 오일(stimulants oil):

심신의 기능을 촉진시키는 자극 오일은 다음과 같다. 바질, 블랙페퍼, 시더우드, 유칼립투스, 펜넬, 프랑킨센스, 진저, 그레이프프룻, 레몬그라스, 멀, 오렌지, 패출리, 팔마로사, 페퍼민트, 페티그레인, 파인, 로즈마리, 티트리, 베티버

통합 생물학(integral biology)

통합생물학은 환경이 우리의 신체적, 영적, 정신적 건강에 미치는 영향을 연구하는 것이다. 물리적 환경뿐만 아니라, 사회적, 경제적, 환경적 요인 모두 우리의 건강과 사회적인 안녕에 영향을 미친다. 즉, 우리의 일상에서 일어나는 모든 것이 우리 몸에 영향을 주고, 한 영역의 변화 또는 불균형은 다른 영역에 영향을 미치게 된다. 예를 들어 불편한 근무 환경은 스트레스, 수면장애, 우울증 그리고 심장 질환과 같은 관련된 질환을 일으킬 수 있고, 가정에서는 운동 부족, 불규칙한 식사, 컴퓨터, 핸드폰 사용으로 비슷한 문제를 일으킬 수 있다. 우리의 심신에 영향을 주는 요인에는 긍정적 요인과 부정적 요인이 있다.

■ 부정적인 요인

컴퓨터 중독, 핸드폰, 수면부족, 시차로 인한 피로, 자연광의 부족, 경제적 문제, 환기부족, 운동부족, 화학약품, 오염, 가공식품, 화학 처리된 과일과 야채, 과음, 업무상 스트레스, 사별, 사고, 다량의 카페인(커피, 차, 콜라), 가족문제, 타인과의 관계문제 등

■ 긍정적인 요인

규칙적인 운동, 신선한 음식(유기농이나 무농약), 과일이나 야채, 균형 잡힌 식사, 직장과 가정에서 규칙적인 휴식, 장시간 서 있거나 앉아서 일하는 패턴의 조정, 충분한 수면, 신선한 공기 등

■ integral biology와 아로마테라피

아로마테라피스트로서 우리는 삶과 환경이 자신에게 어떤 영향을 미치는지 성찰하고 인식하는 것이 중요하다. 이것은 전문아로마테라피스트로서 고객이 심신을 치유하고 균형을 되찾도록 도와주기 위한 필수 요소이기 때문이다.

신체적, 정신적, 환경적인 많은 요인으로 인한 고객의 문제를 아로마테라피로 어떻게 도와줄 수 있을 것인가? 불균형한 외부 환경은 인체의 내부환경을 불균형하게 만드는 원인이 된다. 예를 들어 피가 잘 안 통하는 것은 혈액 순환의 문제일 수도 있지만, 운동 부족이나 영양 불균형이 원인이 될 수도 있다. 아로마테라피는 고객의 증상과 원인에 대해 전인적인 접근을 통해 인체의 균형상태, 즉 항상성을 회복에 중점을 두고 있다.

아로마테라피스트는 상담을 통해 대상자의 증상과 신체적. 심리적. 정서적 측면에서 그 원인을 파악하고, 가장 효과적인 오일과 적용법을 선택하여 아로마테라피를 행해야 한다. 주의 사항(aftercare advice)과 생활 관리 조언으로 운동과 식사조절 등 긍정적인 요인을 강화해 일상생활에 부정적인 영향을 미치는 요인들을 해결해 갈 수 있도록 권유해야 한다.

아로마테라피스트는 고객에게 도움을 줄 수 없는 영역 즉, 다른 의료 전문가의 도움이 필요한지를 구분할 수 있어야 한다. 그리고 다음 회기에 아로마테라피를 시행하기 전에 간단한 상담을 통해 어떤 변화가 있었는지 확인하고 그에 맞는 적절한 오일과 방법을 적용하는 방식으로 심신의 건강 회복에 중점을 둔다.

05

에센셜 오일 적용과 안전성

아로마테라피 적용법

아로마테라피의 적용방법은 사용하고자 하는 사람의 상태, 증상, 상황에 따라 다양하다. 올바른 에센셜 오일 선택법만큼 적절한 사용법 선택도 중요하므로 가장 효과적인 방법을 선택하여야 한다.

1. 마사지(massage)

아로마테라피의 여러 방법 중 가장 효과적인 방법이 마사지이다. 마사지는 건강을 유지할 수 있는 방법 중 하나로 필요한 부위에 오일을 흡수시켜 빠른 효과를 볼 수 있다. 아로마테라피 마사지의 작용원리와 그 기법에 대해서는 Chapter 4 아로마테라피 마사지를 참고한다.

에센셜 오일은 고농도의 오일이므로 반드시 캐리어 오일에 희석하여 사용한다. 성인은 캐리어 오일 5㎖당 에센셜 오일 2방울로 블랜딩하여 사용한다. 블랜딩하면 보존기간이 짧아지게 되므로 필요한 양만큼만 준비하는 것이 바람직하다. 마사지할 때 캐리어 오일의 양은 대상자의 체격에 따라 다르지만 일반적인 양은 얼굴 마사지는 5㎖, 몸의 일부분(팔, 다리, 손, 목 등) 마사지는 5~15㎖, 그리고 몸 전체 마사지에는 약 20~25㎖ 정도가 필요하다.

■ 마사지의 적응증

아로마테라피 마사지는 순환계 질환, 소화계 질환, 혈액순환, 두통, 불면증, 생리질환, 근골격계 질환, 신경계 질환에 효과적이다.

■ 마사지의 장점

아로마테라피 마사지는 신진대사를 증진시키고 노폐물을 제거하고 근육이완 및 관절의 유연성을 증가시킨다. 혈액순환 개선과 림프 기능을 촉진시키고 피부상태를 개선하며 신경계 진정 효과, 피로회복과 통증제거에 효과적이다.

2. 목욕법(baths)

아로마목욕법은 가정에서 아로마테라피를 즐길 수 있는 가장 쉽고 편안한 방법이고 후각을 통한 흡수가 동시에 이루어져 매우 효과적인 방법이다.

에센셜 오일은 물에 용해되지 않기 때문에 피부에 원액이 직접 닿지 않도록 반드시 유화제(emulsifier), 즉 캐리어 오일 또는 무향의 샴푸, 샤워 젤, 성분무조정우유(full fat milk) 등에 6방울을 희석하여 사용한다. 욕조에 가득한 아로마향을 즐기면서 목욕을 하면 긴장된 근육과 예민한 신경을 부드럽게 풀어주어 몸과 마음이 이완되며 피로 회복에 효과적이다. 필요에 따라 반신욕, 좌욕, 수욕, 족욕 등으로 다양하게 활용할 수 있다.

사해소금이나 앱솔 솔트는 독소배출과 근육을 이완하는데 도움이 되는데 소금 50g에 5방울의 오일을 잘 섞어 목욕물에 넣어 사용하기도 한다.

레몬과 페퍼민트와 같은 오일은 자극이 강하므로 2~3방울 이상은 사용하지 않도록 주의하고, 클로브, 시나몬 같은 오일은 피부에 발적을 일으킬 수 있으므로 목욕 시에 적당하지 않은 오일이다.

목욕법은 아래와 같은 순서로 한다.

- 아로마테라피의 효과를 최대한 누리기 위해 욕실의 창문과 문을 닫는다.
- 욕조에 너무 뜨겁지 않을 정도의 물을 채운다.
- 에센셜 오일이 블랜딩된 캐리어 오일을 욕조에 10~15㎖ 붓는다.
- 물에 몸을 담그고 15~20분 정도 편안한 자세로 아로마 목욕을 즐긴다.
- 수증기를 깊이 들이마시거나 물 속에서 가벼운 마사지를 하면 효과가 더욱 좋다.

■ 목욕법의 적응증

목욕법은 불면증, 신경계 질환, 호흡계 질환, 혈액순환, 두통, 생리질환, 근육계 질환에 효과적인 방법이다.

■ 목욕법의 장점

목욕법의 장점은 심신의 피로회복, 긴장감 해소와 신경계 이완에 효과적이고 신진대사 활성화와 노폐물의 배출 증가, 열, 염증과 통증 완화와 피부 건강에 도움이 된다.

■ 수욕과 족욕

피로한 손 또는 발, 무좀, 관절염, 정맥류, 건성 피부, 습진, 건선 등의 피부질환에 아로마테라피 수욕 또는 족욕을 한다.

■ 좌욕

부인과질환, 비뇨기계 질환, 항문질환(변비, 치질 등)에 아로마테라피 좌욕을 한다.

3. 흡입법(inhalation)

은은한 에센셜 오일의 향기는 심리적 안정을 유도함과 동시에 후각을 통하여 뇌신경을 자극하여 호르몬 작용을 활성화시킴으로써 신체의 균형을 유지하게 한다. 흡입법은 오일이 피부에 직접 닿지 않기 때문에 에센셜 오일 원액을 그대로 사용한다.

■ 건식흡입법

손수건이나 베개 등에 에센셜 오일 원액을 몇 방울 떨어뜨려 흡입하는 방법이다. 비강응혈 등에 활용하기에 가장 편한 방법은 손수건 등에 1~2방울의 에센셜 오일을 떨어뜨려 몇 분 동안 흡입하는 것이다. 감기가 심하거나 수험생의 정신집중을 위한 경우 손수건에 오일을 몇 방울 떨어뜨린 후 평소에 휴대하다가 필요에 따라 흡입한다. 불면증에는 베개 양 끝이나 잠옷에 오일을 1~2방울 떨어뜨려 편안하고 깊은 잠을 자도록 돕는다.

■ 증기흡입법(steam inhalation)

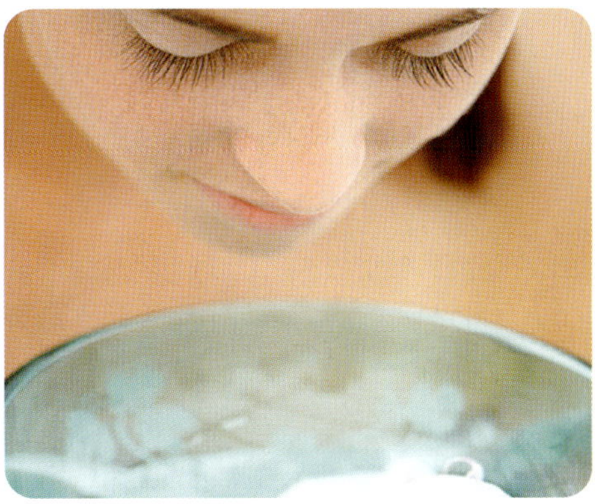

에센셜 오일을 뜨거운 물에 떨어뜨려 증기를 들이마셔 호흡기를 통해 흡수하게 하는 방법이다. 대야 또는 오목한 그릇에 뜨거운 물을 600 mℓ 정도 준비하고 머리를 정돈한 뒤 에센셜 오일의 향이 공기 중에 분산되지 않도록 큰 타월로 머리부위를 덮는다. 물에 에센셜 오일을 1~2방울 떨어뜨리고 너무 뜨겁지 않게 거리를 조절하고 눈을 감은 상태에서 5~7분 정도 증기를 쬔다.

■ 아로마목걸이

평소에 휴대하고 다니기에 간편한 방법이다. 에센셜 오일을 선택한 후 목걸이에 채워 넣어 착용하고 다니면서 흡입할 수 있다. 향이 1~3일 정도 유지되므로 잔량을 확인 후 오일을 추가한다.

■ 흡입법의 적응증

흡입법은 두통, 감기, 코막힘, 콧물, 목감기 등의 호흡기계 질환과 짧은 시간에 정신집중이 필요하거나 기분전환에 효과적이다.

■ 흡입법의 장점

흡입법은 기관지계 질환(비염, 콧물, 코막힘, 감기 등)의 해소, 두통 완화, 목 염증 완화, 가래 제거, 심신의 피로회복과 긴장감 해소에 도움이 된다.

4. 기화법(vaporizers)

에센셜 오일을 증발시켜 그 향을 흡입하는 방법으로, 일정 공간에서 여러 사람이 함께 그 효과를 볼 수 있다.

■ 오일버너(oil burner)

오일버너는 분위기 전환(긴장 완화, 기분 개선, 편안함)에 좋은 방법이고, 벌레 퇴치를 위해서 레몬그라스 등의 방충 효과가 있는 오일을 발향하기도 한다.

오일버너의 사용방법은 아래와 같다.

- 오일버너 윗부분의 볼에 3/4 정도 되게 물을 붓는다.
- 증상에 따라 선택한 에센셜 오일을 2방울 떨어뜨린다.
- 하단에 작은 초를 켜서 그 열기로 물이 데워지면서 발향된다.
- 에센셜 오일은 한번에 많은 양을 넣지 말고, 향이 어느 정도 휘발된 후에 다시 에센셜 오일을 떨어뜨린다.
- 발향 도중에 물 잔량을 확인하고 따뜻한 물로 보충한다. 물이 다 증발하여 오일만 타게 되면 향이 좋지 않고, 버너가 가열되어 파손될 수 있기 때문이다.

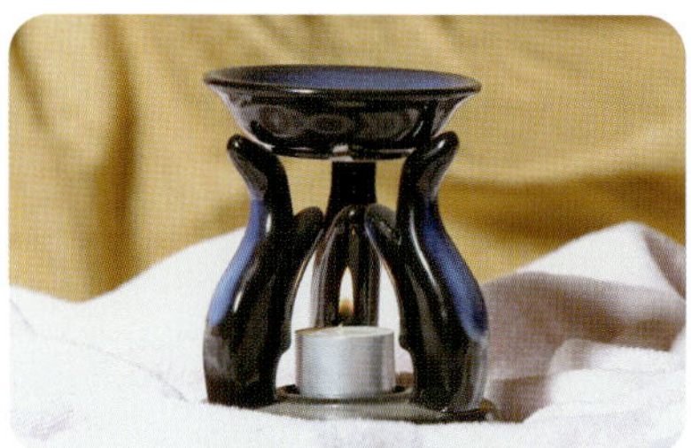

■ **디퓨저(diffusers)**

디퓨저는 아로마디퓨저와 전기디퓨저가 있다. 아로마디퓨저는 에센셜 오일과 정제수, 에탄올을 섞은 후 용기에 넣고, 스틱을 통해 은은하게 발향되게 한다. 전기디퓨저는 초음파 또는 열을 사용하여 에센셜 오일을 미세한 입자로 분해하여 공기중에 분사한다.

■ **전구링(light bulb ring)**

에센셜 오일 2방울을 전구에 끼우는 링의 오목한 홈에 떨어뜨려 사용하는 기화법으로 전구의 열로 에센셜 오일이 좀더 빨리 휘발되게 돕는다.

■ **라디에이터(radiator)**

에센셜 오일 2방울을 코튼볼에 떨어뜨려 라디에이터 위에 올려 놓는다.

■ **기화법의 적응증**

기화법은 수험생의 집중력 강화, 불면증, 방 안의 공기정화, 기분전환과 우울증에 많이 사용한다.

5. 찜질법(compresses)

찜질법은 습포법이라고도 하며 증상에 따라 온찜질 또는 냉찜질법을 이용한다. 이 방법은 근육통, 삐거나 멍든 부위, 급·만성질환에 지속적인 효과를 가진다. 1방울의 에센셜 오일을 100㎖ 정도의 더운 물에 떨어뜨린 후 손수건 등의 적당한 크기의 면에 오일을 흡수시킨 후 해당부위에 대고 랩이나 타월로 감싼다. 온찜질의 경우 온도가 피부온도 정도로 식을 때까지, 냉찜질의 경우 얼음물에 온찜질과 같은 방식으로 오일을 흡수시킨 후 냉기가 가실 때까지 상처 부위를 감싼다.

■ **온찜질**

관절염 또는 류머티즘 완화, 생리통과 치통 완화, 피부질환, 멍, 상처, 근육통 등에 좋다.

■ **냉찜질**

두통, 삔 데, 염증이 있는 경우 냉찜질이 효과적이며, 과로로 인한 피로와 스트레스에 좋다.

■ **찜질의 장점**

피로회복, 혈액순환 개선, 통증 완화와 몸의 열을 낮춰 주고 염증 개선 효과에 좋다.

6. 크림법(cream, lotion)

무향의 크림베이스에 적절한 에센셜 오일을 블랜딩하는 것으로 집에서 쉽게 응용이 가능하다.

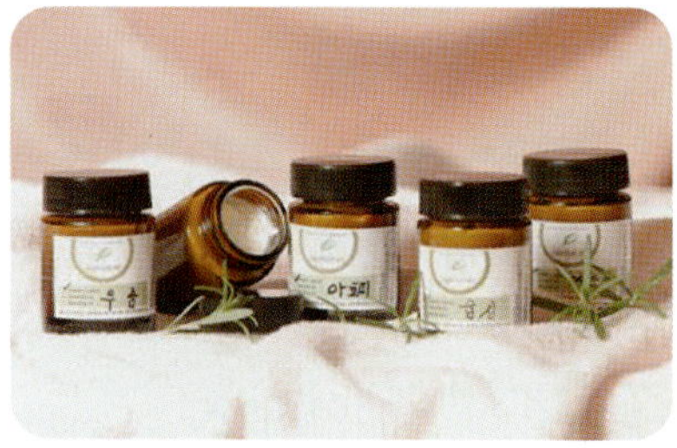

만드는 순서

- 무향의 베이스크림 또는 로션을 준비한다.
- 캐리어 오일을 크림베이스에 적당량 붓는다. 10초쯤 두었다가 유리막대로 잘 섞는다.
- 병 또는 컵에 필요량의 2/3 정도의 크림을 넣고 에센셜 오일을 기본 블랜딩 양에 맞춰 넣고 유리막대로 잘 섞는다. 나머지 크림을 넣고 잘 섞는다.
- 섞은 것을 유리병에 넣고 봉한다.
- 라벨(블랜딩한 오일, 날짜, 적응증 등)을 붙인다.

■ **크림이나 로션 사용의 장점**

크림이나 로션으로 사용하면 에센셜 오일의 치유적 효능에 더하여 피부를 유연하게 하고 보습 효과가 있다. 여드름, 아토피, 습진, 건선, 무좀 등의 다양한 피부질환에 효과적이다.

7. 기타 적용법

■ **페이스 마스크(face mask)**

페이스 마스크에는 보통 1방울의 에센셜 오일을 적용한다. 에센스 등 마스크 시트액에 고루 섞은 후에 사용하고 피부 자극에 주의하여 오일을 선택한다.

■ **클레이파우더(clay powder)와 젤(gel)**

클레이파우더에는 피부타입에 맞는 에센셜 오일이나 하이드로졸을 섞어 사용한다. 민감한 피부에는 핑크클레이에 카모마일 로만을, 울혈피부에는 그린클레이에 시더우드를 사용하면 좋다. 한 스푼의 클레이에 에센셜 오일 1방울과 따뜻한 물을 잘 섞은 후 브러시로 눈 주위를 피하여 얼굴에 바르고 10분 정도 둔다. 건성피부에는 주의하고 자극성 오일은 사용하지 않는다. 젤은 알로에베라나 해초추출물과 같이 끈적임이 없어 지성피부 등에 가볍게 적용한다. 멍과 화상에는 쿨젤을 사용한다.

■ **샴푸(shampoo)**

향이 없는 샴푸나 마일드 샴푸에 2방울의 에센셜 오일을 섞어 사용하면 모발상태 개선에 도움이 된다. 감귤류 오일과 페퍼민트는 심신을 상쾌하게 하고, 꽃향 오일은 향수처럼 사용할 수 있으며, 프랑킨센스 등 이완 오일은 심신의 진정에 도움이 된다.

■ **원액(neat)**

에센셜 오일 중 원액으로 사용 가능한 오일은 단 두 가지로 티트리와 라벤더이다. 티트리는 무좀, 여드름에, 라벤더는 화상, 벌레물린 데 원액으로 사용할 수 있는데, 이 경우 국소부위에 한하며, 적용부위가 넓을 경우에는 캐리어 오일에 희석하여 사용하는 것이 바람직하다.

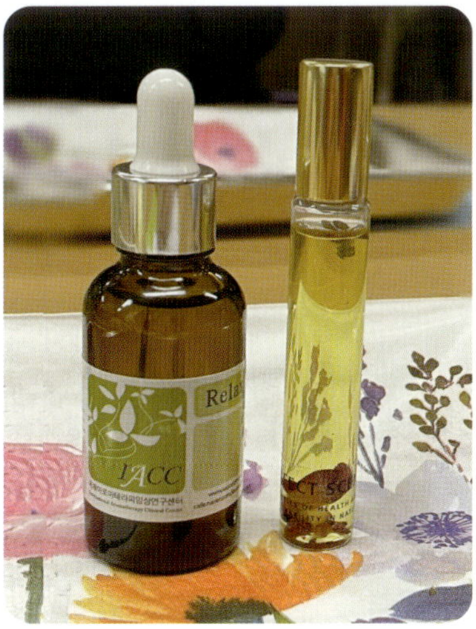

■ 아로마테라피의 적용법

적용법	사용방법	권장량	적용범위
마사지법	국소 도포	5~10% 블랜딩하여 사용한다.	국소 피부질환에 적용한다.
	광역 도포	2%(성인기준), 0.5~1%(유아, 아동기준) 로 필요한 부위별로 마사지한다.	신체적 이완, 피로감 해소, 노화방지, 피부미용을 목적으로 적용한다.
	얼굴 도포	1% 블랜딩하여 사용한다.	눈 주위는 피하여 적용한다.
목욕법	전신욕	욕조에 2% 블랜딩하여 10~15mℓ로 15~20분 이내로 이용한다.	피부질환, 근육통 완화, 호흡기계 증상 완화, 스트레스 감소, 림프 및 혈액순환 촉진 등의 개선에 적용한다.
	반신욕	욕조에 2% 블랜딩하여 10mℓ로 15~20분 정도로 이용한다.	심장에 무리가 없어 안전하며 냉증 체질이나 신진대사 개선에 적용한다.
	족욕	2% 블랜딩하여 5mℓ로 5~15분 이내로 이용한다.	전신 혈액순환과 신진대사 촉진, 수족냉증, 발의 피부질환, 스트레스, 피로감 완화에 적용한다.
	수욕	2% 블랜딩하여 5mℓ로 5~10분 이내로 이용한다.	손의 피부질환, 스트레스, 피로감, 어깨결림, 수족냉증, 두통 증상 완화에 적용한다.
	좌욕	1~2% 블랜딩하여 5mℓ로 5~10분 이내로 이용한다.	부인과질환 및 항문질환(변비, 치질) 증상에 적용한다.
흡입법	증기 흡입법	600mℓ의 물에 에센셜 오일 2방울을 사용한다.	호흡기질환 및 피부관리에 적용한다.
	건식 흡입법	에센셜 오일 1~2방울을 티슈, 손수건이나 베개 등에 적용한다.	감기, 정신 집중, 멀미, 두통, 불면증에 적용한다.
	스프레이 분사법	증류수 120mℓ에 에센셜 오일 10~15방울 정도 사용한다.	실내공기 정화, 방충, 구취 제거, 인후 및 코 염증 등에 적용한다.
	네블라이저	1회에 에센셜 오일 1~2방울을 사용한다.	에센셜 오일 전용 네블라이저를 이용해 호흡기질환이나 심리적 안정 등에 사용한다.
기화법	오일버너	에센셜 오일 2방울을 사용한다.	실내공기 정화, 방향, 불면증, 우울증 등 심리적인 문제에 적용한다.
찜질법	온찜질	더운 물 100mℓ에 에센셜 오일 1방울을 사용한다.	노인성 관절염, 근육통, 상처치료, 생리통, 어깨 결림 증상에 적용한다.
	냉찜질	차가운 물 100mℓ에 에센셜 오일 1방울을 사용한다.	삔 데, 진통, 염증이나 열이 나는 경우에 적용한다.

에센셜 오일의 안전성과 주의해야 할 오일

에센셜 오일은 매우 고농도의 오일이기 때문에 반드시 캐리어 오일에 희석해서 사용해야 한다. 자연성분 그대로 추출된 것이어서 정확한 기준에 따라 적은 양만 사용할 경우 매우 안전하다. 그러나 잘못하여 과용하거나 맞지 않는 증상에 사용할 경우 오히려 역효과를 낼 수도 있다. 어떤 오일은 절대 사용해서 안 되는 것도 있고 건강 상태에 따라 사용 시 주의를 요하기도 한다. 에센셜 오일은 미량이라도 잠재적 위험성을 가지고 있기 때문에 제대로 이해하고 안전하게 사용해야 한다.

특히 독성(toxicity), 자극성(irritation), 민감성(sensitisation), 발암성(carcinogenesis), 식물성 에스트로겐(phyto-oestrogens)과 복용 중인 약과의 상호작용 등에 주의한다.

▶ 아로마테라피에서 사용이 금지된 오일

아래의 오일은 사용 시 신체기관, 신경계 등에 손상을 입을 수 있는 독성이 함유되어 있는 오일이므로 아로마테라피에서는 절대 사용해서는 안 된다.

애니씨드(Aniseed), 아니카(Arnica), 비터아몬드(Bitter almond), 비터펜넬(Bitter fennel), 캠퍼(Camphor), 카시아(Cassia), 시나몬 바크(Cinnamon bark), 드워프 파인(Dwarf Pine), 머그워트(Mugwort), 오리가넘(Origanum), 페니로얄(Pennyroyal), 루(Rue), 세이지(Sage), 사사프러스(Sassafras), 탄지(Tansy), 투자(Thuja), 윈터그린(Wintergreen), 웜씨드(Wormseed), 웜우드(Wormwood), 사빈(Savin), 사보리(Savory-winter & green), 사우던우드(Southernwood), 엘리캠페인(Elecampane), 호스래디시(Horseradish), 히숍(Hyssop), 머스터드(Mustard)

▶ 임신 중 조심해야 할 오일

임신 중에는 아래 효능의 오일은 사용하지 않는다.

통경 오일(emmenagogue oil):

바질, 캐롯씨드, 카모마일, 클라리 세이지, 펜넬, 프랑킨센스, 라벤더, 마조람, 멜리사, 로즈, 로즈마리 등

이뇨 오일(diuretics oil):

시더우드, 카모마일, 사이프러스, 펜넬, 제라늄, 그레이프프룻, 주니퍼 베리, 파인, 로즈, 로즈마리, 샌달우드 등

해산 오일(parturients oil):

클라리 세이지, 멜리사, 쟈스민, 프랑킨센스, 주니퍼 베리, 멀, 로즈

유산 오일(abortifacient oil):

무그와트, 파슬리씨드, 페닐로얄, 루, 사사프라스, 사빈, 투자, 탄지, 웜우드

자궁자극 오일(Uterine stimulants oil):

세이지, 클로브, 프랑킨센스, 쟈스민, 멀, 로즈

에스트로겐 오일(oestrogenic oil):

바질, 클라리세이지, 펜넬, 쟈스민, 제라늄

임신 초기 3개월간은 가능한 어떤 오일도 사용하지 않는 것이 좋다. 임신 3개월 이후에 가장 안전한 오일은 만다린이다.

분만할 때는 진통 완화, 자궁수축 강화 효과가 있는 오일을 이용하여 출산에 도움을 줄 수 있다. 아로마테라피 마사지는 근육긴장 완화, 혈액순환 증진, 통증 완화 등의 생리적 효과 이외에 스트레스 완화, 불안과 우울 감소 등의 효과를 기대하는 간호중재로 많이 활용되고 있다. 특히 분만진통 중에 라벤더, 클라리 세이지, 쟈스민을 블랜딩한 오일로 아로마테라피 마사지를 실시한 연구에서는 산모의 자궁수축 기간과 강도를 감소시키고, 스트레스를 완화시켰다는 결과가 보고되고 있다.

▶ 뇌전증 환자에게 사용해서는 안 되는 오일

유칼립투스, 펜넬, 히솝, 로즈마리, 세이지

▶ 민감성 피부 또는 피부 알러지가 있는 사람에게 사용해서는 안 되는 오일

예민한 피부이거나 알러지가 있는 경우 사용 전에 반드시 피부테스트를 해야 하며, 양성반응이 나타나면 다음의 오일은 사용하지 않는다.

바질, 블랙페퍼, 클로브, 진저, 레몬, 레몬그라스, 멜리사, 오렌지, 페퍼민트, 타임, 티트리

▶ 감광성 오일

버가못, 그레이프프룻, 레몬, 라임, 오렌지, 패출리, 만다린
감귤류 오일은 자외선에 매우 민감하므로 선탠이나 해수욕을 하기 직전에는 사용하지 않는다.

▶ 고혈압인 경우 사용해서는 안 되는 오일

히솝, 로즈마리, 세이지, 타임

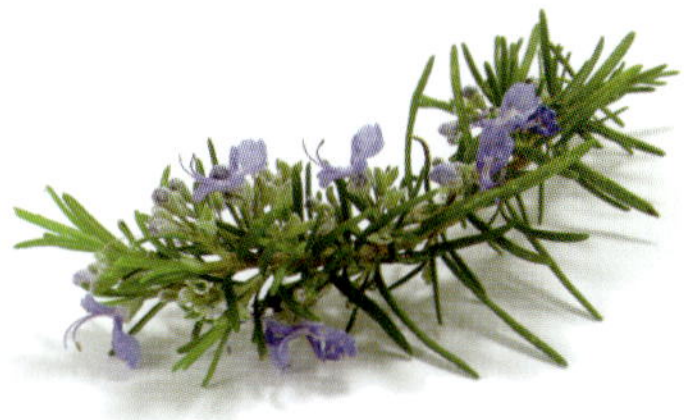

▶ 저혈압인 경우 사용해서는 안 되는 오일

라벤더, 멜리사, 일랑일랑, 클라리 세이지, 마조람

▶ 음주 전에 사용해서는 안 되는 오일

클라리 세이지

▶ 신장관련 질환이 있는 경우 사용해서는 안 되는 오일

주니퍼 베리

▶ 간질환에 사용해서는 안 되는 오일

펜넬, 바질, 시나몬, 클로브

▶ 발암(Carcinogenesis) 성분으로 사용해서는 안 되는 오일

사사프러스, 캄포 옐로 & 브라운, 타라곤, 칼라무스

▶ 식물성 에스트로겐(Phyto-oestrogens) 성분으로 여성암에 사용해서는 안 되는 오일

펜넬, 애니씨드, 세이지, 사이프러스, 안젤리카, 카라웨이, 클라리 세이지

▶ 신경 독성(Neurotoxicity)으로 사용해서는 안 되는 오일

투자, 세이지, 칼라무스

▶ 동종 요법 적용 중 사용해서는 안 되는 오일

페퍼민트, 로즈마리, 블랙페퍼, 유칼립투스

▶ 알러지와 패치 테스트(patch test)

알러지성 체질이거나 특정 오일에 알러지가 있는 경우 피부테스트를 한다. 희석한 에센셜 오일 1방울을 팔꿈치 안쪽이나 귀 뒤쪽에 바르고 24~48시간 정도 피부에 미치는 자극성을 확인한다. 아무 반응이 없는 경우 안전하게 사용할 수 있다.

아로마테라피 후 주의할 점

아로마테라피 후 주의해야 할 사항(aftercare advice)은 다음과 같다.

- 아로마테라피 후에 신선한 물 또는 허브 티를 마셔서 몸 안의 독소배출을 원활하게 해준다.
- 최소한 10분 정도 휴식을 취한다. 몸의 회복을 위해 휴식과 이완을 즐긴다. 간혹 아로마 마사지 후에 처음에는 약간의 피로감을 느낄 수 있다. 이 경우에는 휴식을 취하면 피로감이 풀리고 활기찬 느낌으로 바뀌게 된다.
- 가능하면 아로마테라피 후 24시간 동안 음주와 흡연은 삼가한다. 아로마테라피는 독소와 노폐물이 배출되는 과정이므로 유해성분이 있는 알코올과 담배는 금하는 것이 좋다.
- 우리의 몸이 독소배출과 자연치유에 집중할 수 있도록 가벼운 식사를 한다. 정제식품 또는 인스턴트식품 등은 몸 안에 독성을 증가시키기 때문에 신선한 자연식품을 권한다.
- 샤워나 목욕은 아로마 마사지 후 최소 8시간 이후에 한다. 이는 에센셜 오일이 우리의 피부에 충분히 스며들어 혈관을 통해 우리 몸에 충분한 작용을 하도록 하기 위해서이다. 대부분의 에센셜 오일은 피부에 흡수되는 데 최대 60분 정도 걸리고 체내에서 작용 후 배출되기까지 일반적으로 9시간 정도가 소요된다.
- 아로마테라피 후에 충분한 물을 마시지 않으면 두통, 멀미 등의 증상이 나타날 수 있다. 그리고 피부가 건조하거나 조이는 듯한 느낌이 나타날 수 있다. 이것은 독소배출 작용 때문일 가능성이 있고, 이런 증상은 곧 사라지지만 계속되는지 살펴볼 필요가 있다.
- 아로마테라피 후에 바로 운전을 해야 할 경우 약 10~30분 정도 휴식을 취한 후에 하는 것이 좋다.
- 이상반응으로 드물게 두통, 현기증, 메스꺼움, 소변량의 증가, 대변량의 증가, 홍조, 피로, 과잉행동, 감정 고조 등이 있을 수 있다. 이 경우 전문 아로마테라피스트와 상의한다.

아로마테라피 후 일어날 수 있는 반응

아로마테라피 마사지는 전문 아로마테라피스트가 테라피 등급의 오일을 적정량 사용할 경우 매우 안전하다. 그러나 간혹 아래의 이상반응이 일어날 수 있다.

■ 피부의 이상반응(skin reactions)

- 피부의 변화 – 홍반, 발적, 두드러기 등
- 알러지

  * 피부 자극 오일: 벤조인, 블랙페퍼, 클라리 세이지, 클로브, 유칼립투스, 쟈스민 앱솔루트, 주니퍼 베리, 파인, 로즈 앱솔루트, 일랑일랑
- 광독성/감광성

  * 주로 시트러스계 오일: 버가못, 진저, 레몬, 만다린, 오렌지

■ 피부 외의 이상반응(non-skin reactions)

- 메스꺼움, 어지러움, 두통
- 잦은 배뇨
- 장운동의 증가
- 피로
- 과잉행동
- 식욕의 변화
- 기분 상승
- 치유 위기(healing crisis)
- 수면패턴의 변화
- 에너지 증가
- 천식
- 편두통
- 설사
- 우울증
- 몽롱함

■ 이상반응 사전 예방법

- 고객의 체질과 건강상태에 대한 정보를 많이 아는 것이 좋다. 특히 화장품, 향수, 음식에 대한 알러지 반응 또는 가족력에 대해 기록해 둔다.
- 크림 등을 이용할 때는 깨끗이 씻은 후에 바른다.
- 유산소운동, 활발한 운동 직후와 탈취제, 향수, 발한억제제를 사용한 경우에는 피부 민감도가 증가하므로 주의한다.

- 어떤 종류의 이상반응도 반드시 고객카드에 기록한다.
- 모든 아토피 관련 질환자(건초열, 천식, 건선 등)는 에센셜 오일에 대해 13.5배 이상 민감하게 반응한다.
- 흑색종 또는 검거나 큰 사마귀가 있는 피부에는 감귤계열의 오일에 대해 이상반응이 보고된 사례가 있으므로 주의한다.
- 아로마테라피 후 8시간 이내에는 사우나, 선탠, 왁싱, 찜질방 등에 가지 않도록 한다.
- 아로마테라피스트가 알러지성 체질이거나 아토피가 있다면 위의 사전예방법을 동일하게 적용하고, 오일 원액 사용을 제한하고 원액과 희석한 오일 모두 눈과 얼굴 가까이에 두지 않도록 한다. 매 트리트먼트 후에 손을 씻고 무향 수분크림을 발라 손을 보호하고 손에 상처가 있거나 갈라졌을 때 앱솔루트와 같은 민감성 오일은 사용하지 않는다. 평소에 화장품의 사용을 제한하고 세정제나 세척제 사용 시 장갑을 착용한다.

에센셜 오일의 구매 및 보관

▶ 에센셜 오일의 변형(modification of essential oil)

전 세계적으로 생산되는 에센셜 오일의 대부분은 식품향미제조업, 향수및 화장품제조업, 제약업 등에서 사용되며 아로마테라피에서 사용되는 것은 단 5%에 불과하다. 아로마테라피에서는 인공적인 변형이 가해지지 않은 천연 그대로의 순수한 에센셜 오일만을 사용하여 총체적 치료효과를 기대한다. 반면 제조업에서는 향의 일관성 또는 활성성분, 경제성을 중요하게 여기므로 에센셜 오일의 재구성 및 변형이 많이 이루어지고 있다. 이런 제조업에서 사용되는 에센셜 오일 변형방법은 다음과 같다.

■ 희석(dilution)

에센셜 오일에 캐리어 오일이나 에탄올을 사용하여 희석시켜 양을 늘리는 경우로, 섞음질의 한 방법으로도 사용된다. 반면 다량의 알코올에 희석하여 양을 늘려 판매하는 경우 에센셜 오일 본연의 치료적 효능보다는 향을 위한 향수나 포푸리 등에 사용한다.

장미, 쟈스민 등 고가의 에센셜 오일을 캐리어 오일에 희석하여 판매하는 경우, 반드시 희석 농도(%)와 캐리어 오일을 라벨에 함께 표기해야 한다.

■ 품질 저하(degradation)

에센셜 오일은 유기화합물이므로 제한된 유통, 저장기간을 갖게 되며, 그 유효기간이 병 라벨에 분명하게 표기되어야 한다. 그러나 오일의 유통, 보관기간이 지났거나 보관상태가 좋지 않아 산소, 열, 빛에 노출되면, 화학성분 및 향, 색의 변질로 인해 품질 저하와 인체에 적용 시 부작용을 초래할 수 있어 아로마테라피에 사용할 수 없다.

■ 섞음질(adulteration)

원래 식물에서 추출한 순수 에센셜 오일에 다른 성분을 첨가 혼합하여 오일의 양을 늘리는 수법으로 자주 행해지므로 주의해야 한다. 아로마테라피에서는 혼합 합성된 오일을 절대로 사용해서는 안 된다.

에센셜 오일의 섞음질은 다음과 같이 다양한 방법이 사용된다.

- **저가의 오일과 고가의 오일을 섞어서(stretching) 양을 늘리는 방법**

  예) 페티그레인 오일과 고가의 네롤리 오일을 섞어서 네롤리 오일로 판매

- **저가의 오일에서 고가의 오일과 동일한 성분을 분리(isolation)해서 고가의 오일에 섞는 방법**

  예) 레몬그라스 오일의 특정 성분을 고가인 멜리사 오일에 섞어 양을 늘림

- **고가의 오일 대신 저가의 오일을 대체(substitution)하여 판매**

  예) 아미리스 오일을 고가의 샌달우드 오일 라벨을 붙여 판매

■ 정류(rectification)

에센셜 오일을 추출할 때 여러 번 증기 추출하는 경우로 총체적 아로마테라피의 관점에서 볼 때 시너지 효과가 상실되므로 아로마테라피스트는 반드시 '본연의 순수한' 에센셜 오일을 사용해야 한다.

▶ 오일의 질 확인방법

에센셜 오일의 화학구성성분과 품질검사에는 다양한 방법이 사용된다.

감각관능 테스트(organoleptic/sensory testing):

코와 같은 감각수단을 이용하여 오일을 평가하는 방법으로 에센셜 오일의 점도, 색, 향을 체크한다. 주관적인 방법이나 초기평가방법으로 사용한다.

가스크로마토그래피(gas chromatography):

에센셜 오일의 화학구성 성분들은 서로 다른 속도로 휘발되므로, 휘발속도가 피크를 기록하면 피크가 나온 시간과 양을 표준치(industry standards)와 비교하여 오일의 화학구성물 함량을 측정하는 방법이다. 이것을 오일의 지문(fingerprint)이라고 한다.

적외선 분광광도측정법(organoleptic/sensory testing):

적외선을 이용하여 분자의 진동속도를 측정하고 표준치와 비교하여 에센셜 오일의 화학구성성분을 밝힐 수 있다.

선광도(optical rotation)/굴절률(refractive Index):

오일의 품질을 조사하기 위해 빛의 파장을 사용하는 테스트법으로 표준치를 토대로 자료를 분석한다.

기타 측정법:

pH 측정법, 비중법(specific gravity), 질량분석법(mass spectrometry) 등 다양한 방법을 사용한다. 아로마테라피 오일 판매업자는 에센셜 오일이나 캐리어 오일 판매 시 고객들에게 오일 관련 화학성분 분석정보를 반드시 제공해야 한다.

▶ 에센셜 오일의 구분법

오일을 물에 떨어뜨렸을 때 수면에 뜨는지 확인한다.

에센셜 오일은 지용성이므로 물과 섞이지 않고 알코올이나 오일에 혼합된다. 그러므로 오일이 물에 뜨지 않고 혼합되거나, 물이 탁한 색으로 변하면 유화제가 섞였을 가능성이 높다. 단, 벤조인 같은 수지에서 추출된 에센셜 오일의 경우 점도가 높고 비중이 있어서 물에 가라앉는다.

종이에 오일 한 방울을 떨어뜨려 깨끗이 증발되는지 또는 한 방울을 손가락으로 비벼 보았을 때 가볍게 느껴지는지 확인한다.

만일 종이에 기름자국이 남거나 손가락으로 만져보아 유분감이 느껴진다면 식물성 캐리어 오일이 혼합되어 있기 쉽다. 간혹 고가의 에센셜 오일의 산화방지를 위하여 보존성이 높은 호호바 오일 등을 혼합하기도 하나 이럴 경우 반드시 라벨에 희석 %를 표기한다.

향에서 알코올 냄새가 나는지 확인한다.

알코올 냄새가 나면 에틸알코올과 섞인 것을 의심해 볼 수 있다.

향이 자극적이면 천연오일이 아닐 수 있다.

향이 자극적으로 강하거나 달콤하고 인위적인 냄새가 나면 인공 합성된 합성오일이 첨가되었거나 일부 성분이 인공적으로 더해졌을 가능성이 많다.

▶ 에센셜 오일과 인공합성 오일(fragrance oil)

아로마테라피에서는 반드시 방향식물에서 추출한 100% 순수 천연 에센셜 오일만을 사용할 것을 규정하고 있다. 천연 에센셜 오일은 수십에서 수백 가지에 이르는 화학성분들의 화합물이자 혼합물로 각 화학성분들 간의 시너지 효과가 일어나 심신의 치유에 적용되기 때문에 인공적으로는 천연향과 똑같은 구성성분과 효과를 가진 오일을 합성하는 것은 불가능하다.

방향심리학(aromacology)에서는 천연 오일향과 인공합성 오일향을 따로 구분하지는 않지만, 최근 인공향에 여러 가지 유해성분이 포함되어 있는 것으로 알려져 오일 구매 시 인공향 성분의 첨가 유무에 주의해야 한다. 대표적인 인공향 성분은 대부분의 화장품이나 향수에 존재하며 환경호르몬으로 알려진 프탈레이트 성분이 들어 있어 큰 문제가 되고 있다.

▶ 에센셜 오일의 구매방법

1. 오일병 라벨에서 원산지, 추출부위, 학명(라틴명), 추출법 등을 확인한다.
2. 오일 가격이 너무 저렴하거나, 여러 가지 오일의 가격이 동일할 경우 순수 에센셜 오일이 아닐 수 있으므로 주의한다. 식물에 따라 에센셜 오일 수급효율이 다르므로 가격이 달라진다.

   최고가 오일: 네롤리, 로즈, 멜리사, 쟈스민
   고가 오일: 멀, 샌달우드, 진저, 카모마일, 프랑킨센스
   중가 오일: 라벤더, 마조람, 제라늄
   저가 오일: 레몬, 오렌지 등 시트러스계 오일

3. 합성 오일(adulteration)이거나 가격이 싼 오일로부터 동일 성분만 추출한 오일(nature-identical)일 경우에는 아로마테라피에서 사용하지 않는다. 에센셜 오일의 긍정적인 효과는 합성을 통해서는 만들어질 수 없고, 오히려 다양한 부작용의 원인이 될 수 있기

때문이다. 예를 들면 로즈우드, 네롤리는 페티 그레인이나 버가못, 멜리사는 레몬그라스와 다른 합성성분을 추가하여 섞음질하기도 한다.

4. 같은 이름의 오일도 품질, 재배법, 재배지에 따라 등급이 다르므로 용도에 따라 구입한다. 아로마테라피에서는 전문가용 메디칼(medical) 또는 테라피(therapy) 등급을 사용하며, 유기농(organic)이나 야생(wild)이 일반 재배보다 더 높은 등급으로 인정된다.

5. 반드시 차광 유리병에 들어 있는 것을 구입한다.

6. 유효기간을 확인한다. 대부분 에센셜 오일은 유효기간 또는 제조일자가 명시되어 있다.

• 에센셜 오일 라벨 읽는 법

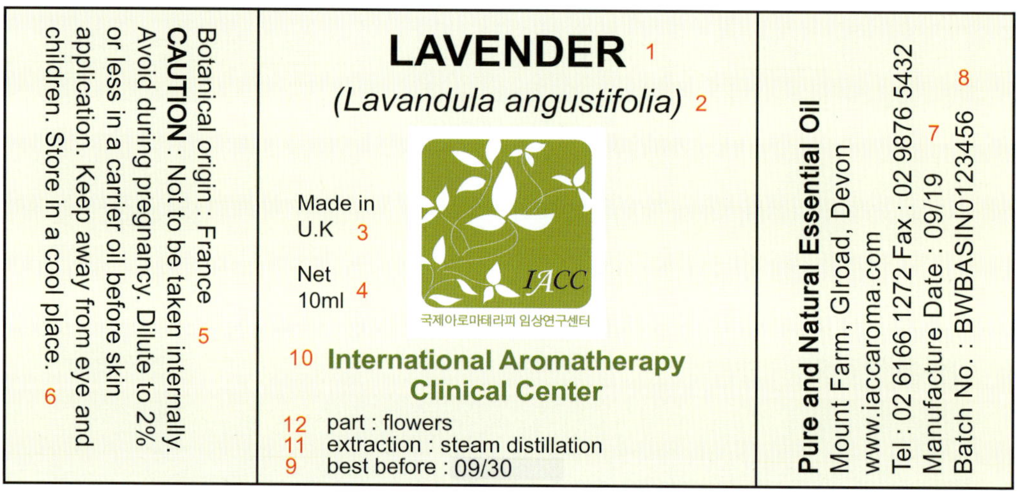

1. 영문 오일명(English Name)
2. 라틴학명(Botanical Name)
3. 제품 생산국(Origin of production)
4. 오일 용량
5. 식물 재배지(botanical origin)
6. 사용 시 주의사항
7. 제조년월(Manufacture Date)
8. 제조번호
9. 유효기간
10. 판매회사명
11. 추출방법
12. 추출부위

▶ 에센셜 오일의 보관

- 에센셜 오일을 블랜딩한 경우 항상 라벨을 붙이고, 날짜, 블랜딩 오일명, 대상 증상 등을 기재한다.
- 오일은 반드시 어두운 색의 차광 유리병에 보관한다.
- 보관 시에는 반드시 뚜껑을 닫아 놓아야 한다. 에센셜 오일은 휘발성이 강하므로 향이 날아갈 수 있고, 특히 혼합한 에센셜 오일은 반드시 밀폐하여 보관한다.
- 직사광선이나 볕이 드는 창가를 피해 시원한 곳에 보관한다. 에센셜 오일은 자외선에 민감하여 변질될 우려가 있다.
- 에센셜 오일은 고농도의 원액이므로 어린아이 손에 닿지 않게 보관한다.

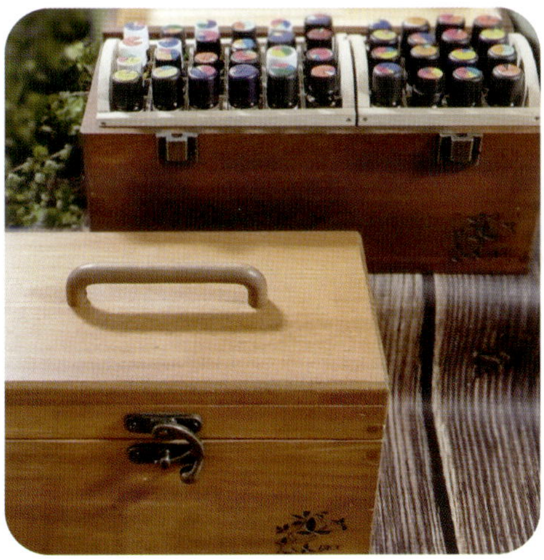

06 블랜딩

블랜딩의 정의

아로마테라피의 에센셜 오일은 단독으로도 사용할 수 있지만 일반적으로 더 좋은 결과를 위하여 혼합하여 사용한다. 블랜딩(blending)이란 각각의 에센셜 오일을 조합하여 섞거나 캐리어 오일 등에 희석하는 것을 의미한다.

블랜딩은 각 고객의 심신의 상태와 선호도 등을 고려하여 이루어지고, 아로마테라피스트의 지식, 경험과 감각이 요구되므로 아로마테라피에서 가장 창의적이고 역동적인 기술(technique)이자 과학(science)이라고 할 수 있다.

■ 블랜딩의 목적

블랜딩은 고객의 심신상태, 생활패턴 및 필요, 향 선호도에 맞춰서 각 에센셜 오일의 특성, 상호작용 및 주의사항 등을 고려하여 최적의 효과를 낼 수 있도록 오일을 혼합하는 것이 그 목적이다. 블랜딩 시 일어나는 효과로는 시너지 효과(synergy effect)와 퀜칭 효과(quenching effect)가 있다.

■ 시너지 효과(synergy effect)

에센셜 오일을 효과적으로 블랜딩하면 각각의 에센셜 오일이 가진 효능의 합보다 더 많은 효능을 발휘할 수 있다. 이러한 현상을 시너지(synergy, 상승 효과)라고 한다. 시너지 블랜딩을 하기 위해서는 관리하려는 증상뿐 아니라 그 증상이 나타나게 된 원인이 되는 심리적, 신체적, 정서적인 요인까지 염두에 두어야 하고, 오일에 대한 풍부한 지식과 적용방법 그리고 임상경험까지 필요하다.

■ 퀜칭 효과(quenching effect)

에센셜 오일은 수십에서 수백 가지 화학성분으로 구성되어 있는데, 어떤 화학성분이 다른 화학성분에 의해 일어날 수 있는 잠재적 부작용을 억제하는 퀜칭(quenching) 효과가 있다. 특정 에센셜 오일에 미량의 위험한 성분이 있는 경우 퀜칭 효과 등 각 성분의 상호작용을 이해하고 주의 깊게 사용하면 아로마테라피를 안전하고 효과적으로 적용하는데 도움이 된다. 예를 들면 알데하이드 성분을 다량 함유한 레몬그라스 오일과 D-limonene 모노테펜 성분을 다량 함유한 그레이프프룻이나 오렌지 오일을 섞어서 레몬그라스가 피부 자극을 일으킬 가능성을 억제할 수 있는 것이다.

블랜딩의 종류

■ 치유를 위한 블랜딩(therapeutic blending)

에센셜 오일을 블랜딩할 때 치유를 위해 대상자의 심리적, 신체적, 정서적 증상과 환경을 고려하여 결정한다. 그리고 에센셜 오일의 치료적 특성과 화학성분을 고려한다. 같은 효과를 내는 에센셜 오일 중에서도 그 오일의 화학적 구성성분이 안전하고, 향이 좋은 블랜딩을 선택한다.

대상증상의 우선순위를 정한다.

아로마테라피를 받고자 하는 대상자에게 여러 가지 심신의 증상이 있다면, 이 중 어떤 증상완화에 먼저 집중할 것인가를 결정해야 한다.

예를 들어, 우울증, 수면장애, 무좀 등의 증상을 한 번의 아로마테라피 적용으로 모두 해결할 수는 없다. 먼저 우울감과 수면장애에 도움을 주고 다음에 무좀 완화를 위한 블랜딩을 하는 방식으로 순서를 정해야 한다. 만성 호흡기질환의 경우에 에센셜 오일에는 가래, 염증, 면역력 등 다양하게 심신의 건강에 긍정적인 효과를 줄 수 있는 성분들이 있다. 대상자에게 가장 필요한 것이 어떤 효능인지를 검토하고 오일을 선택한다.

■ 향을 위한 블랜딩(aromatic blending)

치유를 위해 오일을 선택한 후에 두 번째로 향을 위한 블랜딩을 고려하기도 하고, 기분전환을 위해 향만을 위한 블랜딩을 하기도 한다. 이때에도 대상자, 목적, 시간, 장소, 주의사항, 금기사항을 고려하여 오일을 선택한다.

같은 식물 종의 에센셜 오일 블랜딩

같은 식물 종 간의 향은 서로 무난하게 잘 어울린다.

예) 꿀풀과(Labiatae) 계열: 라벤더, 마조람, 바질, 클라리 세이지
    운향과(Rutacea) 계열: 버가못, 레몬, 오렌지
    소나무과(Pinaceae) 계열: 파인, 시더우드

각 note를 균형 있게 조합

향의 휘발도를 고려하여 적절하게 각 향 노트를 분배한다.

형태학적 블랜딩

에센셜 오일이 추출되는 식물의 부분에 따라 구분한 경우로 에센셜 오일의 추출부위와 신체의 작용부위가 유사한 경우가 많다. 같은 식물계열의 에센셜 오일은 서로 잘 블랜딩된다.

향 느낌 계열에 따른 분류(compatible blend)

에센셜 오일은 향 느낌에 따라 다음과 같이 분류할 수 있으며, 각 향의 특성을 잘 파악한 후 서로 잘 어울리는 계열의 에센셜 오일을 같이 블랜딩 하면 향이 조화롭고 균형을 갖게 된다.

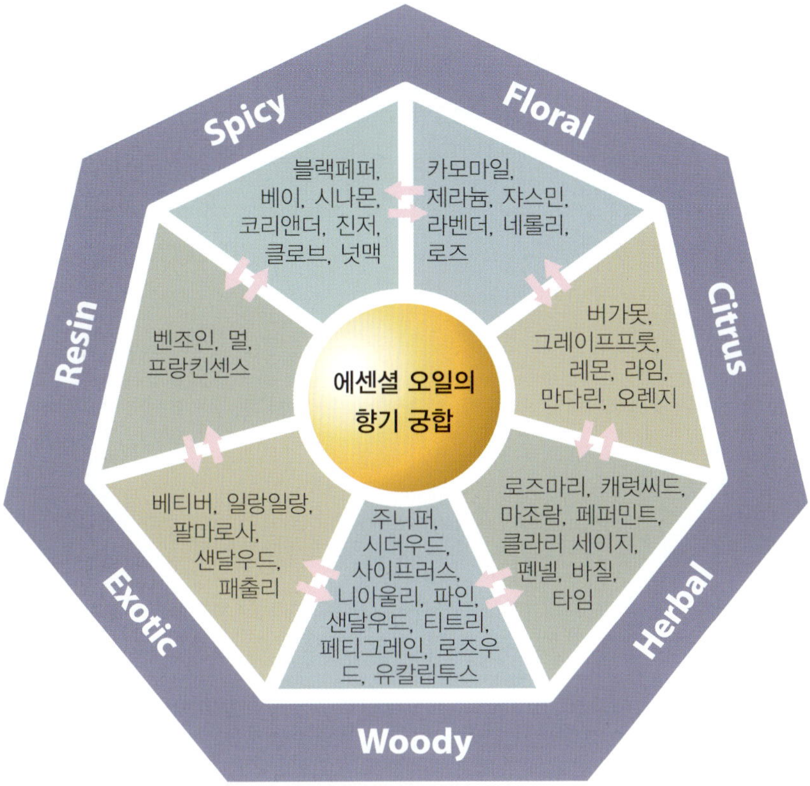

향느낌의 계열에 따른 분류

블랜딩 실제

▶ 블랜딩 순서

1. 상담

대상자와의 상담을 통해 대상 증상과 그 원인이 되는 심리적, 신체적, 정서적 상태를 파악하여 전인적인 요법을 시행한다.

2. 적용증상과 적용방법

아로마테라피를 적용해야 할 증상이 여러 가지인 경우, 적용할 증상의 우선순위를 정하고, 적용방법(마사지, 목욕, 흡입, 발향법 등)을 결정한다.

3. 에센셜 오일 선택

각 증상에 해당되는 에센셜 오일을 선정한다. 각 에센셜 오일의 특성을 토대로 치료적 효능, 적응증, 주의사항, 화학성분, 고객선호도, 향의 노트 등을 고려하여 3~5가지 에센셜 오일을 선정한다. 그리고 난 후에 탑, 미들, 베이스 노트의 균형을 감안하여 총 3가지 오일 내에서 선택한다.

4. 향 테스트

사용하고자 하는 에센셜 오일의 향이 대상자에 맞는지 향을 테스트한다. 에센셜 오일을 모두 혼합하기 전에 고객에게 미리 전체적인 향을 테스트한다. 블랜딩한 후에 향 느낌이 달라지거나, 너무 강한 향이 나올 수 있기 때문이다. 향 테스트는 병뚜껑을 열고 블랜딩할 오일병을 함께 쥐고 코 끝에서 약간의 거리를 두어 향을 맡아 보거나 시향지를 이용하여 에센셜 오일을 각각의 시향지에 떨어뜨리고 모아서 향을 맡아 본다. 향이 너무 강하거나 매력적이지 않을 경우 같은 효능을 가진 다른 향을 시도해 본다.

5. 캐리어 오일 또는 베이스 제품 선택

선택한 오일을 적용방법에 따라 캐리어 오일, 무향의 베이스 제품(크림, 로션)과 그 농도를 결정한다.

6. 블랜딩 레시피

각 에센셜 오일의 특징(화학적 성분, 향, 휘발도, 피부자극성 및 각 에센셜 오일의 사용주의점)을 잘 파악한 후 블랜딩을 시도하는데, 3개를 초과하여 에센셜 오일을 혼합하지 않도록 한다. 처음에는 전문 아로마테라피스트가 기록한 기존의 레시피(에센셜 오일의 혼합비율)대로 실습하다가 경험이 쌓이면서 나만의 레시피를 개발한다. 자극적이고 서로 반대되는 효능을 가진 에센셜 오일들은 가급적이면 혼합하지 않는다.

▶ 블랜딩 원칙

1. 에센셜 오일의 측정

에센셜 오일 1㎖는 20방울, 1티스푼(ts)은 5㎖, 1테이블스푼(Tbs)은 15㎖를 기준으로 한다. 5㎖ 캐리어 오일이나 크림 등에 블랜딩할 경우 1% 블랜딩은 에센셜 오일 1방울, 2% 블랜딩은 2방울을 넣으면 된다.

2. 블랜딩 오일 수

한 블랜딩에 세 가지 이하의 오일로 혼합한다. 대상의 증상에 따라 1개의 오일만으로도 충분히 효과를 낼 수 있다. 보통 전신 마사지에는 얼굴에 한 가지, 몸에 두 가지의 오일을 사용한다. 블랜딩 오일은 일반적으로 2%의 농도로 블랜딩하여 사용한다.

1회 아로마테라피에서 적용할 수 있는 에센셜 오일의 양은 최대 8방울이다. 대상자의 체격이 클 경우에는 캐리어 오일의 양만 늘려서 사용한다. 블랜딩 농도는 최대 2.5%를 넘어서는 안 된다.

블랜딩 비율과 오일의 용량

캐리어 오일의 용량(ml)

	블랜딩 비율	5ml (1tsp CO)	10ml (2tsp CO)	15ml (3tsp CO)	20ml (4tsp CO)	30ml (6tsp CO)
에센셜 오일의 용량 (drops)	0.5%	0	1 drop	1.5 drops	2 drops	3 drops
	1%	1 drop	2 drops	3 drops	4 drops	6 drops
	2%	2 drops	4 drops	6 drops	8 drops	12 drops
	3%	3 drops	6 drops	9 drops	12 drops	18 drops

3. 블랜딩 도구

블랜딩 도구는 항상 깨끗하게 소독된 용기나 병을 사용해야 한다. 다른 에센셜 오일이나 소독용 알코올 등 다른 화학성분이 미량 남아 있을 경우 블랜딩의 효과를 감소시킬 수 있다. 드로퍼나 피펫은 한 개 이상의 오일에 사용하지 않는다. 캐리어 오일과 섞을 때 반드시 계량 비커(유리나 플라스틱)로 정확한 양을 측정하고 유리막대 등으로 저어 주거나 병을 잘 흔들어 주어 충분히 섞이도록 한다.

여러 종류의 오일을 블랜딩 하는 경우, 한 종류의 블랜딩이 끝난 후 해당 장소의 창문과 문을 열어 환기시켜 향기입자가 날아가게 한 후에 다음 블랜딩을 한다.

4. 주의해야 할 대상

특별히 주의해야 할 대상과 부위에는 1% 이하로 블랜딩하여 사용한다. 5㎖ 캐리어 오일에 에센셜 오일 1방울을 넣어 1%로 블랜딩하는 것이 바람직하다. 민감한 피부, 노인, 어린이, 몸이 쇠약하거나 수술 후 회복기의 환자, 임신수유부와 얼굴부위는 주의한다.

5. 에센셜 오일의 상호작용

에센셜 오일 간의 상호작용에 대해서 고려하여 블랜딩하고, 에센셜 오일과 복용약이 있을 경우에 발생 가능한 상호작용도 고려해야 한다.

6. 블랜딩 오일 보존기간

블랜딩한 오일은 3개월 내에 사용한다. 블랜딩할 때 캐리어 오일 중 천연 항산화 작용을 하는 윗점 오일 또는 보존성이 높은 호호바 오일을 넣어 사용기간을 연장시킬 수 있다. 유효기간이 지나면 뚜껑 주위에서부터 오일의 산화 및 변질이 일어나 에센셜 오일의 향이 사라지거나 산패한 냄새가 나게 된다.

▶ 블랜딩 실습

- 필요한 도구와 오일을 준비한다: 에센셜 오일, 캐리어 오일 또는 베이스 제품, 비커, 유리막대, 스포이드, 차광병, 라벨스티커
- 먼저 캐리어 오일이나 베이스 제품을 분량의 8/10 정도 소독한 비커에 담는다.
- 선택한 에센셜 오일을 블랜딩 비율에 맞추어 베이스, 미들, 탑노트순으로 넣는다. 먼저 블랜딩할 에센셜 오일량의 1/2 정도를 넣어, 혼합된 향을 맡아 본 후에 나머지 1/2을 넣는다. 마지막으로 남은 캐리어 오일이나 베이스 제품을 넣고 유리막대로 잘 섞는다.
- 적은 양을 블랜딩할 경우 위의 순서대로 차광병에 넣고 뚜껑을 닫은 후 손바닥에서 굴리거나 위아래로 가볍게 흔들어 오일이 잘 혼합되도록 한다.
- 혼합 후 블랜딩된 향을 맡아보고, 대상자에게 향을 맡아보도록 권한다. 향이 너무 강하거나 매력적이지 않을 경우 구성비율을 조절하여 변화를 준다.
- 필요한 양만 블랜딩하고 3주 이내에 모두 사용하는 것이 바람직하다.
- 블랜딩한 오일은 차광유리병에 넣어 서늘하고 어두운 장소에 보관한다.
- 라벨스티커에 블랜딩의 목적, 대상, 구성 에센셜 오일(라틴명)과 캐리어 오일의 종류와 비율, 날짜, 사용방법, 주의사항 등을 적어 차광병에 붙인다.

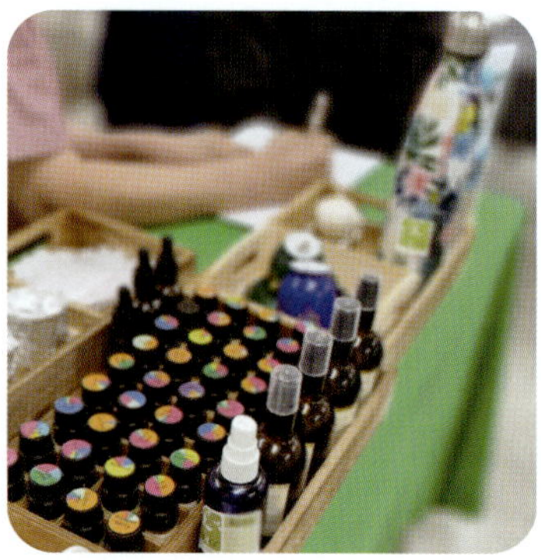

에센셜 오일의 향노트(note)

블랜딩한 에센셜 오일의 향을 맡으면 처음 맡았을 때의 향과 시간이 흐르면서 맡게 되는 잔향이 다르다는 것을 경험하게 된다. 이것은 오일에 따라 휘발속도가 다르기 때문이다. 19세기 프랑스의 화학자이자 향수제조사인 피에세(G. W. Septimus Piesse)는 향기를 음악에 비유하여 향의 분자 크기에 따른 휘발속도에 따라 탑, 미들, 베이스의 세 가지 향노트로 구분하였다.

음악이 감상하는 사람에 따라 느낌이 다른 것처럼, 향기 또한 사람에 따라 휘발속도에 대한 느낌이 다르고, 제조회사나 아로마테라피스트에 따라 조금씩 분류에 차이가 나기도 한다. 이 책에서는 영국의 ITEC, BCMA에서 분류한 내용과 전문 아로마테라피스트인 저자들의 다양한 임상경험을 기준으로하여 에센셜 오일의 휘발속도와 향의 특성에 따라 다음과 같이 구분하였다.

▶ 탑 노트(top notes)

블랜딩된 배합향의 첫 인상을 결정하는 것이 탑 노트의 오일이다. 이 그룹의 오일은 가장 자극적이며 강한 활력을 주는 오일로 신체에 흡수되어 작용하는 속도가 빨라서 낮은 비율로도 빠른 효과를 낼 수 있다. 향 지속시간은 약 3시간 정도이고, 향의 느낌은 가볍고 상쾌하다.

■ 탑 노트의 오일들

바질, 버가못, 클라리 세이지, 유칼립투스, 그레이프프룻, 레몬, 레몬그라스, 만다린, 네롤리, 니아울리, 오렌지, 페티그레인, 티트리, 타임

▶ 미들 노트(middle notes)

두 번째로 향이 강한 오일 그룹이다. 이 오일들은 신체의 물질대사와 기능에 영향을 준다. 주로 소화기관 및 신체의 대사기능을 촉진하는 효과가 있다. 이 그룹의 오일은 탑 노트와 베이스 노트 오일들을 연결하고 조화를 이루게 돕는다. 지속시간은 5, 6시간에서 길게는 2, 3일 정도 계속된다.

향을 위한 블랜딩을 할 때 전체 오일량의 50~80% 정도의 비율로 사용할 수 있다.

■ 미들 노트의 오일들

블랙페퍼, 캐럿씨드, 카모마일, 사이프러스, 펜넬, 제라늄, 진저, 주니퍼 베리, 라반딘, 라벤더, 라벤더 스파이크, 마조람, 멜리사, 파인, 페퍼민트, 로즈마리

▶ 베이스 노트(base notes)

지속 효과가 가장 긴 오일 그룹이다. 향의 지속시간이 5, 6시간에서 길게는 1주일 정도 계속된다. 이 오일들은 진정과 이완 작용을 하여 마음을 편안하게 한다. 그리고 피부 깊숙이 오래 작용하여 깊고 심오한 느낌을 준다. 다른 오일향에 깊이를 부여하는 향 그룹으로 처음 향을 맡으면 휘발 속도가 느리므로 약하지만, 그 잔향이 은근하게 오래 간다. 멀, 패출리, 베티버 등 뿌리나 수지에서 추출된 일부 베이스노트 오일들은 블랜딩을 피부에 정착시켜 지속력, 깊이, 강도를 부여하는 고착제 역할을 한다. 이 경우 향이 강하므로 5% 미만으로 블랜딩한다.

■ 베이스 노트의 오일들

벤조인, 시더우드, 시나몬, 클로브, 프랑킨센스, 쟈스민, 멀, 패출리, 로즈, 샌달우드, 베티버, 일랑일랑

[참고] 오일 중에는 화학 구성 성분이 다양하여 여러 가지 휘발도가 공존하므로 여러 노트를 갖는 에센셜 오일들도 있다. 이런 오일들의 경우 휘발도가 균형 잡히고 조화로워 향수를 제조할 때 많이 사용한다.

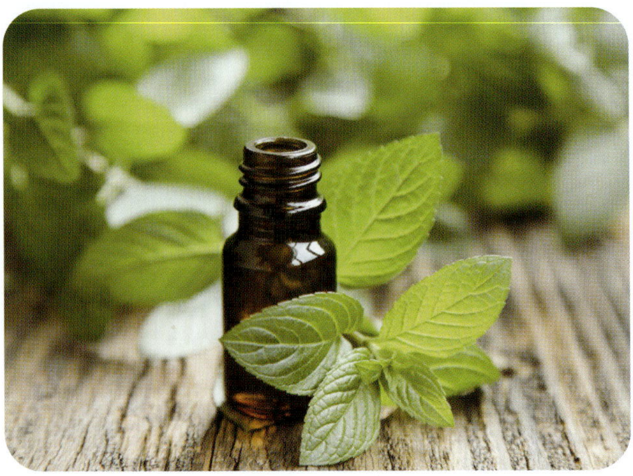

CHAPTER

2

에센셜 오일 각론

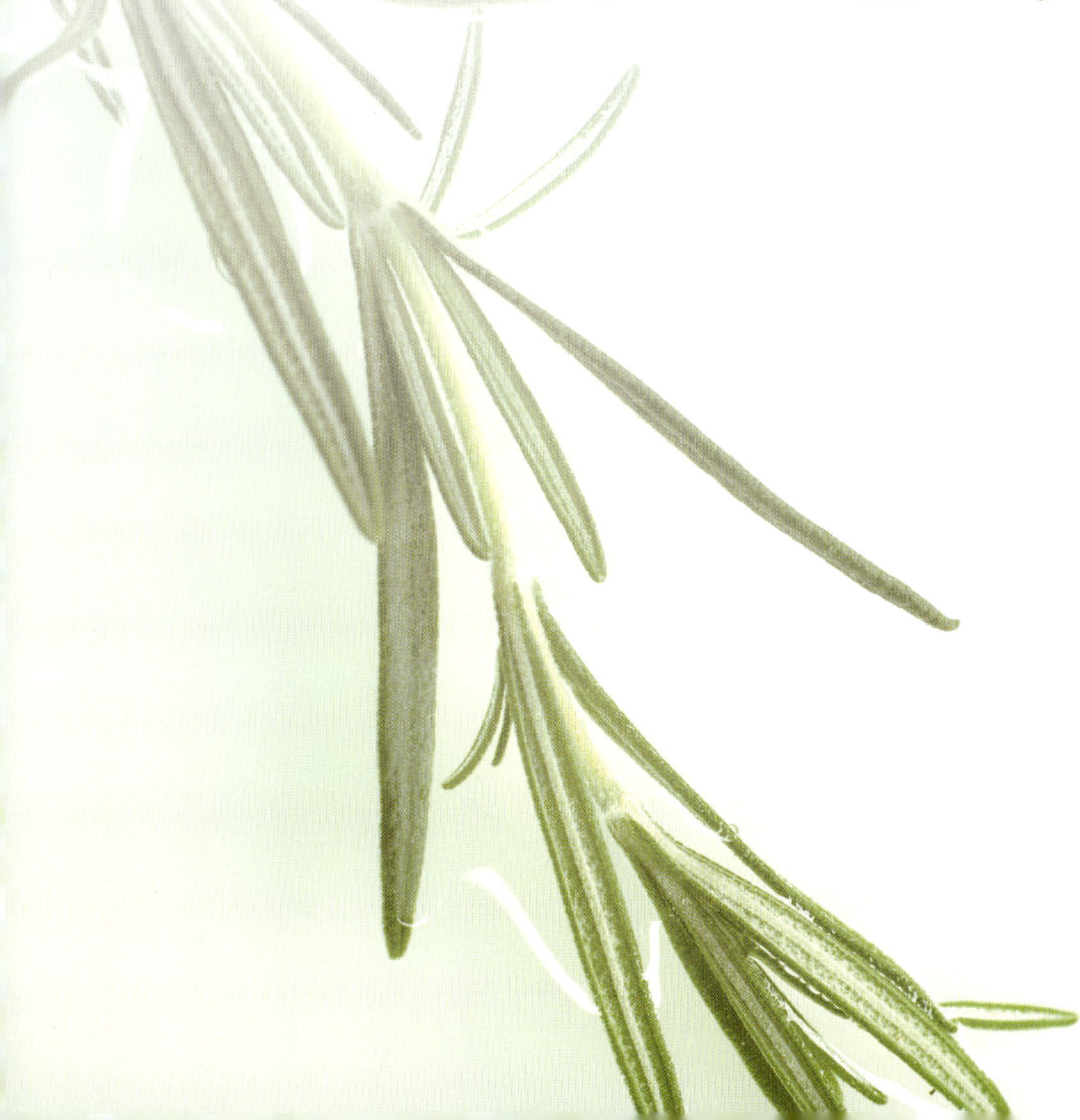

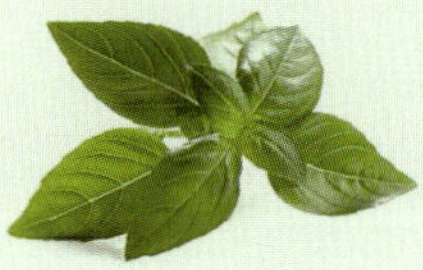

01
에센셜 오일의 특징과 효능

에센셜 오일 리스트

1 바질(Basil)

| 학명 — *Ocimum basilicum*

| 과명 — 꿀풀과(Labiatae 또는 Lamiaceae)

| 유래 — 바질의 종명인 basilicum은 '왕'이라는 뜻의 그리스어로 뛰어난 향 때문에 '왕의 허브'라고 불리며 동서양에서 음식이나 약재로 사용하였다. 고대 인도에서는 피부, 호흡기, 소화기 질환과 뱀이나 벌레에 물렸을 때 사용하였으며, 중국에서는 혈액순환과 장 건강 증진효과로 위장, 신장치료에 사용하였다. 위장, 신장장애에 사용되었다. 중세 서양에서는 류머티즘성 통증, 피부 자극, 우울증에 처방하였다.

| 산지 — 바질의 원산지는 열대 아시아와 아프리카이며, 이탈리아, 프랑스 등 지중해 연안국들과 아메리카 지역에서 많이 재배된다.

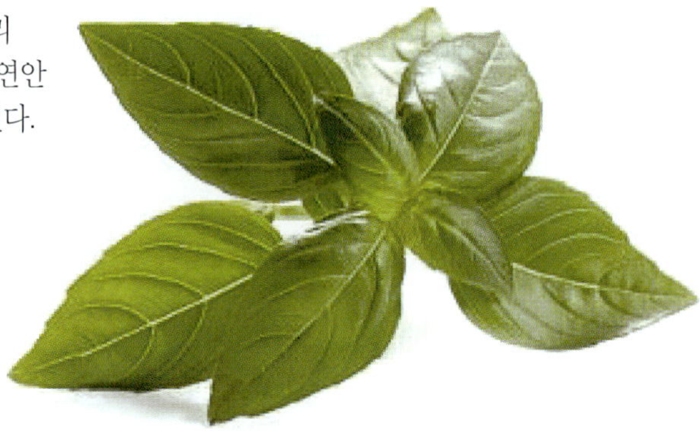

| 추출부위 — 바질의 꽃과 잎

| 추출방법 — 증기 증류 추출법

| 향노트 — top note

| 화학적 구성 — 바질 오일은 α-terpineol, linalool(알코올계) 40~45%, eugenol, methyl chavicol(페놀계) 23%, limonene(터펜계) 등으로 구성되어 있다.

| 치료적 효능 — 바질 오일의 효능은 다음과 같다.
항우울(antidepressant), 살균(antiseptic), 항경련(antispasmodic), 구풍(carminative), 두뇌강장(cephalic), 생리촉진(emmenagogue), 거담(expectorant), 해열(febrifuge), 신경강장(nervine), 예방(prophylactic), 건위(stomachic), 강장(tonic), 고양(uplifting), 워밍(warming)

| 인체에 미치는 영향

■ 심리적 효과

바질 오일은 정서적으로 따뜻하게 해주는 효과가 있다. 또한 정신을 맑게 하여 정신적인 피로와 긴장을 완화시키는 효과가 있어 두통, 편두통, 불면증, 우울증, 긴장감 등에 효과적이다. 바질은 뇌기능을 강화시켜 수험생의 집중력을 도와주는 매우 유용한 오일 중의 하나이다.

■ **신체적 효과**

- 근육계: 항경련 작용으로 근육의 긴장감을 풀어준다.
- 소화계: 위와 장 근육 긴장 이완에 도움이 된다.
- 생식계: 무생리 또는 불규칙한 생리를 정상화시키는 데 도움을 준다.
- 면역계: 면역계를 강화시킨다.
- 호흡계: 부비강염 등 기관지계 질환과 코막힘 등에 좋은 효과가 있다.

■ **피부에 대한 효과**

바질 오일은 피부를 상쾌하고 탄력 있게 해주며, 여드름 조절에 도움을 준다. 이 오일은 모발 성장을 자극하고 머릿결을 건강하게 만든다. 항염 작용이 있어 벌레 물린 곳이나 상처, 부스럼에도 효과적이다.

| 주의사항 바질 오일의 메틸차비콜(methyl chavicol)이 피부에 자극을 줄 수 있으므로 민감성 피부에는 주의한다. 통경 작용이 있으므로 임산부에게는 사용을 금한다. 적당한 양의 바질 오일은 자극과 강장 효과가 있으나 과용하지 않도록 주의한다.

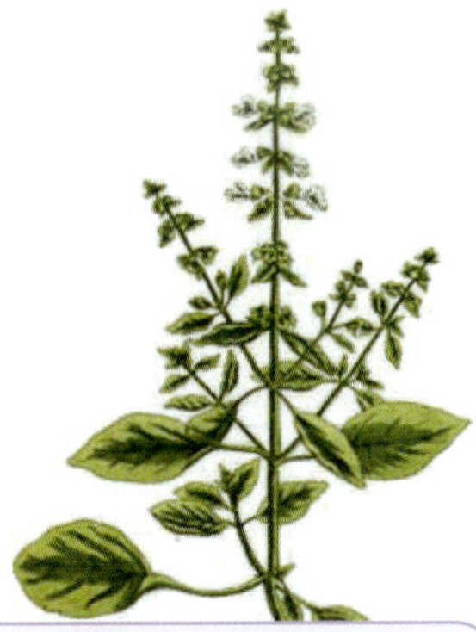

Key Point

바질 오일은 머리를 맑게 하고 뇌기능을 강화시키는 효과로 수험생의 정신 집중에 탁월한 효과를 볼 수 있다.

Tip

바질 오일은 여러 가지 캐모타입이 있는데, 아로마테라피에서는 메틸차비콜 함유량이 적어 피부 자극이 덜한 프렌치바질(또는 트루 스윗바질, 유러피언 바질)만을 사용 한다.

2 벤조인(Benzoin)

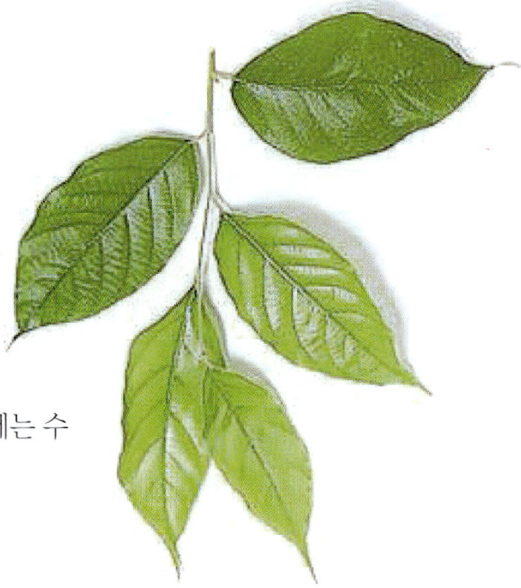

| 학명 *Styrax benzoin*

| 과명 때죽나뭇과(Styracaceae)

| 유래 벤조인은 열대 아시아 원산의 큰키나무로 7년생 이상 된 나무껍질에 상처를 내어 붉은 갈색의 수지(안식향)를 채취한다. 중국에서는 안식향을 호흡기나 비뇨기 문제에 사용해 왔으며, 고대 그리스 로마시대에는 수지 분말을 향 고착제로 사용했다.

| 산지 수마트라, 자바, 태국

| 추출부위 벤조인의 수지

| 추출방법 용매추출법, 증기 증류 추출법

| 향노트 base note

| 화학적 구성 벤조인 오일은 coniferyl benzonate, coniferyl cinnamate(에스테르계) 70%, sumaresinolic acid와 benzoic acid(에시드계) 15%, vanillin(알데하이드계), benzaldehyde(알데하이드계) 등으로 구성되어 있다.

| 치료적 효능 벤조인 오일의 효능은 다음과 같다.
항염(anti-inflammatory), 살균(antiseptic), 구풍(carminative), 강심(cordial), 탈취(deodorant), 이뇨(diuretic), 거담(expectorant), 이완(relaxing), 진정(sedative), 워밍(warming), 상처회복(vulnerary)

| 인체에 미치는 영향

- **심리적 효과**

벤조인은 슬픔, 상실감, 외로움을 완화하고 기분을 전환할 수 있도록 도와주고, 스트레스와 긴장을 완화시킨다.

■ 신체적 효과

- 근골격계: 워밍과 항염 효과로 류머티스 관절염, 근육통과 통풍을 완화시킨다. 특히 스트레스, 분노로 인한 근육긴장에 이완 효과가 있다.
- 순환계: 혈액순환을 활성화시키고 이뇨작용으로 부종,체액정체 완화에 도움이 된다.
- 소화계: 소화 작용을 돕고, 장내가스 배출을 도와준다.
- 비뇨계: 항염 작용이 있어 방광염에 사용할 수 있다.
- 호흡계: 거담 효과로 만성 기관지계 질환에 유용하다.

■ 피부에 대한 효과

벤조인 오일은 피부염, 갈라진 피부, 튼살 등에 증상을 완화시키고 건선, 습진에 효과적이다. 벤조인 크림은 건조한 손, 갈라진 발뒤꿈치에 매우 유용하다.

| 주의사항 벤조인 오일은 사용하기에 비교적 안전한 오일이나, 용매추출법으로 추출된 오일은 잔류용매 때문에 민감성 피부에는 주의하여 사용한다.

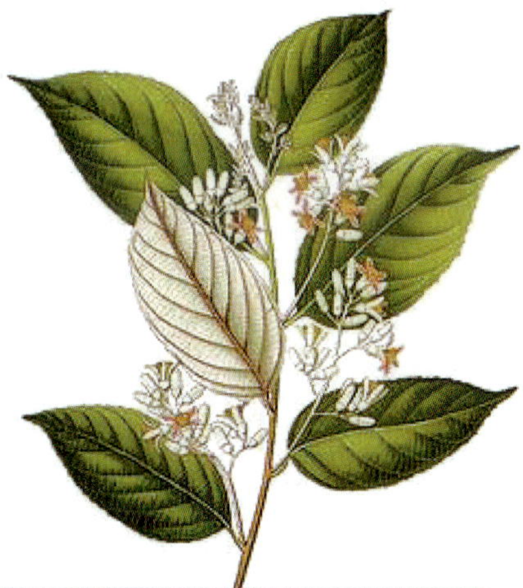

Key Point

벤조인 오일은 만족감을 가지게 하며 몸 전체를 따뜻하게 하고 순환을 활성화시키는 효과가 있다. 흡입법으로 적용하면 호흡계를 편안하게 해줄 수 있다.

Tip

벤조인 오일은 재배지에 따라 수마트라 벤조인과 시암 벤조인이 있으며, 향 때문에 시암 벤조인을 더 상품으로 인정한다. 수지에서 추출되므로 온도가 낮으면 굳어져 사용이 불편하여 에틸글리콜에 녹인 제품이 유통되기도 한다.

3 버가못(Bergamot)

| 학명   *Citrus bergamia*

| 과명   운향과(Rutaceae)

| 유래   버가못은 작은 오렌지와 비슷하게 생긴 감귤류로 17세기 이탈리아 칼라브리아(Calabria)에서 많이 재배되었으며, 이탈리아에서 민간요법으로 기생충 치료제나 해열제로 이용되었다. 씁쓸하고 약한 매운 향이 어우러진 독특한 과일 향기로 얼그레이 홍차의 향을 내고, 오 드 콜로뉴(eau de Cologne)의 주원료이다.

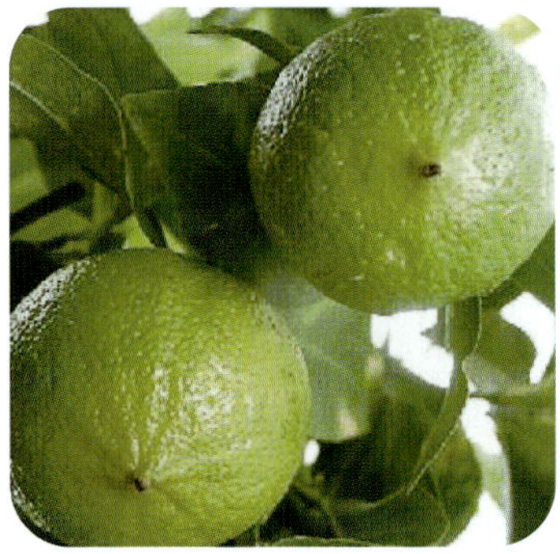

| 산지   열대 아시아가 원산지이나, 북부와 남부 이탈리아에서도 재배된다.

| 추출부위   버가못의 신선한 껍질

| 추출방법   압착법

| 향노트   top note

| 화학적 구성   버가못 오일은 주로 linalyl acetate(에스테르계) 30~60%, linalool(알코올계) 11~22%, limonene과 pinene(모노터펜계) 33%, bergapten(쿠마린계) 5%와 약간의 세스퀴터펜계 성분 등으로 구성되어 있다.

| 치료적 효능   버가못 오일의 효능은 다음과 같다.
진통(analgesic), 항우울(antidepressant), 항염(anti-inflammatory), 살균(antiseptic), 항바이러스(antiviral), 균형조절(balancing), 쿨링(cooling), 소화촉진(digestive), 해열(febrifuge), 면역자극(immune stimulant), 방충(insect repellent), 완하(laxative), 신경강장(nervine), 청량(refreshing), 이완(relaxing), 진정(sedative), 건위(stomachic), 고양(uplifting), 구충(vermifuge), 상처회복(vulnerary)

| 인체에 미치는 영향

■ 심리적 효과

버가못 오일은 고양 효과로 분노, 좌절감, 불안감, 스트레스를 완화시켜 마음을 밝게 해주고 기분전환에 도움이 된다. 특히 우울증 증상에 매우 효과적이다.

■ **신체적 효과**

- 소화계: 속이 더부룩하거나 소화불량의 통증을 완화시켜 주고 식욕을 정상화시킨다.
- 호흡계: 감기, 독감, 기관지염뿐 아니라 편도선염, 후두염 같은 감염증 증상에도 완화 효과가 있다.
- 비뇨계: 방광염 초기 단계에 사용할 수 있다.
- 면역계: 면역계를 강화시킨다. 입술 헤르페스 등 바이러스 활성을 억제시킨다.

■ **피부에 대한 효과**

버가못 오일은 살균, 항염 작용 및 쿨링 효과로 습진, 건선, 여드름 같이 다양한 염증성 피부질환 및 지성 피부에 효과가 있다. 특히 스트레스와 연관된 피부질환에 사용하면 좋다.

| 주의사항 버가못 오일의 화학성분 중 하나인 버갑텐(bergaptene)은 감광성이 있어 햇빛에 노출되면 피부자극이 있거나 심한 경우 피부가 갈색으로 변할 수 있으므로, 피부에 적용 후 4시간 정도는 직사광선을 받지 않도록 해야 한다. 피부가 민감하거나 외출을 해야 할 경우 버갑텐을 제거한 FCF(Furo Coumarin Free) 버가못 오일을 사용한다.

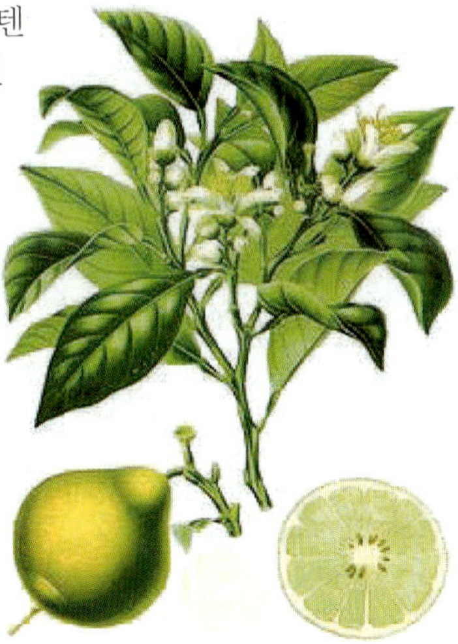

Key Point

버가못 오일은 다른 시트러스계열 오일처럼 기분을 상승시키고 마음을 밝게 해주는 효과가 있다. 특히 계절 변화에 따른 우울증 및 스트레스 관련 증상에 탁월한 효과가 있다.

4 블랙페퍼(Black Pepper)

| 학명 *Piper nigrum*

| 과명 후추과(Piperaceae)

| 유래 블랙페퍼(후추)는 고대 중국, 인도, 그리스, 로마에서 음식의 향신료나 치료제로 사용되었으며, 유럽 민간요법에서는 위장장애에 치료제로 사용하였다. 한의학, 중국전통의학과 인도 아유르베다에서는 해독, 노화예방, 구충, 배설을 돕고 몸을 덥히는 약재로 사용한다.

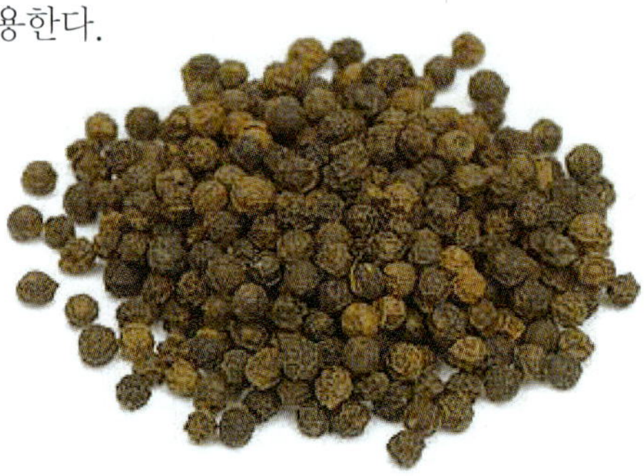

| 산지 인도, 인도네시아, 그리스

| 추출부위 블랙페퍼의 말린 열매

| 추출방법 증기 증류 추출법

| 향노트 base note

| 화학적 구성 블랙페퍼 오일은 α-pinene, β-pinene, α-phellandrene, β-phellandrene, camphene, limonene, thujene(모노터펜계) 70~80%와 세스퀴터펜계 20~30% 등으로 구성되어 있다.

| 치료적 효능 블랙페퍼 오일의 효능은 다음과 같다.
진통(analgesic), 살균(antiseptic), 항경련(antispasmodic), 구풍(carminative), 정화(depurative), 거담(expectorant), 완하(laxative), 발적(rubefacient), stimulant(digestive and circulatory), 건위(stomachic), 강장(tonic)

| 인체에 미치는 영향

■ 심리적 효과

블랙페퍼 오일은 신경과 마음을 강화시키는 자극 효과가 있어서 활력을 준다. 끈기 부족, 의욕 상실, 심리정서적인 피로 및 소진감을 덜어주는 효과가 있다.

- **신체적 효과**
  - 근육계: 강장 효과로 스포츠 활동 전에 사용하면 기량 향상에 도움이 된다. 근육통과 근육이 결릴 때 매우 효과적이다. 류머티즘 및 관절염 통증을 완화시킨다.
  - 순환계/림프계: 워밍 효과로 순환계와 림프계를 강화시킨다.
  - 호흡계: 초기 감기를 완화시킨다.
  - 소화계: 혈액순환 촉진과 독소배출 작용으로 장내가스, 소화불량, 구토 증상 완화에 효과적이다. 식욕을 자극하여 식욕부진에 유용하고, 장의 연동운동을 도와 변비에 도움이 된다.
- **피부에 대한 효과**

  블랙페퍼 오일은 정체된 피부의 혈액순환을 도와주며 멍든 데 사용하면 좋다.

주의사항 블랙페퍼 오일은 피부 자극 성질을 갖고 있어 피부 발적을 일으킬 수 있으므로 반드시 희석하여 적당량만을 사용해야 한다. 동종요법과 병용하지 않는다.

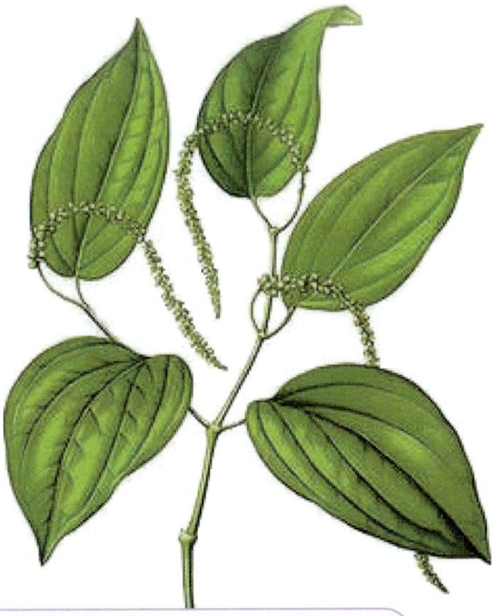

Key Point

블랙페퍼 오일의 워밍 효과는 근육의 통증과 결림을 완화시켜주고, 식욕을 자극하는 효과가 있다.

5 캐럿씨드(Carrot Seed)

| 학명 *Daucus carota*

| 과명 산형과(Umbelliferae)

| 유래 고대 인도의 아유르베다 치료법에서는 캐럿씨드(당근씨)를 소화불량, 생리불순, 전염병과 고열에 사용해 왔다. 유럽에서는 고대 그리스 시대부터 이뇨, 소화기 강장 효과를 이용하여 배뇨 시 통증, 복부 팽만감, 배앓이, 결석, 방광염 등에 쓰였다.

| 산지 유럽과 아시아, 북아프리카

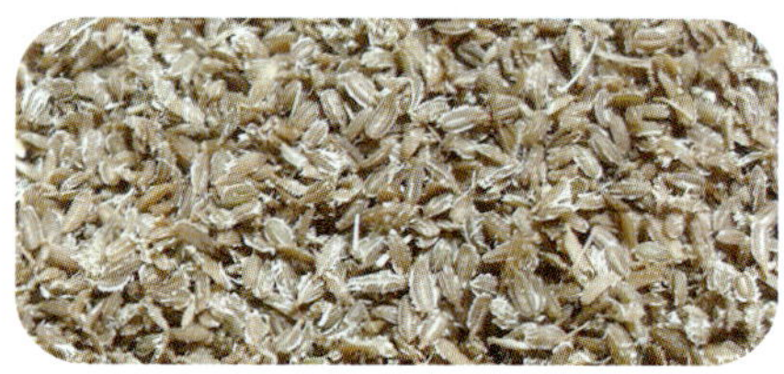

| 추출부위 말린 캐럿 씨앗

| 추출방법 증기 증류 추출법

| 향노트 middle note

| 화학적 구성 캐럿씨드 오일은 carotol, daucol, linalool, geraniol(알코올계) 26%, limonene, pinene(모노터펜계) 22%, daucene, bisabolene, elemene, caryophllene(세스퀴터펜계) 16%, geranyl acetate(에스테르계) 3% 등으로 구성되어 있다.

| 치료적 효능 캐럿씨드 오일의 효능은 다음과 같다.
항염(anti-inflammatory), 살균(antiseptic), 항바이러스(antiviral), 구풍(carminative), 상처회복(cicatrisant), 정화(depurative), 독소배출(detoxifying), 이뇨(diuretic), 생리촉진(emmenagogue), 이완(relaxing), 강장(tonic), 혈관확장(vasodilatory), 구충(vermifuge)

| 인체에 미치는 영향

■ 심리적 효과

캐럿씨드 오일은 지치고 불안할 때 안정감을 주고, 스트레스와 피로를 완화시키는 효과가 있다.

■ 신체적 효과

- 근육계: 근육 내 독성물질을 해독하고, 관절염과 통풍, 쑤시고 아픈 통증을 개선한다.

- 소화계: 약한 소화기능, 위장의 가스와 식욕 부진 개선에 도움이 된다. 간과 담낭기능을 활성화시킨다.
- 생식계: 생리불순, 생리통, 생리전증후군에 효과적이며, 생식기계에 강장 효과가 있다.
- 면역계: 면역계에 자극 효과가 있다.
- 순환계: 부종에 효과가 있다.

▪ **피부에 대한 효과**

캐럿씨드 오일은 습진, 건선 등의 피부염에 매우 효과적이며 노화 피부, 주름살 방지, 피부 손상, 피부톤 개선 등에 많이 쓰인다.

| **주의사항** 캐럿씨드 오일은 임신 중에는 사용을 금한다. 이 오일은 세포재생효과로 노화피부 블랜딩에 많이 사용하는데, 특유의 향이 강하므로 주의한다.

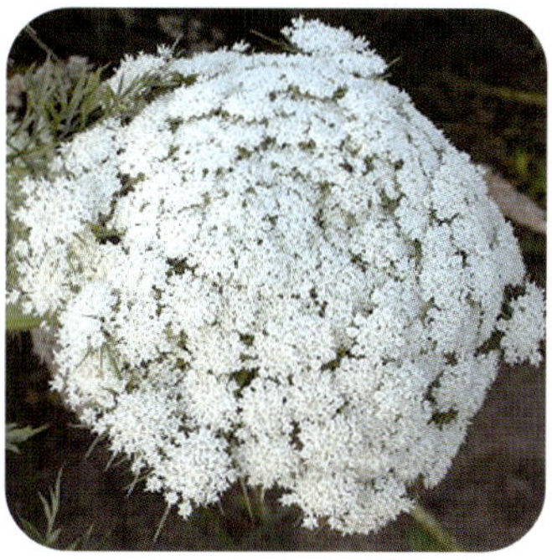

Key Point

캐럿씨드 오일은 소화기계 상태를 개선하고 피부를 맑게 해준다.

6 시더우드 아틀라스(Cedarwood Atlas)

| 학명 *Cedrus atlantica*

| 과명 소나무과(Pinaceae)

| 유래 고대에는 시더우드 아틀라스 목재의 신선한 향과 방부 효과 때문에 예루살렘 신전 건축에 쓰였으며 이집트에서는 화장품이나 시체 방부용 약재로 로마시대에는 해독제로 사용되었다. 인도, 티베트에서는 시더우드를 해열, 피부문제, 설사 및 궤양, 신장 결석치료에 사용한다. 유럽에서는 개미나 좀이 싫어하는 향기여서 면직물 보관함에 시더우드를 넣어두기도 한다.

| 산지 아프리카 알제리, 모로코의 아틀라스 산맥

| 추출부위 시더우드 아틀라스의 목재, 톱밥

| 추출방법 증기 증류 추출법

| 향노트 base note

| 화학적 구성 시더우드 아틀라스 오일은 atlantone(케톤계) 19%, cedrene, caryophyllene, thujospsene, cadinene(세스퀴터펜계) 50%, atlantol, cedrol(알코올계) 29% 등으로 구성되어 있다.

| 치료적 효능 시더우드 아틀라스 오일의 효능은 다음과 같다.
항진균(antifungal), 항지루(antiseborrhoeic), 살균(antiseptic), 수렴(astringent), 진정(calming), 순환자극(circulatory stimulant), 이뇨(diuretic), 거담(expectorant), 살진균(fungicidal), 살충(insecticide), 점액용해(mucolytic), 신경강장(nervine), 진정(sedative), 강장(tonic)

| 인체에 미치는 영향

■ 심리적 효과

시더우드 아틀라스 오일은 긴장, 정신적 피로를 풀어주고, 불안, 스트레스 완화에 효과적이다.

■ **신체적 효과**

- 근골격계: 순환을 활성화시켜 관절염, 통증, 뻣뻣함을 완화시킨다.
- 호흡계: 거담 작용으로 기관지염(특히 만성), 기침, 감기, 카타르에 사용한다.
- 비뇨기계: 요로관이나 질 감염증, 방광염, 소양증 완화에 도움이 된다.
- 순환계: 혈액순환을 활성화시킨다. 림프 배출을 증가시키고 순한 이뇨 작용으로 부종 및 셀룰라이트 완화에 사용한다.

■ **피부에 대한 효과**

시더우드 아틀라스 오일은 진정, 항염 작용으로 여드름, 습진, 피부궤양 및 피부염 치료에 좋으며, 곰팡이성 감염증(무좀), 피지 과잉분비로 인한 비듬, 탈모, 두피질환에 효과가 있다.

주의사항 시더우드 아틀라스 오일은 임신 중에는 사용하지 않는다.

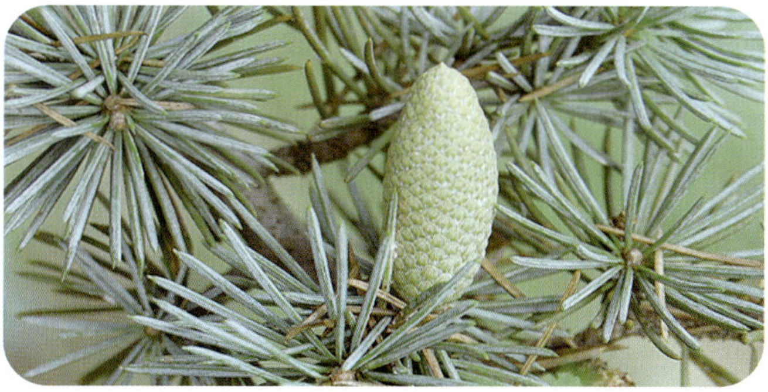

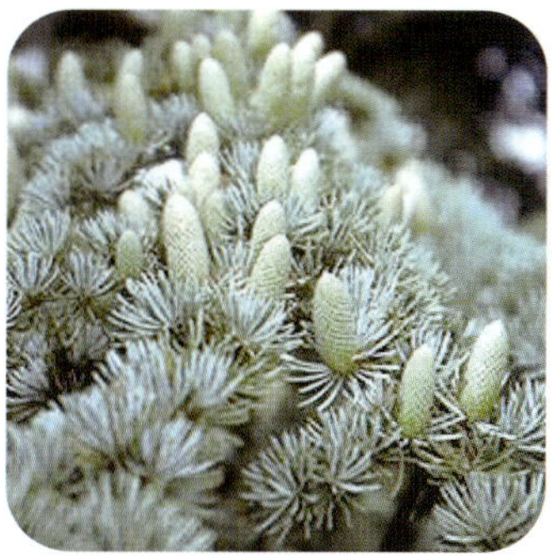

Key Point

시더우드 아틀라스 오일은 항균 작용이 강하고 진정 효과가 있어서, 여러 가지 감염증에 도움이 되고 스트레스가 심할 때 마음을 편안하게 해준다.

Tip

레바논 시더우드 C. libani 와 히말라야 시더우드 C. deodorata 는 시더우드 아틀라스와 가까운 종이며 추출되는 에센셜 오일의 향과 효능도 유사하다. 그러나 북미산 Juniperus mexicana 와 J. virginiana 는 시더우드라고 불리지만 측백 나무과라는 완전히 다른 식물과에 속하며 피부에 매우 자극적이다.

7 카모마일 저먼(Chamomile German)

학명 *Matricaria recutita*

과명 국화과(Compositae 또는 Asteraceae)

유래 카모마일 저먼은 지중해 연안과 유럽에서 수천 년간 의학적으로 사용되었다. 고대 이집트인들은 스킨케어, 향수, 의약품으로 카모마일을 사용했고, 전통적으로 유럽과 러시아에서 피부질환, 소화불량, 장 경련, 두통, 편두통, 생리통 완화에 사용하였다. 카모마일 차는 카모마일 저먼의 꽃을 말려서 음용한다.

산지 헝가리, 불가리아, 독일

추출부위 카모마일 저먼의 꽃

추출방법 증기 증류 추출법

향노트 middle note

화학적 구성 카모마일 저먼 오일은 chamazulene, bisabolene(세스퀴터펜계) 36%, bisabolol, farnesol(알코올계), bisabolol oxide A, bisabolol oxide B(옥사이드계) 35% 등으로 구성되어 있다.

치료적 효능 카모마일 저먼 오일의 효능은 다음과 같다.
진통(analgesic), 항알러지(antiallergic), 항염(anti-inflammatory),
항경련(antispasmodic), 구풍(carminative), 상처회복(cicatrisant),
생리촉진(emmenagogue(mild)), 면역자극(immune stimulant), 이완(relaxing),
진정(sedative(nervous system)), 강장(tonic), 구충(vermifuge), 상처회복(vulnerary)

인체에 미치는 영향

■ **심리적 효과**

카모마일 저먼 오일은 이완 효과로 분노, 긴장, 걱정, 근심과 불면증을 완화시킨다.

■ **신체적 효과**

- 근골격계: 관절의 결림과 치통을 완화시킨다. 근육통증, 특히 허리통증을 이완시킨다. 뛰어난 항염 작용으로 염증을 완화시킨다.

- 생식계: 항경련 효과로 생리통을 완화시키고, 생리전증후군이나 갱년기 증상 완화에 도움이 된다.
- 소화계: 장운동을 정상화시켜 소화불량, 구토, 신경성 대장증상을 완화시킨다.
- 면역계: 전신의 면역을 자극한다.

■ **피부에 대한 효과**

카모마일 저먼 오일은 알러지, 멍, 습진, 건선, 여드름 같은 피부 질환에 가려움, 염증을 완화하고 진정시킨다.

| 주의사항 카모마일 저먼 오일은 임신 초기와 생리 중에는 통경 작용이 있으므로 사용에 주의하고, 국화과 식물에 민감한 피부에는 패치 테스트 후 사용한다.

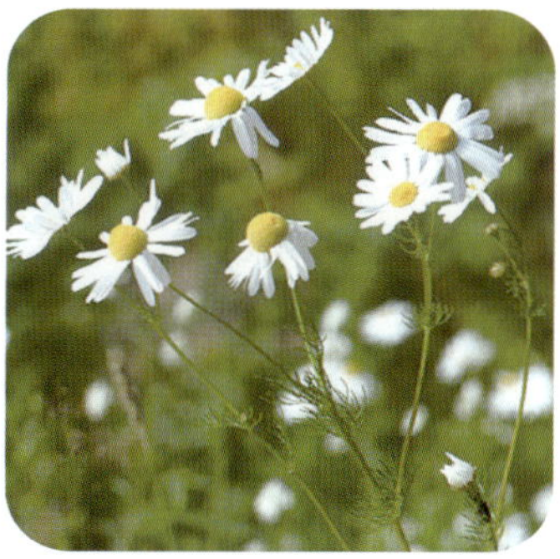

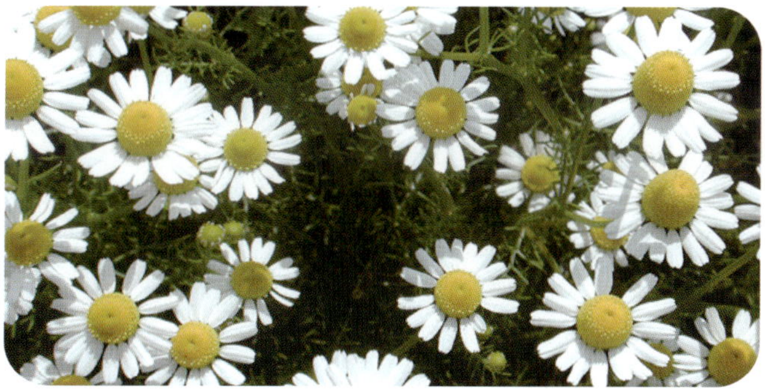

Key Point

카모마일 저먼 오일은 항염 작용이 매우 뛰어나 염증에 효과적이고 매우 다양한 용도로 사용할 수 있다.

Tip

카모마일 저먼 오일의 강력한 항염 작용은 카마줄렌과 비사볼롤 성분 때문이다. 특히 카마줄렌은 카모마일 꽃에는 존재하지 않으나 증기 증류 추출과정에서 생성되는 성분으로 특유의 짙푸른색을 띠어 저먼 카모마일은 블루 카모마일(blue chamomile)이라고도 불린다.

8 카모마일 로만(Chamomile Roman)

| 학명 *Chamaemelum nobilis*

| 과명 국화과(Compositae 또는 Asteraceae)

| 유래 카모마일 로만은 지중해 연안과 유럽에서 수천 년간 의학적으로 사용되었다. 카모마일 로만은 고대 이집트부터 해열, 신경 진정에 사용되었으며 유럽에서는 소화불량, 오심, 식욕감퇴, 임신 중 구토, 생리불순, 스트레스로 인한 복통, 치은염 증상 완화에 사용하였다.

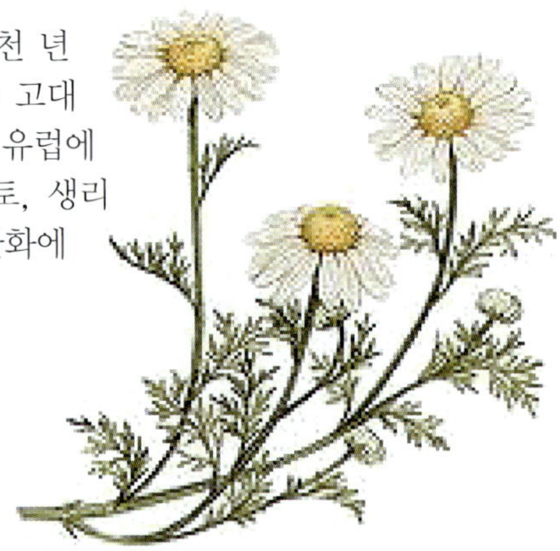

| 산지 영국, 벨기에, 프랑스 등 유럽과 미국

| 추출부위 카모마일 로만의 꽃

| 추출방법 증기 증류 추출법

| 향노트 middle note

| 화학적 구성 카모마일 로만 오일은 2-methylbutyl, 2-methyl propionate, isobutyl angelate(에스테르계) 80%, chamazulene(세스퀴터펜계) 10%, 1,8-cineole(옥사이드계) 5%, α-terpene, sabinene(모노터펜계) 5%, farnesol, nerolidol, α-terpineol(알코올계) 5% 등으로 구성되어 있다.

| 치료적 효능 카모마일 로만 오일의 효능은 다음과 같다.
진통(analgesic), 항염(anti-inflammatory), 살균(antiseptic), 항경련(antispasmodic), 살균(bactericidal), 진정(calming), 구풍(carminative), 소화촉진(digestive), 생리촉진(emmenagogue), 해열(febrifuge), 진정(sedative), 건위(stomachic), 강장(tonic), 구충(vermifuge), 상처회복(vulnerary)

| 인체에 미치는 영향

■ 심리적 효과

카모마일 로만 오일은 스트레스, 불안감, 우울증, 분노, 좌절감 완화에 도움을 주며 불면증에 효과적이다. 특히 어린이의 과잉행동장애, 문제행동, 자해행동 등에 뛰어난 진정 효과가 있다.

■ **신체적 효과**

- 근골격계: 경련, 저릴 때, 요통, 관절염 등 염증성 증상 완화에 도움이 된다.
- 생식계: 생리불순, 생리전증후군, 생리통, 산후우울증, 갱년기장애, 체액정체 등에 효과적이다.
- 소화계: 소화불량, 아기 배앓이, 신경성 소화장애를 완화시킨다.
- 비뇨기계: 방광염과 등 비뇨기계 감염증세 완화에 효과적이다.

■ **피부에 대한 효과**

카모마일 로만 오일은 피부염, 습진, 건선, 여드름, 진균감염 및 피부 궤양, 더디게 낫는 상처에 효과적이다.

| 주의사항 카모마일 로만 오일은 독성, 민감성, 자극성이 없어 안전하지만 간혹 국화과 식물에 민감한 피부인 경우 카모마일 로만 오일이 자극이 될 수 있으므로 주의한다.

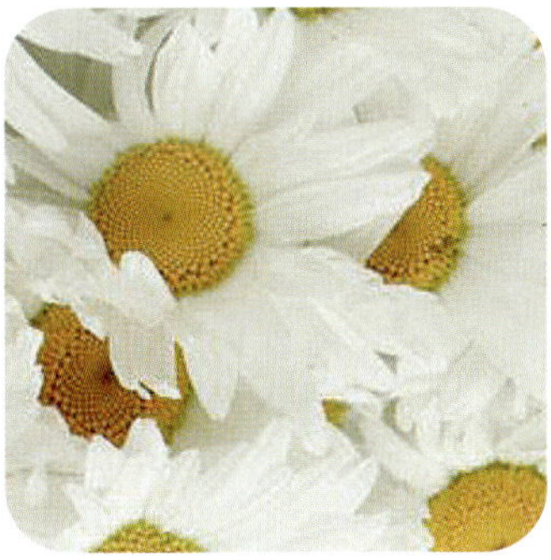

Key Point

카모마일 로만 오일은 사용하기에 안전하고 심리 진정 효과가 뛰어나 어린이에게 사용하기 좋다.

Tip

카모마일 로만과 카모마일 저먼 오일은 대체로 비슷한 성질과 효과를 갖지만, 카모마일 로만은 에스테르 성분이 많아 항경련 효과와 심리적인 안정에 더 효과적이고, 카모마일 저먼은 카마줄렌 성분이 많아 항염증 효과가 매우 높다.

9 시나몬(Cinnamon)

| 학명 *Cinnamomum zeylanicum* 또는 *Cinnamomum verum*

| 과명 녹나무과(Lauraceae)

| 유래 서양에서는 옛날부터 시나몬(실론 육계)이 내과적 질환의 민간약으로 널리 쓰였다. 특히 달콤하고 청량한 향이 위의 운동을 활성화시키고 위액 분비를 촉진해 소화를 돕는다고 알려져 있다. 인도에서는 복통, 설사 치료약으로 쓰이고, 이집트에서는 미라 보존에 사용했다. 한방에서는 중추신경계 흥분을 진정시키고 수분대사를 조절하고 혈액순환을 개선하여 장기 기능을 향진시킨다고 하여 많이 사용한다.

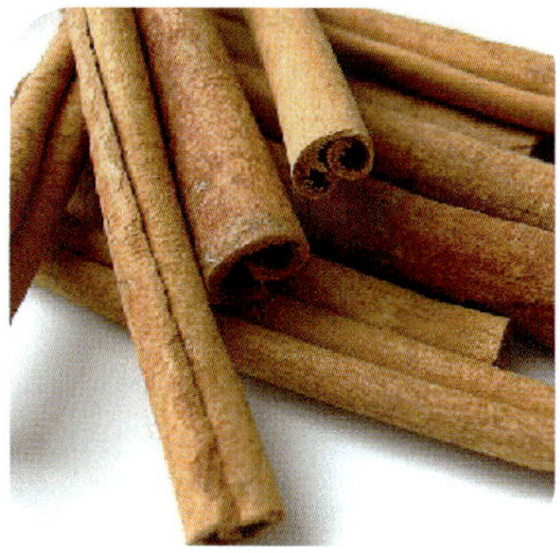

| 산지 스리랑카, 인도, 동남아시아

| 추출부위 시나몬의 잎 또는 나무껍질

| 추출방법 증기 증류 추출법

| 향노트 base note

| 화학적 구성 시나몬 오일의 구성은 다음과 같다. 잎(leaf)은 eugenol(페놀계) 80~96%, cinnamic aldehyde(알데하이드계) 3% 등으로 구성되어 있다. 껍질(bark)은 cinnamic aldehyde 50%, eugenol(페놀계) 4~10%, α-pinene, linalool, 1,8-cineole이 미량 함유되어 있다.

| 치료적 효능 시나몬 오일의 효능은 다음과 같다.
마취(anaesthetic), 항염(anti-inflammatory), 살균(antiseptic), 항경련(antispasmodic), 최음(aphrodisiac), 구풍(carminative), 생리촉진(emmenagogue), 지혈(hemostatic), 살충(insecticide), 자극(stimulant), 건위(stomachic), 구충(vermifuge)

| 인체에 미치는 영향

- **심리적 효과**

시나몬 오일은 매우 따뜻한 오일로 무기력증이나 우울증에도 도움이 된다. 추운 겨울에 특히 노인들에게 강장 효과를 위해 사용한다.

■ **신체적 효과**

- 소화계: 뛰어난 소화자극 효과가 있으며 소화관의 경련을 진정시키고 설사, 구토증상을 완화시킨다. 항균 효과가 뛰어나 장관 내 병원성균 처리에도 도움이 된다.
- 호흡계: 강한 항균 작용과 강장 작용으로 호흡계에 도움이 된다. 워밍 작용으로 감기에 걸렸을 때 체온을 약간 높여준다.
- 근골격계: 항염 작용으로 관절염에 도움이 되고, 타박상, 근육통에 사용한다.
- 전신: 전신 강장 효과가 있으며, 특히 순환계를 활성화시킨다.

■ **피부에 대한 효과**

시나몬 오일은 습진이나 감염증, 가려움증에 효과가 있다.

주의사항 시나몬 오일은 점막과 피부에 강한 자극을 주므로 사용에 주의해야 하고 농도를 0.1% 이하로 희석한다. 간질환 및 신장질환이 있는 경우와 임산부에게 사용을 금한다.

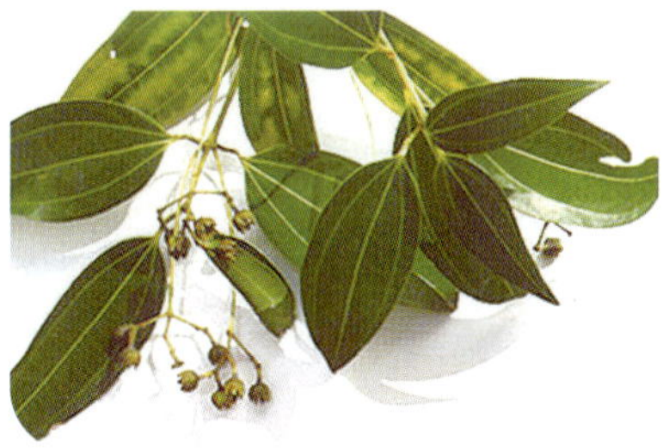

Key Point

시나몬 오일은 몸과 마음을 따뜻하게 해주는 워밍 효과가 있다.

Tip

실론계피(육계)를 cinnamon이라하고, 일반적으로 국내에서 사용하는 계피는 cassia이다. 시나몬 나무껍질(bark)에서 추출한 오일은 짙은 노란색에 향이 매우 강하고 따뜻하며, 잎(leaf)에서 추출한 오일은 노란색으로 따뜻함은 덜하고 스파이시하다. 시나몬 오일은 매우 자극적이므로 피부에 직접적인 사용은 금한다.

10 시트로넬라(Citronella)

| 학명 *Cymbopogan nardus*

| 과명 벼과(Gramineae)

| 유래 인도와 스리랑카 민간요법에서는 심하지 않은 절상, 찰과상이나 부종에 시트로넬라 생잎을 짓이겨 사용하고, 잎 추출물은 소화불량, 설사, 구토, 해열, 말라리아 등에 사용한다. 현재는 향수나 목욕용품의 향에 많이 활용되고, 제충용 오일로 많이 사용한다.

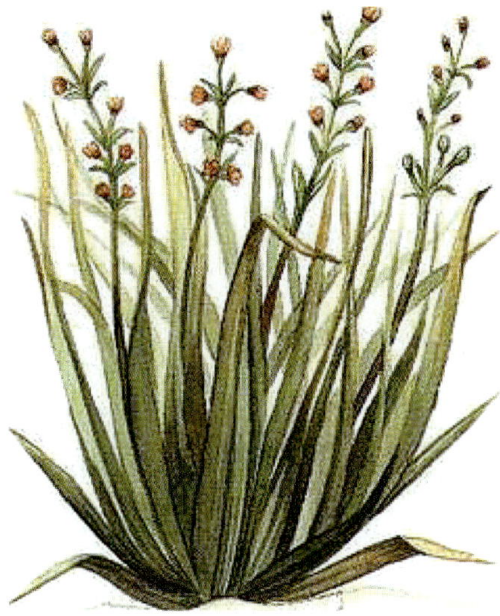

| 산지 스리랑카가 원산지이며, 인도 남부 열대지역과 스리랑카에서 재배된다.

| 추출부위 시트로넬라의 잎

| 추출방법 증기 증류 추출법

| 향노트 top note

| 화학적 구성 시트로넬라 오일은 주로 geraniol, citronellol(알코올계) 55~60%, citronellal(알데하이드계) 7~15%, geranyl acetate(에스테르계), limonene, camphene(모노터펜계) 등으로 구성되어 있다.

| 치료적 효능 시트로넬라 오일의 효능은 다음과 같다.
살균(antiseptic), 살균(bactericidal), 탈취(deodorant), 살진균(fungicidal), 최유(galactagogue), 살충(insecticide), 방충(insect repellent), 건위(stomachic), 강장(tonic), 구충(vermifuge)

| 인체에 미치는 영향

■ 심리적 효과

시트로넬라 오일은 신경이 지친 상태일 때 상쾌함을 느끼게 하여 원기를 북돋아준다.

■ **신체적 효과**

- 근골격계: 관절염, 삔 데, 운동 후 근육피로 회복에 도움이 된다.
- 생식계: 젖의 분비가 잘되도록 자극하는 효과가 있다.
- 소화계: 체하거나 구토, 오심이 일어날 때, 영유아 배앓이에 좋다.
- 호흡계: 감기, 인플루엔자 감염 시 호흡에 도움이 되며 해열 효과가 있다.

■ **피부에 대한 효과**

시트로넬라 오일은 과도한 땀 분비나 지성 피부에 도움이 되며 특히 제충 효과가 뛰어나서 연고나 스프레이로 만들어 모기 퇴치에 유용하게 사용한다.

| 주의사항 시트로넬라 오일은 피부에 자극적이므로 사용 시 주의한다.

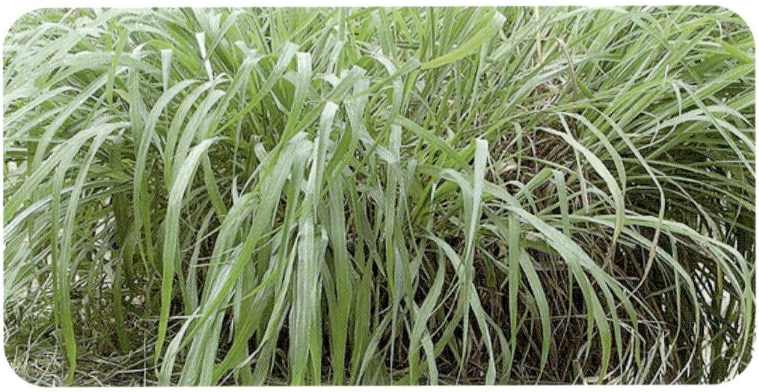

Key Point

시트로넬라 오일은 심신의 원기를 북돋는 데도 사용하지만, 제충 효과가 뛰어나 여름철에 벌레 물리기 전에 바르면 효과적이다.

11 클라리 세이지(Clary Sage)

| 학명 *Salvia sclarea*

| 과명 꿀풀과(Labiatae 또는 Lamiaceae)

| 유래 클라리 세이지의 Clary는 '맑은, 명확한'을 의미하는 라틴어 Clarus에서, 학명 salvia는 '구하다'를 의미하는 라틴어 salvo에서 유래되었다.
중세시대에는 '클리어 아이(clear eye)'라고 부르며 클라리 세이지의 씨를 물에 우려내 염증 부위를 찜질하거나 눈에 들어간 이물질을 제거하는데 사용하였다.

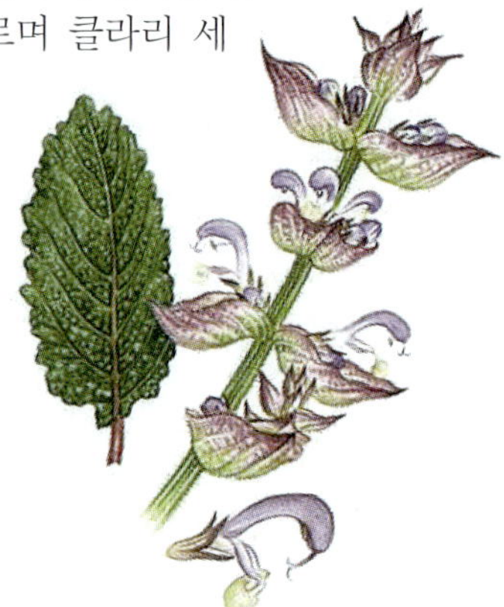

| 산지 남유럽, 지중해 동부가 원산지이며, 영국, 러시아, 모로코, 프랑스, 이태리, 스페인과 아메리카 지역에서 널리 재배된다.

| 추출부위 클라리 세이지의 잎과 꽃

| 추출방법 증기 증류 추출법

| 향노트 top note

| 화학적 구성 클라리 세이지 오일은 주로 linalyl acetate, neryl acetate(에스테르계) 70%, linalool, sclareol, α-terpineol, α-bisabolol(알코올계) 20%, pinene, myrcene(터펜계) 등으로 구성되어 있다.

| 치료적 효능 클라리 세이지 오일의 효능은 다음과 같다.
항우울(antidepressant), 항염(anti-inflammatory), 살균(antiseptic), 항경련(antispasmodic), 최음(aphrodisiac), 생리촉진(emmenagogue), 호르몬조절(hormone balancing), 혈압강하(hypotensive, 이완(relaxing), 진정(sedative), 강장(tonic), 고양(uplifting), 자궁강장(uterine)

| 인체에 미치는 영향

- **심리적 효과**

클라리 세이지 오일은 기분을 고양시키고, 행복감을 상승시킨다. 또한 신경성 긴장감과 공포감을 진정시키고, 두통과 편두통 증상을 완화시킨다.

■ **신체적 효과**

- 근골격계: 근육이완에 매우 효과적이고, 근육피로, 경련, 관절통증을 감소시킨다.
- 생식계 및 내분비계: 여성 호르몬의 균형을 유지하게 도와주어, 생리전증후군, 체액정체, 생리통, 갱년기 증상 등을 완화시킨다.
- 면역계: 면역계를 강화시켜 회복기 또는 몸이 쇠약해졌을 때 사용하면 좋다.
- 호흡계: 천식과 목감기에 사용하면 도움이 된다고 알려져 있다.

■ **피부에 대한 효과**

클라리 세이지 오일은 염증을 완화시킨다. 과도한 땀 분비를 완화하고, 모발성장을 자극하고 비듬, 지루성 두피에는 과도한 피지 생성을 감소시켜 정상화시키는 데 도움이 된다.

| 주의사항 클라리 세이지 오일은 몸과 마음에 진정 작용이 강하기 때문에 운전하기 전에는 사용하지 않는다. 또 이 오일을 사용하고 알코올을 섭취하면 빨리 취하게 하는 작용을 하므로 음주 전에는 사용하지 않는다. 임신 중 사용을 금하며, 과량으로 사용하면 두통을 유발할 수 있다.

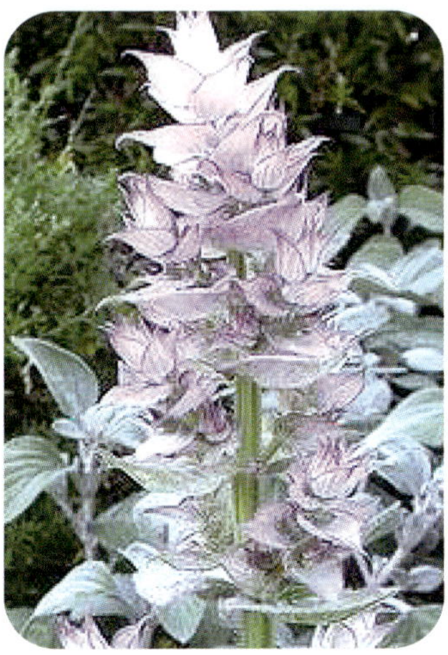

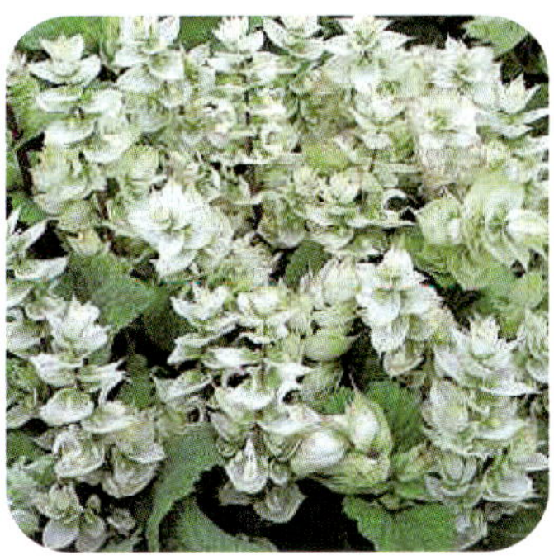

Key Point

클라리 세이지 오일은 워밍, 이완 효과 및 고양 효과가 뛰어나다.

12 클로브 버드(Clove Bud)

| 학명 — *Eugenia caryophyllata*

| 과명 — 도금양과(Myrtaceae)

| 유래 — 클로브 버드는 꽃봉오리가 못과 비슷하여 Clavus(못)라는 라틴어에서 유래하였다. 클로브는 오래전부터 의학적으로 사용되어 왔는데, 우리말로는 정향(丁香)이라 불리며 중국에서는 치통을 완화시키기 위해 씹거나 구취제거에 사용해 왔다. 이 오일은 진통 작용과 국소적 항균 작용으로 오늘날에도 치과에서 사용하고 있다. 클로브차는 구토 완화에 도움이 된다.

| 산지 — 인도네시아가 원산지이며, 인도네시아, 필리핀, 마다가스카르에서 재배된다.

| 추출부위 — 클로브의 건조된 꽃봉오리

| 추출방법 — 증기 증류 추출법

| 향노트 — base note

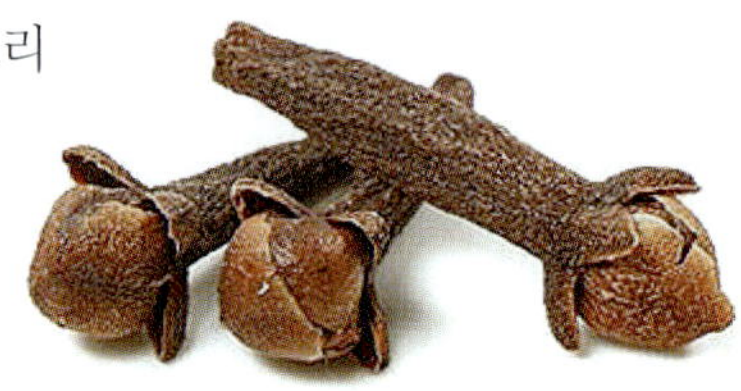

| 화학적 구성 — 클로브 버드 오일은 eugenol(페놀계) 90%이고 β-caryophyllene, humulene(세스퀴터펜계) 6%, eugenyl acetate(에스테르계) 등으로 구성되어 있다.

| 치료적 효능 — 클로브 버드의 효능은 다음과 같다.
진통(analgesic), 항균(antimicrobial), 살균(antiseptic), 항경련(antispasmodic), 항바이러스(antiviral), 식욕촉진(aperitif), 구풍(carminative), 상처회복(cicatrisant), 소화촉진(digestive), 거담(expectorant), 점액용해(mucolytic), 발적(rubefacient), 자극(stimulant), 건위(stomachic), 강장(tonic), 구충(vermifuge)

| 인체에 미치는 영향

- **심리적 효과**

클로브 버드 오일은 마음을 강하게 해주며 무기력증이나 우울감에서 벗어나도록 도와준다. 스트레스로 인한 심신의 긴장을 완화시킨다. 기억력 증진 효과가 있어서 알츠하이머 증상에 사용되기도 하는데 극소량만 사용한다.

■ **신체적 효과**

- 근골격계: 진통 효과가 뛰어나 근육통, 관절통, 치통 등에 진통제로 사용하고 관절염과 류머티즘 등의 통증을 완화시킨다.
- 호흡계: 몸살, 감기, 기관지염에 효과가 있다.
- 소화계: 소화불량, 배앓이, 체하거나 오심이 생길 때 쓴다.
- 내분비계: 갑상선 기능 불균형 시에도 사용된다.

■ **피부에 대한 효과**

클로브 버드 오일은 여드름, 무좀에 항균 효과가 있고, 상처, 베인 곳, 피부궤양 부위에도 사용되고 벌레 퇴치에도 유용하다.

주의사항 클로브 버드 오일은 피부에 자극을 줄 수 있으므로 피부 사용에 매우 주의해야 하며, 사용 시 반드시 희석하고 1% 이하로 블랜딩한다. 장기간 사용을 하지 않도록 하고, 임신 중에는 사용을 금한다.

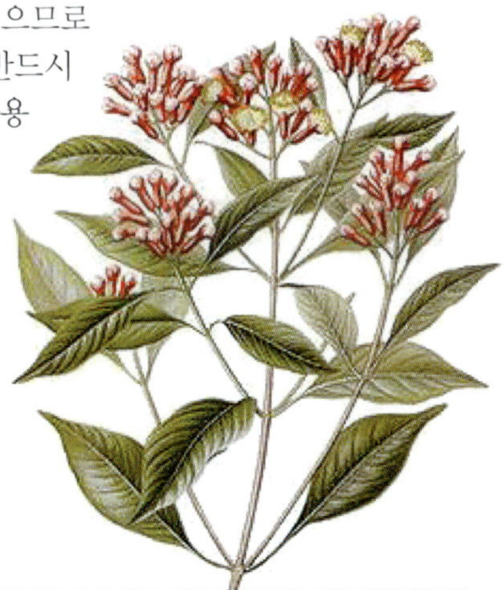

Key Point

클로브 버드 오일은 치통과 소화기계 문제를 완화시키는 효과가 있고 항균성이 강하다.

Tip

클로브는 꽃봉오리, 잎, 줄기 등에서도 증기증류추출법을 통해 에센셜 오일을 추출할 수 있지만, 아로마테라피에서는 이 중에서 유제놀 성분 함량이 낮아 비교적 자극이 적고 안정성이 높은 클로브 버드 오일을 사용한다.

13 코리앤더(Coriander)

| 학명 　*Coriandrum sativum*

| 과명 　산형과(Umbelliferae)

| 유래 　고대 이집트인들은 행복의 향신료라 하여 코리앤더의 최음 효과를 활용하였으며 유럽에서는 오래전부터 소화기능을 돕고 식욕을 증진시키는 효과를 이용하여 요리 및 치료용으로 많이 쓰고 있다. 중국에서는 코리앤더씨를 건위, 이질 설사, 치질 등에 사용한다. 국내에서는 고수풀로 알려져 있다.

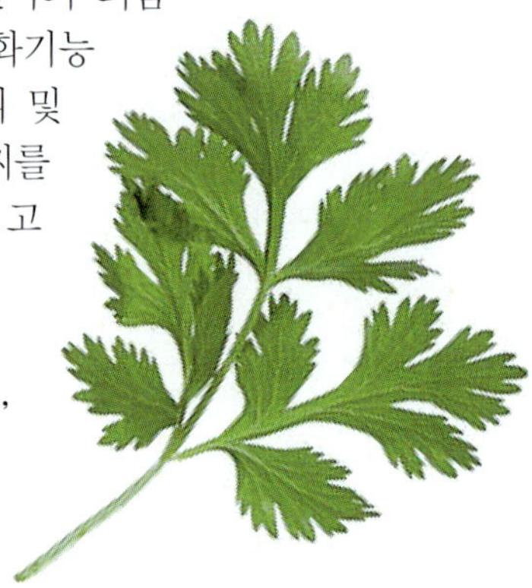

| 산지 　중동지역과 유럽이 원산지이며, 러시아, 유럽 전역, 서부 아시아에서 널리 재배된다.

| 추출부위 　코리앤더의 으깬 씨앗 또는 잎

| 추출방법 　증기 증류 추출법

| 향노트 　top-middle note

| 화학적 구성 　코리앤더 오일은 geraniol, linalool, corindrol, borneol(알코올계) 60~65%, pinene, terpinene, cymene(터펜계) 1%, 케톤계 6% 등으로 구성되어 있다.

| 치료적 효능 　코리앤더 오일의 효능은 다음과 같다.
진통(analgesic), 항경련(antispasmodic), 식욕촉진(aperitif), 살균(bactericidal), 구풍(carminative), 정화(depurative), 소화촉진(digestive), 살진균(fungicidal), 자극(stimulant), 건위(stomachic), 고양(uplifting)

| 인체에 미치는 영향

■ 심리적 효과

코리앤더 오일은 무력감, 피로감, 긴장, 편두통, 신경허약에 자극 효과가 있어, 기진맥진했을 때 사용된다. 마음을 안정시켜 기억력에 도움이 된다.

■ 신체적 효과

- 근골격계: 류머티즘이나 관절염, 통풍 등에 효과가 있다.
- 호흡계: 감기, 기침에 사용한다.
- 소화계: 소화불량, 헛배 부름과 식중독 등 소화기계의 문제를 개선하고 식욕을 자극한다.
- 면역계: 감기, 독감, 일반적 감염증에 효과적이다.
- 전신: 전신의 노폐물, 독소를 배출하고 체액정체를 완화하는 효과가 있다.

| 주의사항 코리앤더 오일은 고농도로 사용하면 멍하게 하는 효과가 있으므로 적당량을 사용한다.

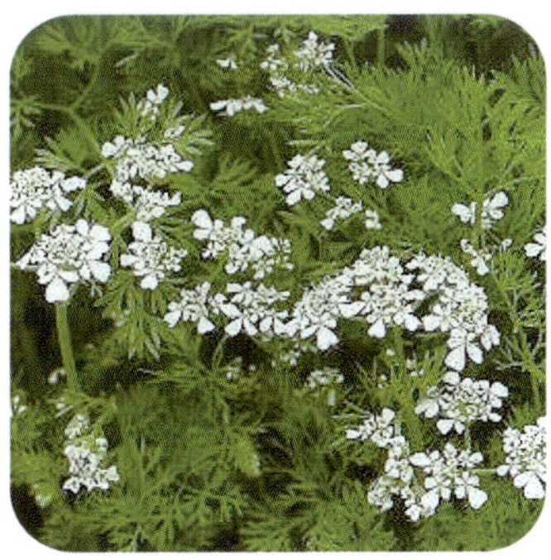

Key Point

코리앤더 오일은 마음을 맑게 해주고 고양시켜 두통과 편두통을 덜어준다. 피로와 긴장으로 기진맥진했을 때 사용하면 효과적이다.

Tip

코리앤더는 향이 강하므로 다른 에센셜 오일과 블랜딩할 때 소량만 사용한다.

14 사이프러스(Cypress)

| 학명 *Cupressus sempervirens*

| 과명 측백나무과(Cupressaceae)

| 유래 사이프러스의 학명인 'sempervivens'는 '늘 푸른 나무', '함께 영원히 산다'는 뜻의 라틴어에서 유래하였다. 고대 이집트, 그리스 시대부터 순환계, 피부, 비뇨기계 치료에, 히포크라테스는 치질 치료에 사용하였다. 아유르베다에서는 순환계, 생식계, 호흡계 관련 증상 완화에, 중의학에서는 출혈성 잇몸, 구강 질환 완화에 사용하였다. 세계적으로 남성용 향수 제조에 많이 사용한다.

| 산지 지중해 동부 사이프러스 섬이 원산지이며 프랑스, 스페인, 포르투갈, 이탈리아 같은 지중해 연안국과 북아프리카 일부에서 재배된다.

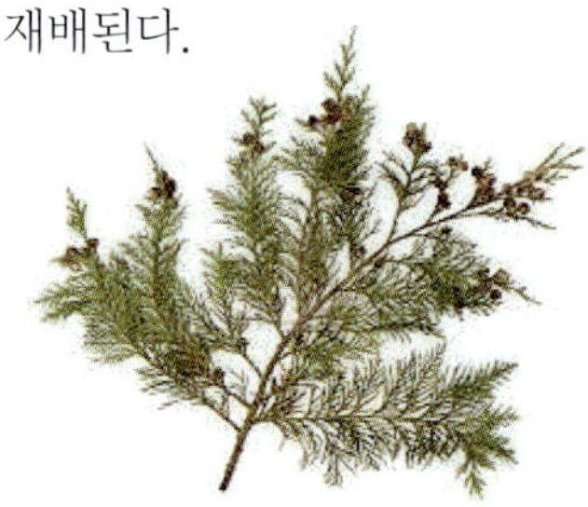

| 추출부위 사이프러스의 잎과 열매

| 추출방법 증기 증류 추출법

| 향노트 middle note

| 화학적 구성 사이프러스 오일은 α-pinene, β-pinene, camphene(모노터펜계) 75%, linalool, borneol, cedrol, α-terpineol, sabinol(알코올계) 7% 등으로 구성되어 있다.

| 치료적 효능 사이프러스 오일의 효능은 다음과 같다.
항균(antimicrobial), 살균(antiseptic), 항경련(antispasmodic), 수렴(astringent), 상처회복(cicatrisant), 충혈완화(decongestant), 정화(depurative), 이뇨(diuretic), 살충(insecticide), 지혈(hemostatic), 진정(sedative), 강장(tonic), 고양(uplifting), 혈관수축(vasoconstrictive)

| 인체에 미치는 영향

- **심리적 효과**

사이프러스 오일은 긴장 완화 효과가 있어 화를 잘 내는 사람에게 효과가 좋다. 질투심, 집착 또는 고독감, 후회 등의 심리상태를 완화시킨다.

■ **신체적 효과**

- 몸 전체: 몸 전체의 세포와 조직에 수렴과 이뇨 작용을 한다. 셀룰라이트와 체액정체에 사용하면 좋다.
- 순환계: 혈관수축을 도와주어 정맥류, 치질 등을 완화시키고, 과도한 혈액손실에 효과적이며 순환계를 활성화시킨다.
- 생식계: 생리 관련 문제들을 정상화시키므로 생리전증후군, 생리통, 갱년기증후군 등을 완화시켜준다.
- 호흡계: 항경련 작용으로 감기, 기관지염, 천식과 연관된 기침 완화에 도움이 된다.

■ **피부에 대한 효과**

사이프러스 오일은 수분 손실, 땀, 피지 생산 등을 조절하여 정상화 시키는 효과가 뛰어나므로 특히 다한증, 지성 피부, 노화 피부에 사용하기 좋다. 상처 회복에 도움이 된다.

| 주의사항 사이프러스 오일은 식물성 에스트로겐 작용을 하여 생리를 정상화시키는 데 도움을 주는 오일이므로, 임신 중에는 사용을 금한다.

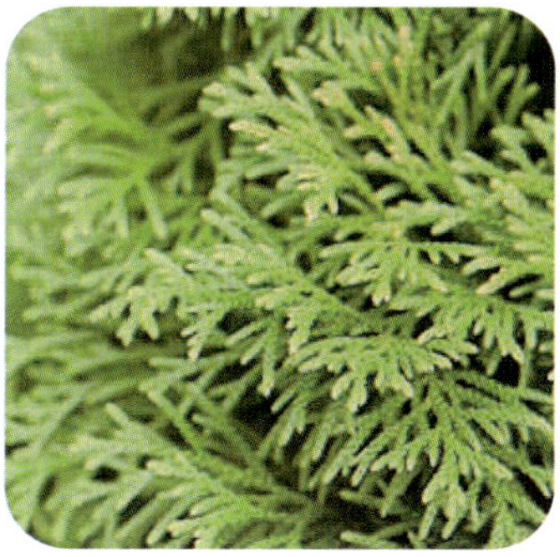

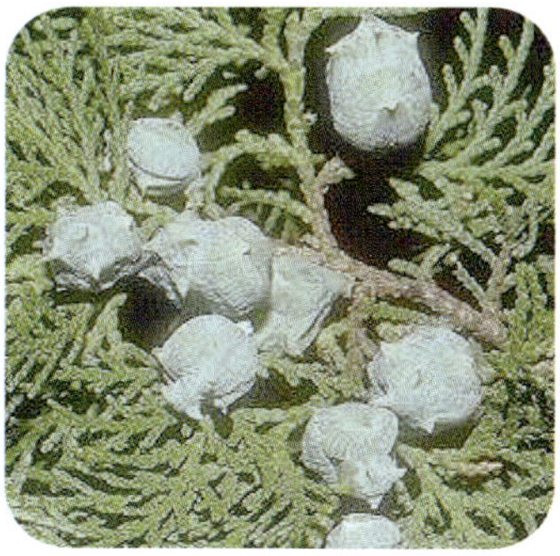

Key Point

사이프러스 오일은 강한 수렴 및 정화 작용을 하여 과도한 땀, 피지, 수분정체, 생리과다 등을 조절하는 효과가 있다.

15 유칼립투스 글로불루스(Eucalyptus globulus)

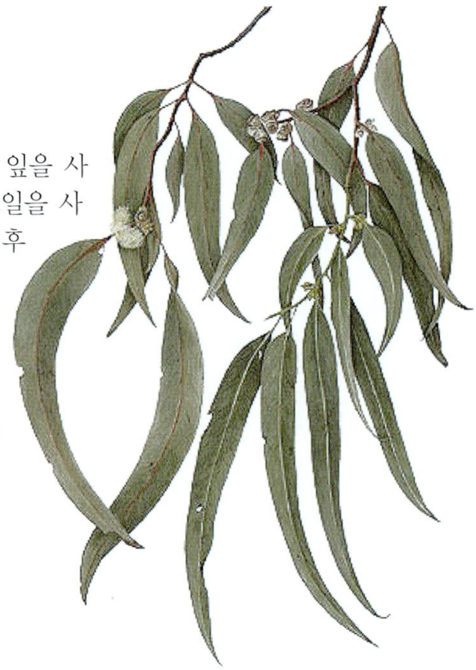

| 학명   *Eucalyptus globulus*

| 과명   도금양과(Myrtaceae)

| 유래   호주 원주민들은 창상 부위에 유칼립투스 잎을 사용했고 기관지염 등 호흡기질환에 잎과 오일을 사용했다. 1788년경 유럽에 처음 유입된 이후 열병이나 각종 감염증, 천식치료 등에 쓰기도 하고, 높은 항균 효과를 이용하여 결핵이나 병실소독에도 사용하였다.

| 산지   유칼립투스 나무는 호주와 타스마니아가 원산지이며, 스페인, 포르투갈과 같은 지중해 지역과 중국에서도 재배한다.

| 추출부위   유칼립투스 글로불루스의 잎과 잔가지

| 추출방법   증기 증류 추출법

| 향노트   top note

| 화학적 구성   유칼립투스 글로불루스 오일은 1,8-cineole(옥사이드계) 75%, α-pinene, limonene(터펜계) 10% 등으로 구성되어 있다.

| 치료적 효능   유칼립투스 글로불루스 오일의 효능은 다음과 같다.
진통(analgesic), 항박테리아(antibacterial), 살균(antiseptic), 항경련(antispasmodic), 항바이러스(antiviral), 쿨링(cooling), 상처회복(cicatrisant), 탈취(deodorant), 정화(depurative), 독소배출(detoxifying), 거담(expectorant), 해열(febrifuge), 면역자극(immune stimulant), 예방(prophylactic), 고양(uplifting), 상처회복(vulnerary)

| 인체에 미치는 영향

■ 심리적 효과

유칼립투스 글로불루스 오일은 머리를 맑게 해주고 감정을 진정시키는 효과가 있다. 특히 폭발 직전의 격앙된 상태나 이성을 잃었을 때 진정시켜 준다.

■ **신체적 효과**

- 근골격계: 류머티즘을 완화시키며 근육 결림과 통증을 덜어준다.
- 호흡계: 살균 효과와 면역계를 강화하는 효과로 목감기, 가래, 기침, 코감기, 천식 등의 모든 감기증상에 사용한다. 거담 효과가 뛰어나 기침을 통해 점액을 제거하는 효과가 있다.
- 면역계: 면역계를 강화하고 감염 방어에도 효과적이다.
- 비뇨기계: 방광염에 도움이 된다.

■ **피부에 대한 효과**

유칼립투스 글로불루스 오일은 감염, 화상, 상처, 염증이 있거나 칙칙하고, 정체된 피부에 효과가 있다.

주의사항 유칼립투스 글로불루스 오일은 피부를 자극할 수 있으므로 낮은 농도로 희석하여 사용한다. 이 오일은 고혈압, 뇌전증 증상이 있을 때 주의해야 하고, 동종요법과 병용하지 않는다.

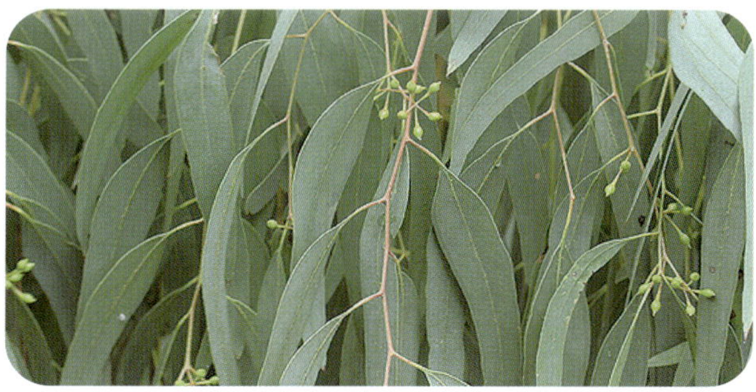

Key Point

유칼립투스 글로불루스 오일은 면역계를 강화시켜 질병과 바이러스로부터 몸을 보호하는 효과가 있다.

Tip

유칼립투스 글로불루스는 eucalyptus blue gum, tasmanian blue gum, blue gum 라고도 불린다.

16 유칼립투스 시트리오도라(Eucalyptus citriodora)

| 학명 | *Eucalyptus citriodora*

| 과명 | 도금양과(Myrtaceae)

| 유래 | 유칼립투스 시트리오도라는 방충제로 사용해 왔으며, 주로 바퀴벌레나 좀벌레 등을 없애기 위해 사용했다. 레몬의 산뜻한 향을 갖고 있어 비누, 향수, 세제 등으로 많이 활용되고 있다.

| 산지 | 호주, 남아메리카, 남아프리카

| 추출부위 | 유칼립투스 시트리오도라의 잎

| 추출방법 | 증기 증류 추출법

| 향노트 | top note

| 화학적 구성 | 유칼립투스 시트리오도라 오일은 citronellal(알데하이드계) 80%, citronellol 4%, geraniol, pinene 등으로 구성되어 있다.

| 치료적 효능 | 유칼립투스 시트리오도라 오일의 효능은 다음과 같다.
살균(antiseptic), 항바이러스(antiviral), 살균(bactericidal), 탈취(deodorant), 거담(expectorant), 방충(insect repellent), 자극(stimulant), 고양(uplifting)

| 인체에 미치는 영향

▪ **심리적 효과**

유칼립투스 시트리오도라 오일은 향이 강하고 신선하여 기분전환에 효과가 있다.

▪ **신체적 효과**

- 면역계: 감기, 인플루엔자 등 감염증에 효과적이다.
- 호흡계: 천식과 인후 감염을 완화시킨다.

- **피부에 대한 효과**

유칼립투스 시트리오도라 오일은 곰팡이성 감염, 헤르페스, 비듬 등에 사용하고 벌레 쫓는 데 효과적이다.

주의사항
독성과 민감성, 자극성이 없으나 민감한 피부에는 피부테스트가 필요하다.
동종요법과 병용하지 않는다.
유칼립투스 오일은 구강 복용 시 독성이 보고되고 있으므로 반드시 주의한다.

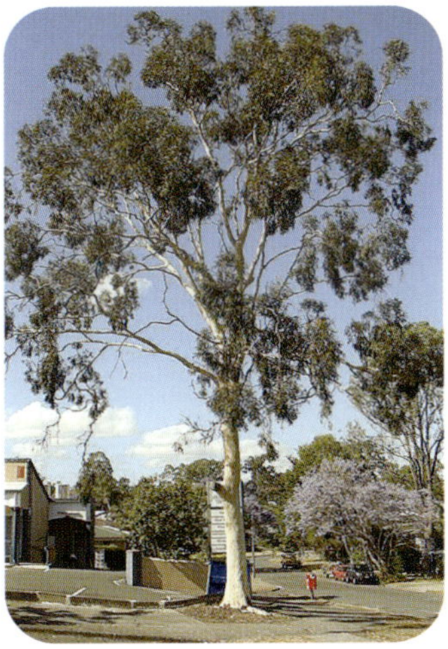

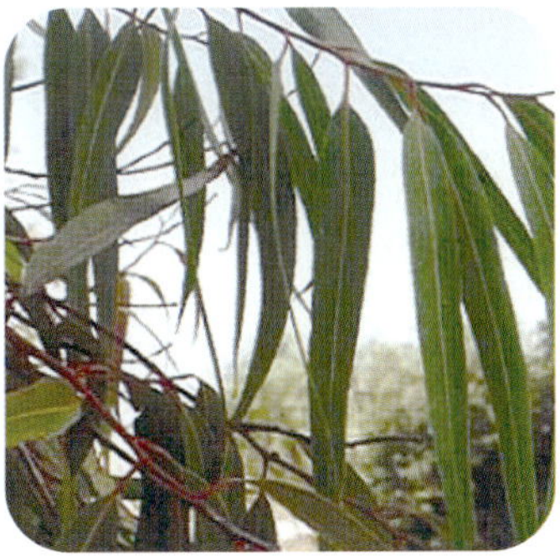

Key Point

유칼립투스 시트리오도라 오일은 레몬향이 나며 모기와 벌레를 쫓는데 매우 효과적이다.

Tip

유칼립투스 시트리오도라는 eucalyptus lemon, lemon-scented gum, lemon eucalyptus 라고도 불린다.

17 유칼립투스 디비스(Eucalyptus divis)

| 학명 | *Eucalyptus divis*
| 과명 | 도금양과(Myrtaceae)
| 유래 | 유칼립투스 디비스는 상쾌하고 신선한 향기를 지니고 있다. 예로부터 호주 원주민들은 이 나무를 태워 열을 낮추기 위한 훈증소독용으로 사용했다. 현대에는 의학적 용도보다는 살균소독, 탈취제, 가글, 구강청결제의 원료로 더 많이 사용한다.
| 산지 | 호주, 남아프리카
| 추출부위 | 유칼립투스 디비스의 잎
| 추출방법 | 증기 증류 추출법
| 향노트 | top note
| 화학적 구성 | 유칼립투스 디비스 오일의 구성성분은 다음과 같다. pipertone(케톤계) 52%, α-phellandrene, viridiflorol 20%, terpinen-4-ol 등으로 구성되어 있다.
| 치료적 효능 | 유칼립투스 디비스 오일의 효능은 다음과 같다.
살균(antiseptic), 진통(analgesic), 항바이러스(antiviral), 항진균(antifungal), 충혈완화(decongestant), 거담(expectorant), 점액용해(mucolytic), 발적(rubefacient), 자극(stimulant), 고양(uplifting), 구충(vermifuge)

| 인체에 미치는 영향

■ **심리적 효과**

유칼립투스 디비스 오일은 머리를 맑게 하고 기분전환에 효과가 있다.

■ **신체적 효과**

- 신경계: 두통과 편두통을 완화시킨다.
- 호흡계: 천식, 인후감염증, 기관지염, 기침, 가래에 효과적이다.

- 근골격계: 관절염, 류머티즘에 사용한다. 쑤시고 통증이 있을 때, 스포츠 후 근육통증에 효과적이다.
- 면역계: 감기, 인플루엔자와 기타 감염성 질병에 사용한다.

■ **피부에 대한 효과**

유칼립투스 디비스 오일은 곰팡이성 감염, 상처와 쓰라린 피부에 사용할 수 있다.

| 주의사항 유칼립투스 디비스 오일은 독성, 자극성, 민감성이 없다.
동종요법과 병용하지 않는다.
유칼립투스 오일은 구강복용 시 독성이 보고되고 있으므로 반드시 주의한다.

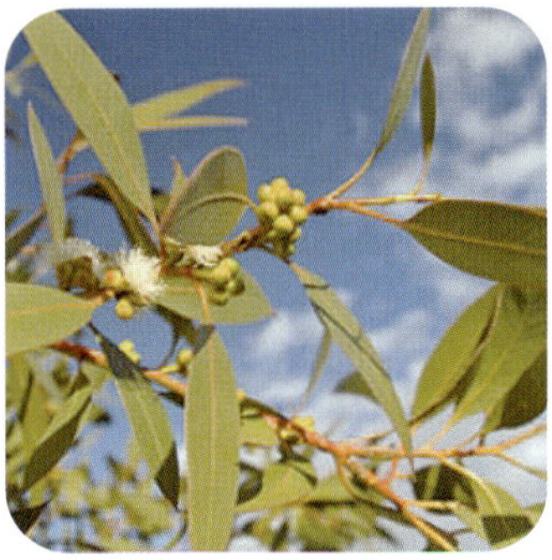

Key Point

신선하고 상쾌한 민트향의 유칼립투스 디비스 오일은 호흡기계 질환에 사용하기 좋다.

Tip

유칼립투스 디비스 오일은 broad-leaved peppermint, eucalyptus peppermint 라고도 불린다.

18 유칼립투스 스미티(Eucalyptus smithii)

학명	*Eucalyptus smithii*
과명	도금양과(Myrtaceae)
유래	유칼립투스 스미티는 전통적으로 호주에서 기침, 감기, 천식 등 호흡기 질환에 잎을 끓는 물에 담가 약용차를 만들었고, 잎에서 추출한 오일은 상처, 화상, 통증 등 감염과 치유촉진에 활용했다.
산지	남아프리카와 호주가 원산지이다.
추출부위	유칼립투스 스미티의 잎
추출방법	증기 증류 추출법
향노트	top note
화학적 구성	유칼립투스 스미티 오일은 주로 1,8-cineole(옥사이드계) 81%, limonene 3%, α-pinene 4% 등으로 구성되어 있다.
치료적 효능	유칼립투스 스미티 오일의 효능은 다음과 같다. 진통(analgesic), 항박테리아(antibacterial), 살균(antiseptic), 항바이러스(antiviral), 충혈완화(decongestant), 거담(expectorant), 발적(rubefacient), 자극(stimulant), 고양(uplifting)

인체에 미치는 영향

▪ 심리적 효과

유칼립투스 스미티 오일은 스트레스로 지친 마음에 신선함을 주고, 계절성 우울증, 특히 겨울에 생기를 불어 넣어 준다.

▪ 신체적 효과

- 근골격계: 근육의 통증과 쑤실 때 사용하고 관절염, 류머티즘에도 도움이 된다.
- 신경계: 두통과 편두통에 효과적이다.
- 면역계: 감기, 인플루엔자와 감염성 질환에 사용한다.
- 호흡계: 천식, 인후 감염, 기관지염, 기침, 가래에 효과가 있다.

■ **피부에 대한 효과**

유칼립투스 스미티 오일은 여드름, 종기와 피부감염 증상에 사용한다.

| 주의사항 유칼립투스 스미티 오일은 독성, 자극성, 민감성이 없지만 민감한 피부에는 피부 테스트를 한다.
동종요법과 병용하지 않는다.
유칼립투스 오일은 구강복용 시 독성이 보고되고 있으므로 반드시 주의한다.

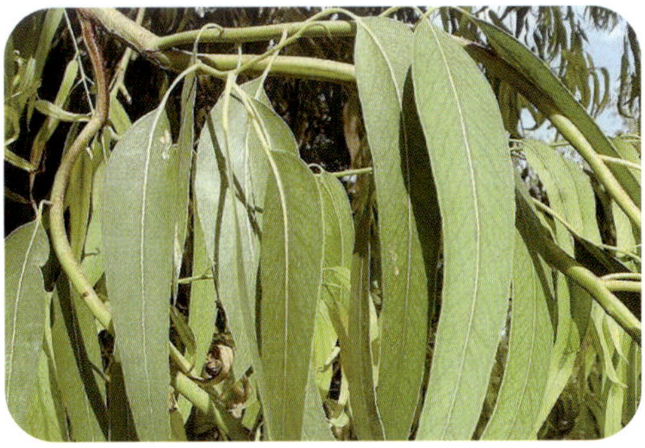

Key Point

유칼립투스 스미티 오일은 마일드하여 아이들과 노인들에게 사용하기 안전하다.
피부감염증이나 호흡계 질환에 효과적이다.

Tip

유칼립투스 스미티 오일은 gully gum 이라고도 불린다.

19 펜넬 스윗(Fennel Sweet)

| 학명 *Foeniculum vulgare var. ducle*

| 과명 산형과(Umbelliferae)

| 유래 펜넬은 고대 이집트에서부터 사용되어 왔으며, 고대 그리스의 히포크라테스는 황달에 사용했으며, 인도인들은 식사 후에 소화를 돕기 위해 씨앗을 먹기도 하였다. 고대 중국인들은 펜넬을 뱀에 물렸을 때 치료용으로 사용하거나, 포만감을 주는 효과를 이용하여 체중감량을 위한 요리에 썼다.

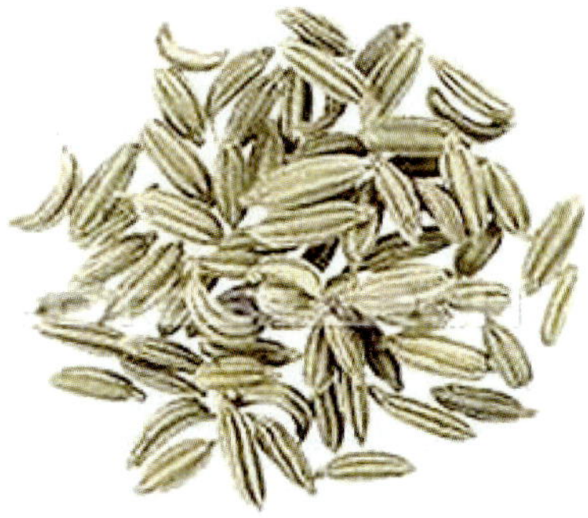

| 산지 프랑스, 이탈리아, 그리스 등의 지중해 국가

| 추출부위 펜넬의 씨앗

| 추출방법 증기 증류 추출법

| 향노트 middle note

| 화학적 구성 펜넬 오일은 methyl chavicol(페놀릭에테르계), trans-anethole, limonene, pinene, phellandrene(터펜계) 24%, fenchone(케톤계) 5%, 1,8-cineole(옥사이드계) 3% 등으로 구성되어 있다.

| 치료적 효능 펜넬 오일의 효능은 다음과 같다.
항균(antimicrobial), 살균(antiseptic), 항경련(antispasmodic), 식욕촉진(aperitif), 구풍(carminative), 정화(depurative), 독소배출(detoxifying), 이뇨(diuretic), 생리촉진(emmenagogue), 최유(galactagogue), 완하(laxative), 에스트로겐(oestrogenic), 자극(stimulant), 건위(stomachic), 강장(tonic)

| 인체에 미치는 영향

■ 심리적 효과

펜넬 오일은 불행한 사건 또는 역경에 직면했을 때 기운과 용기를 북돋아 준다.

■ 신체적 효과

- 근골격계: 류머티즘과 관절염을 완화시킨다. 통풍에 사용한다.
- 순환계: 이뇨 효과로 셀룰라이트 감소에 도움이 된다.

- 림프계: 부종완화와 독소배출에 도움이 된다.
- 소화계: 장, 간의 정화를 도와주고, 헛배 부름, 변비 등의 증상을 완화시킨다. 식욕을 억제하는 효과가 있어 비만해소에 도움이 된다.
- 호흡계: 항경련과 거담 작용으로 기관지염을 완화시킨다.
- 생식계: 생리전증후군, 무월경, 갱년기증후군을 완화시키고, 수유부의 모유 생산 증가에 도움이 된다.
- 비뇨계: 신장을 정화시키고 자극한다.
- 전신: 온몸의 독소를 배출해주고, 숙취해소에 도움이 된다.

▪ **피부에 대한 효과**

펜넬 오일은 살균 작용을 하고, 정체된 곳을 정화시키는 작용으로 멍든 곳을 빨리 회복시켜주고, 벌레 물린 곳의 염증과 통증 완화에 좋다.

| 주의사항 펜넬 오일은 과량으로 사용하지 않도록 주의하고, 임신부나 뇌전증환자에게는 사용을 금한다.

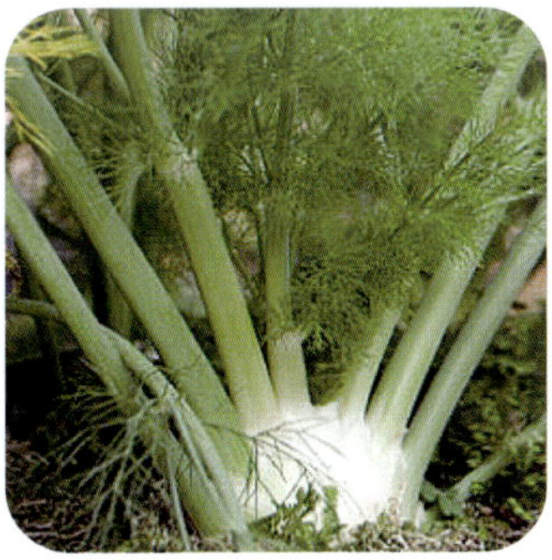

Key Point

펜넬 오일은 온몸을 정화시키는 데 효과적이다. 이뇨성분과 해독성분으로 셀룰라이트, 가스 찬 데, 변비 등에 활용할 수 있다.

Tip

아로마테라피에서는 펜넬 스윗을 사용하고, bitter fennel은 잠재독성으로 사용을 금한다.

20 프랑킨센스(Frankincense)

| 학명 *Boswellia carteri / Boswellia sacra*

| 과명 감람과(Burseraceae)

| 유래 프랑킨센스는 pure-incense(순수한 향)이라고 불리우며 고대부터 신께 바치는 제례의식과 기도용으로 많이 사용되었고 호흡을 깊게 해주며 감정을 안정시키는 향으로 세계적으로 애용되는 향이다. 고대 이집트인들은 피부노화를 막는 화장품, 훈증제, 제례의식용 향으로, 고대 중국에서는 나병 치료 등에 사용했다. 오만, 인도, 아프리카에서도 다양한 질병에 전통적인 치료제로 사용되고 있다. 이 프랑킨센스는 기독교 성서에서 동방박사가 몰약(myrrh), 황금(gold)과 함께 아기예수에게 드린 선물인 유향으로도 알려져 있다.

| 산지 프랑킨센스의 원산지는 홍해지역이며, 중부아프리카, 남동부 아프리카, 오만, 소말리아와 에티오피아에서 많이 재배된다

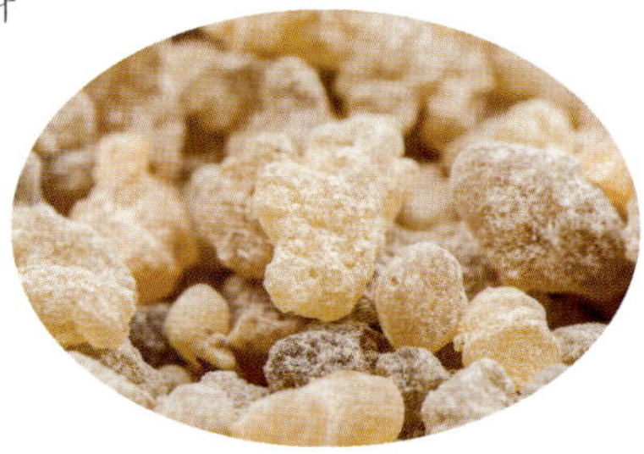

| 추출부위 프랑킨센스 나무의 수지(resin)

| 추출방법 증기 증류 추출법

| 향노트 middle - base note

| 화학적 구성 프랑킨센스 오일은 대부분이 α-pinene, limonene, E-β-ocimene, β-phellandrene(터펜계) 40%와 β-caryophyllene(세스퀴터펜계) 등으로 구성되어 있다.

| 치료적 효능 프랑킨센스 오일의 효능은 다음과 같다.
항균(antimicrobial), 살균(antiseptic), 수렴(astringent), 상처회복(cicatrisant), 세포재생(cytophylactic), 이뇨(diuretic), 생리촉진(emmenagogue), 거담(expectorant), 지혈(hemostatic), 면역자극(immune stimulant), 점액용해(mucolytic), 신경강장(nervine), 이완(relaxing), 발적(rubefacient), 진정(sedative), 강장(tonic), 자궁강장(uterine), 구충(vermifuge), 상처회복(vulnerary)

인체에 미치는 영향

■ 심리적 효과

프랑킨센스 오일은 마음을 집중하게 도와주므로 명상 시 오일버너에 발향하기도 한다. 마음을 이완시켜, 과거와 관련된 분노(과거에 집착)나 강박관념에 사로잡힌 사람에게 신선함과 편안함을 준다. 우울증에 매우 좋은 효과가 있으며, 산후우울증에 특히 유용하다.

■ 신체적 효과

- 호흡계: 천식, 기관지염, 기침 등의 증상을 완화시키고, 가래 등의 점액을 제거하고, 호흡을 편안하게 도와준다.
- 면역계: 인체방어구조와 신경계를 강화시켜 자연치유력을 높이고 면역증강에 도움을 준다.
- 비뇨계: 방광염, 생식기 감염, 신장염 등의 증상완화에 도움이 된다.
- 생식계: 항경련 작용으로 생리통에 도움이 되고, 출산 시 사용하면 진정 효과가 있다.
- 소화기계: 소화불량에 사용한다.

■ 피부에 대한 효과

프랑킨센스 오일은 노화 피부에 재생 효과가 있어 주름살과 건성 피부를 완화시키고, 수렴작용으로 지성 피부에 균형을 잡도록 도와준다. 상처나 염증이 있는 부위에도 유용한 것으로 알려져 있다.

주의사항

프랑킨센스 오일은 독성이 없어 자극적이지 않다.

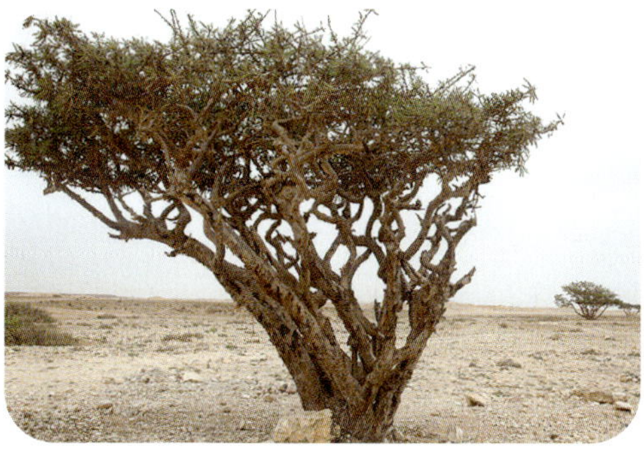

Key Point

프랑킨센스 오일은 감성적으로 균형을 잡아주고 고양시키는 효과가 있다.
깊은 호흡을 도와주어 명상 시에 사용하면 좋다.

21 제라늄(Geranium)

| 학명 *Pelargonium graveolens* 또는 *Pelargonium odoratissimum*

| 과명 쥐손이풀과(Geraniaceae)

| 유래 제라늄 씨앗이 황새 부리를 닮았다 하여 황새라는 뜻의 그리스어 pelargos에서 이름이 유래되었다. 유럽에는 17세기 후반에 도입되었으며 다양한 꽃 색깔과 잎의 향기 때문에 원예종으로 인기가 많고 근대 이후에는 중요한 향수 원료로 이용되고 있다. 설사, 이질성 설사, 생리과다 등의 치료에 사용하였다.

| 산지 제라늄은 남아프리카가 원산지이며, 지중해 지역인 유럽, 러시아와 이집트, 중국을 비롯한 전 세계에서 재배되고 있다.

| 추출부위 제라늄의 잎, 꽃, 줄기 등 식물 전체

| 추출방법 증기 증류 추출법

| 향노트 middle note

| 화학적 구성 제라늄 오일은 citronellol, geraniol, linalool(알코올계) 60%, citronellyl formate, geranyl formate(에스테르계) 15%, limonene(터펜계), menthone(케톤계) 등으로 구성되어 있다.

| 치료적 효능 제라늄 오일의 효능은 다음과 같다.
진통(analgesic), 항우울(antidepressant), 항염(anti-inflammatory),
살균(antiseptic), 수렴(astringent), 균형조절(balancing), 상처회복(cicatrisant),
세포재생(cytophylactic), 이뇨(diuretic), 지혈(hemostatic),
호르몬조절(hormone balancing), 자극(stimulant), 강장(tonic), 고양(uplifting),
구충(vermifuge), 상처회복(vulnerary)

| 인체에 미치는 영향

■ 심리적 효과

제라늄 오일은 신경계 강장 효과로 분노, 불안, 좌절, 우울증, 스트레스를 완화시키고 정신력을 강화시킨다. 감정과 느낌이 저하된 경우 기분을 고양시켜 감정의 균형을 잡아준다.

■ **신체적 효과**

- 근육계: 진통 효과로 근육경련과 류머티즘에 도움이 된다.
- 순환계/림프계: 혈액순환을 강화하고 림프계를 자극한다.
- 내분비계/생식계: 내분비계 강장 효과가 있고, 호르몬 균형을 도와주어 생리전증후군, 갱년기 우울증, 생리과다를 정상화시킨다.
- 비뇨계: 이뇨 작용을 통해 독소와 노폐물 배출 효과가 있다.
- 호흡계: 목과 입 부위 감염 증상 완화와 점액 배출에 도움이 된다.

■ **피부에 대한 효과**

제라늄 오일은 모든 피부타입에 효과가 있고, 피지분비를 조절하고, 혈액순환을 원활히 하여 칙칙하거나 창백한 피부를 생기 있게 만든다.

| 주의사항 제라늄 오일은 과민성 피부의 경우 피부 자극에 주의한다. 임신 초기 및 호르몬 관련 암환자의 경우 사용에 매우 주의해야 한다.

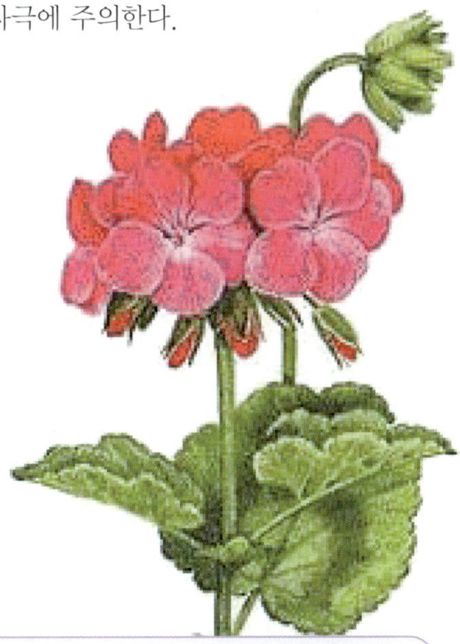

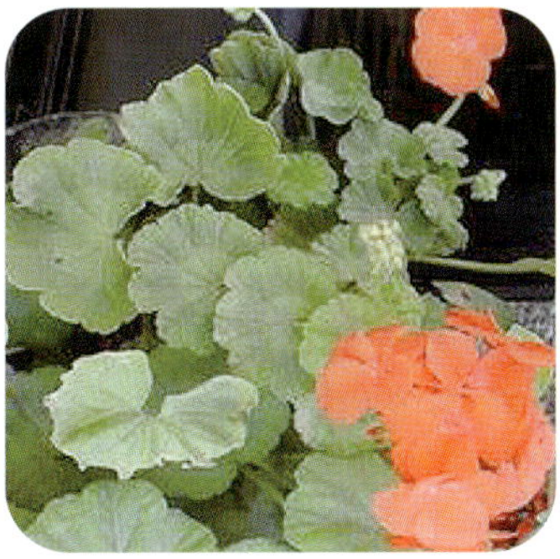

Key Point

제라늄 오일은 몸과 마음의 균형을 잡아주고 감성적으로 기분이 고양되도록 도와주며 인체순환을 자극하는 오일이다. 이 오일은 적은 양을 사용하는 경우 진정 효과가 있고 많은 양을 사용할 경우 자극 효과가 있다.

22 진저(Ginger)

| 학명 | *Zingiber officinale*

| 과명 | 생강과(Zingiberaceae)

| 유래 | 진저는 우리가 잘 아는 생강으로 고대부터 향신료 및 의약용으로 널리 사용되어 왔다. 중국에서는 감기, 오한, 위장기능 저하 및 식욕부진에 사용되며, 유럽에서는 중세에 흑사병 예방과 치유를 위해 널리 알려졌고, 건위제로 소화를 돕고 구토나 멀미 치료에 매우 효과가 있는 민간요법제로 쓰이고 있다.

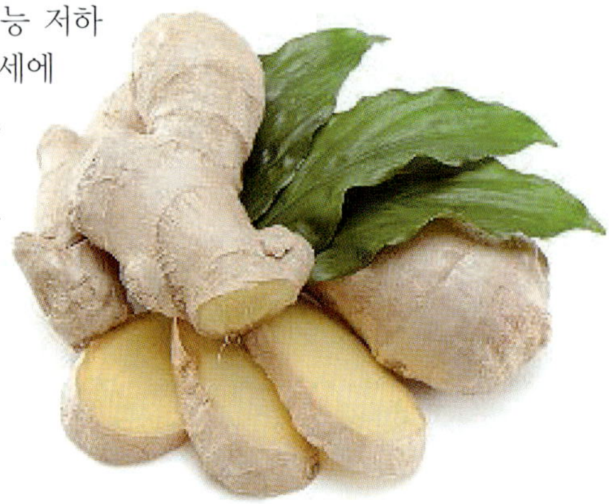

| 산지 | 인도, 스리랑카, 동남아시아, 중국, 나이지리아, 자메이카 등에서 생산된다.

| 추출부위 | 생강의 두꺼운 뿌리 줄기, 근경

| 추출방법 | 증기 증류 추출법

| 향노트 | top note

| 화학적 구성 | 진저 오일은 zingiberene(세스퀴터펜계) 55%, zingiberol, gingerol(알코올계) 10%, camphene, gingerone(터펜계), geranial(알데하이드계), 1,8-cineole(옥사이드계) 1.3% 등으로 구성되어 있다.

| 치료적 효능 | 진저 오일의 효능은 다음과 같다.
진통(analgesic), 구토억제(antiemetic), 살균(antiseptic), 항경련(antispasmodic), 식욕촉진(aperitif), 구풍(carminative), 충혈완화(decongestant), 소화촉진(digestive), 거담(expectorant), 해열(febrifuge), 완하(laxative), 발적(rubefacient), 자극(stimulant), 건위(stomachic), 발한(sudorific), 강장(tonic), 워밍(warming)

| 인체에 미치는 영향

■ 심리적 효과

진저 오일은 감정을 따뜻하게 해준다. 특히 무기력하고 지쳤을 때 감각을 일깨워주고 기억력을 향상시킨다. 외롭거나 혼란스러울 때 감정의 균형을 잡아준다.

■ **신체적 효과**

- 골격계: 관절통증, 관절염, 류머티즘 등의 통증과 경련을 완화시킨다.
- 근육계: 쥐가 나거나 근육경련, 삔 데, 근육통 등의 증상을 완화시킨다.
- 순환계: 혈액순환을 자극하여 정맥류, 수족냉증 등 혈관관련 문제를 완화시키는데 도움이 된다.
- 소화계: 위를 안정시키고, 구토, 숙취, 멀미 등을 완화시키고, 식욕을 자극한다.
- 호흡계: 감기증상, 특히 가래, 목감기, 열감기, 콧물감기를 완화시킨다.
- 전신: 독소를 배출하고 몸을 자극하고 감각을 일깨워주며 열을 낮춰준다.

■ **피부에 대한 효과**

진저 오일은 혈액순환을 자극하여 멍과 동상 등의 완화에 좋다.

| 주의사항 진저 오일은 매우 민감한 피부에는 자극이 될 수 있으므로 주의하고, 낮은 농도로 희석하여 사용한다.

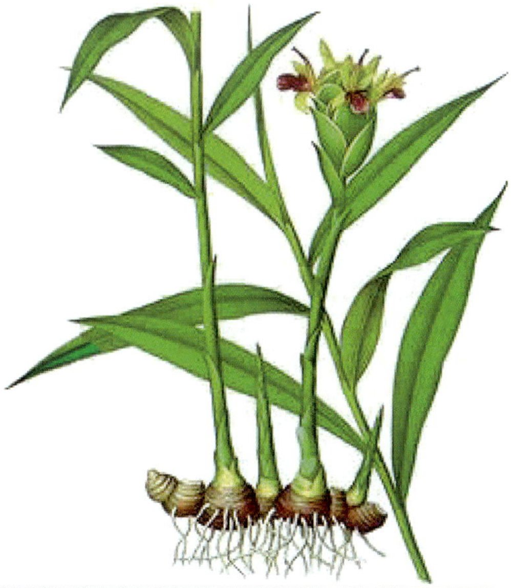

Key Point

진저 오일은 순환을 자극하고 피곤한 몸을 일깨워주고, 위를 진정시키고 안정시키는 효과가 있다.

23 그레이프프룻(Grapefruit)

| 학명 *Citrus paradisi*

| 과명 운향과(Rutaceae)

| 유래 그레이프프룻은 열대아시아와 서인도 원산의 C. maxima와 C. sinensis의 교배종으로 미국 캘리포니아, 열대아시아, 서인도제도 등에서 경작되며 에센셜 오일은 주로 캘리포니아에서 생산한다. 자몽이라 불리고 최근 교배종으로 다른 시트러스계보다 영양학적으로 우수하고, 비타민 C 함량이 높으며, 특히 항균효과와 정신에 미치는 영향에 대한 연구가 활발히 진행되고 있다.

| 산지 열대아시아, 서인도제도와 캘리포니아

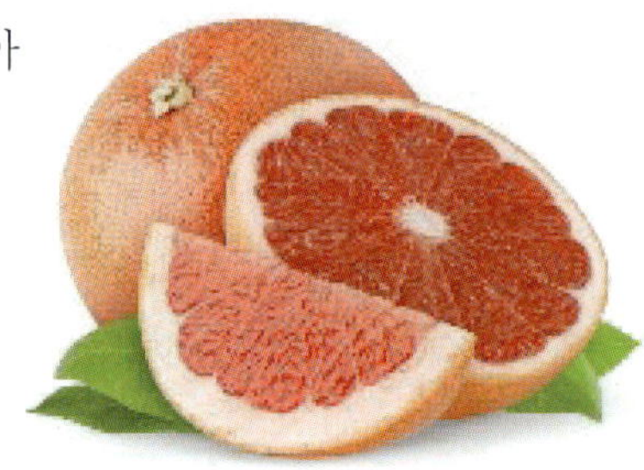

| 추출부위 그레이프프룻의 신선한 껍질

| 추출방법 압착법

| 향노트 top note

| 화학적 구성 그레이프프룻 오일은 limonene, cadinene(모노터펜계) 90%, paradisiol(알코올계), neral(알데하이드계) 1.5% 등으로 구성되어 있다.

| 치료적 효능 그레이프프룻 오일의 효능은 다음과 같다.
항우울(antidepressant), 살균(antiseptic), 수렴(astringent), 살균(bactericidal), 정화(depurative), 이뇨(diuretic), 자극((stimulant(digestive, lymphatic)), 강장(tonic), 고양(uplifting)

| 인체에 미치는 영향

■ 심리적 효과

그레이프프룻 오일은 고양 효과와 상쾌함을 주는 효과가 있어 우울하고 스트레스 상태의 마음을 새롭게 해주고, 행복감을 가져오며, 마음의 변화가 심할 때 균형을 잡아준다. 특히 긴장하거나 스트레스를 받을 때 음식에서 위안을 찾는 사람들에게 도움이 된다.

■ **신체적 효과**

- 림프계: 순한 이뇨 효과와 비장, 림프계를 자극하여 체액정체와 부종을 감소시키므로 독소배출과 셀룰라이트 분해에 효과적이다.
- 면역계: 면역계를 자극하고 감기를 예방하는 데 도움이 된다.
- 소화계: 소화기계 강장 효과가 있으며 복부 팽만, 변비, 오심 등에 도움이 된다.
- 전체적: 피로, 시차 적응증, 아침에 일어나기 힘들 때에 좋은 오일이다. 병환 중의 환자 특유의 냄새 완화에 도움이 된다.

■ **피부에 대한 효과**

그레이프프룻 오일은 지성 피부, 여드름에 수렴, 정화 효과가 있다.

주의사항 그레이프프룻 오일은 안전하고 자극적이지 않다. 특히 감귤류 계열 오일에 많은 감광성이 적은 편이므로 안심하고 사용할 수 있다.

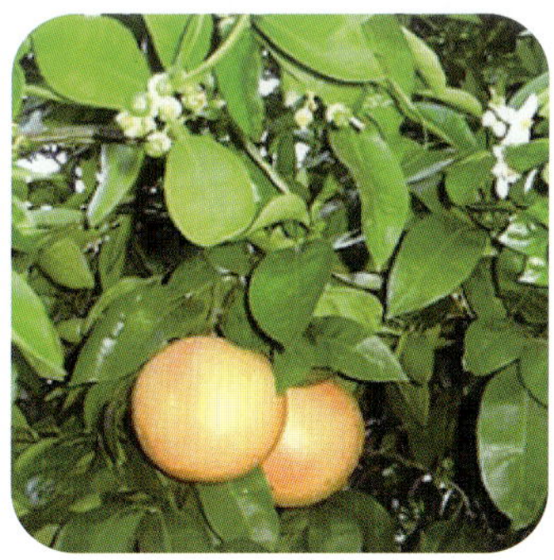

Key Point

그레이프프룻 오일은 심신에 상쾌함을 주고 고양시켜 우울증, 특히 계절성 우울증, 심신의 무기력증과 전신피로에 사용하면 효과적이다.

Tip

그레이프프룻 오일은 White Grapefruit와 Red Grapefruit 두 종류가 있으며, White가 Red보다 알데하이드 성분은 더 많고, 모노터펜 성분은 더 적다.

24 쟈스민(Jasmine)

| 학명 — *Jasminum officinale var. grandiflorum*

| 과명 — 물푸레나무과(Oleaceae)

| 유래 — 쟈스민은 고대로부터 향기로운 '꽃의 왕'으로 불리며 생식계에 미치는 긍정적인 효과로 매우 유명하여 최음제와 출산을 돕는 데도 사용 되었다. 인도에서는 '숲속의 달빛'이라 불리며 연고와 의식용으로 널리 사용 되었다. 행복감을 주는 우아한 향으로 남성에게도 많이 사용된다. 중국에서는 J. officinale var. grandiflorum이 간염, 간경화로 인한 통증, 이질 설사로 인한 복부 통증에 쓰이고 J. sambac 꽃은 결막염, 피부궤양, 종양 등에 사용되고 중국 쟈스민 차의 원료로 쓰인다.

| 산지 — J. grandiflorum은 중국, 인도북부, 이집트, 프랑스와 지중해 연안국들에서 재배되고, J. sambac은 인도 남부가 원산지이며 인도, 실론, 미얀마, 중국에서 재배된다.

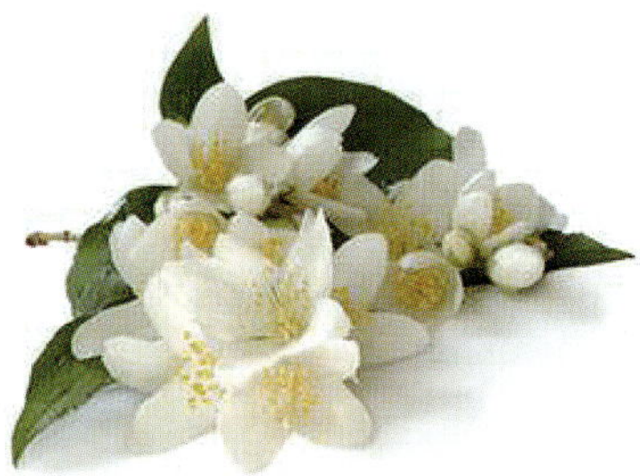

| 추출부위 — 쟈스민의 꽃

| 추출방법 — 용매추출법, 전통적 방법은 냉침법

| 향노트 — base note

| 화학적 구성 — 쟈스민 오일은 주로 benzyl acetate(에스테르계) 54%, linalool(알코올계) 24%에 jasmone(케톤계) 2.6%, α-pinene, β-pinene 등으로 구성되어 있다.

| 치료적 효능 — 쟈스민 오일의 효능은 다음과 같다.
진통(analgesic), 항우울(antidepressant), 살균(antiseptic), 항경련(antispasmodic), 최음(aphrodisiac), 최유(galactagogue), 해산(parturient), 이완(relaxing), 진정(sedative), 강장(tonic), 자궁강장(uterine)

| 인체에 미치는 영향

■ 심리적 효과

쟈스민 오일은 자신감을 갖게 하며, 긍정적이고 낙천적 기분을 갖도록 하고, 우울감에서 벗어나게 도와준다. 또한 신경을 진정시키고 감정을 따뜻하게 하는 효과가 있다. 산후우울증, 갱년기우울증에 매우 유용하다.

■ **신체적 효과**

- 근육계: 근육경련을 완화시킨다.
- 생식계/내분비계: 생리전증후군을 완화하고 갱년기에 호르몬 균형을 맞춰준다. 출산통증을 완화하고, 출산 속도를 빠르게 도와주므로, 출산 시에 가장 유용한 오일 중 하나이다. 남성생식계 문제에도 긍정적인 효과를 준다.
- 호흡계: 천식 및 기관지 경련으로 인한 잦은 기침을 완화시켜 호흡을 정상화시킨다.

■ **피부에 대한 효과**

쟈스민 오일은 세포재생을 강화하는 효과로 상처 난 피부에 치유 효과가 있고, 임신선을 감소시킨다. 보습 효과가 있어 건성 피부에 좋고 피부 탄력을 증가시켜 노화 피부에 사용하기 좋은 오일이다.

| 주의사항 쟈스민 오일은 자궁수축을 강화하는 효과가 있어서 임신 중에는 사용을 금하지만 임신 말기와 출산 시에는 유용한 오일이다. 쟈스민 오일을 과도하게 사용하면 집중력이 저하되므로 주의한다.

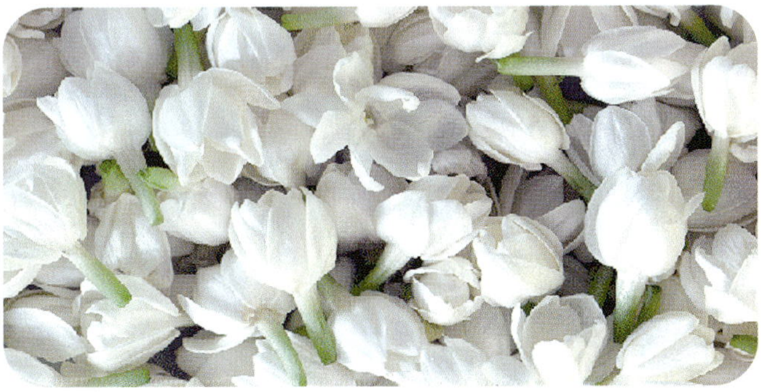

Key Point

쟈스민 오일은 피부와 영혼의 재생 효과가 있고, 이완, 진정, 고양 효과가 뛰어나다.

Tip

쟈스민 오일은 향이 매우 강하고 오래 지속되므로 소량으로도 충분히 향을 즐길 수 있는 유용한 오일이다.

25 주니퍼 베리(Juniper Berry)

| 학명 | *Juniperus communis*

| 과명 | 측백나무과(Cupressaceae)

| 유래 | 주니퍼 베리는 노간주나무의 열매로 고대 그리스, 로마에서는 소독용으로 쓰였으며, 중세 유럽에서는 주니퍼가 흑사병에 효과가 있다고 믿어 가지를 태워 공기정화에 썼다. 소화장애, 관절염, 근육 통증에도 사용하였고, 열매를 이용하여 증류주인 드라이진을 만든다. 북아메리카 원주민들은 주니퍼 베리를 감기, 관절염, 근육통에 사용하였다.

| 산지 | 주니퍼 베리의 원산지는 북반구의 시베리아, 캐나다, 스칸디나비아 반도 등의 추운 지역이며, 오일은 유럽의 프랑스, 이태리, 헝가리, 슬로바키아와 캐나다에서 생산된다.

| 추출부위 | 주니퍼의 건조 열매

| 추출방법 | 증기 증류 추출법

| 향노트 | middle-base note

| 화학적 구성 | 주니퍼 베리 오일은 α-pinene, β-pinene, limonene, myrcene, sabinene(모노터펜계) 60~80%, terpinen, α-terpineol geraniol(알코올계) 10% 등으로 구성되어 있다.

| 치료적 효능 | 주니퍼 베리 오일의 효능은 다음과 같다.
진통(analgesic), 살균(antiseptic), 항경련(antispasmodic), 구풍(carminative), 정화(depurative), 독소배출(detoxifying), 이뇨(diuretic), 생리촉진(emmenagogue), 이완(relaxing), 발적(rubefacient), 진정(sedative), 발한(sudorific), 자극(stimulant), 강장(tonic), 워밍(warming)

| 인체에 미치는 영향

■ 심리적 효과

주니퍼 베리 오일은 마음을 정화시키고, 스트레스로 인한 긴장 등을 완화시켜 준다. 신경성 긴장, 압박감과 불안감을 덜어주며, 신경 및 감정적 피로감 해소에 좋다.

■ **신체적 효과**

- 근골격계: 몸을 따뜻하게 데워주는 효과로 근육을 이완시키고, 근육피로, 경련 등을 감소시키므로, 관절염, 류머티즘, 통풍의 통증을 감소시킨다.
- 순환계: 부종과 체액정체를 완화시켜 셀룰라이트 분해에 도움이 된다.
- 비뇨기계: 살균, 이뇨, 독소배출 작용이 뛰어나 신장염, 방광염 등 비뇨기계 질환에 효과적이다.

■ **피부에 대한 효과**

주니퍼 베리 오일은 독소배출 작용이 뛰어나 여드름, 지성 피부에 유용하고 피부염, 습진, 건선에 효과가 있다.

| 주의사항　주니퍼 베리 오일은 자궁 근육을 자극하는 효과가 있어 임신 중에는 절대로 사용하지 않는다. 또 신장을 자극하여 뛰어난 독소배출 효과가 있지만, 신장관련 질환이 있는 경우 매우 주의하여야 한다. 주니퍼 베리 오일을 사용한 후에는 신선한 물을 많이 마시도록 한다.

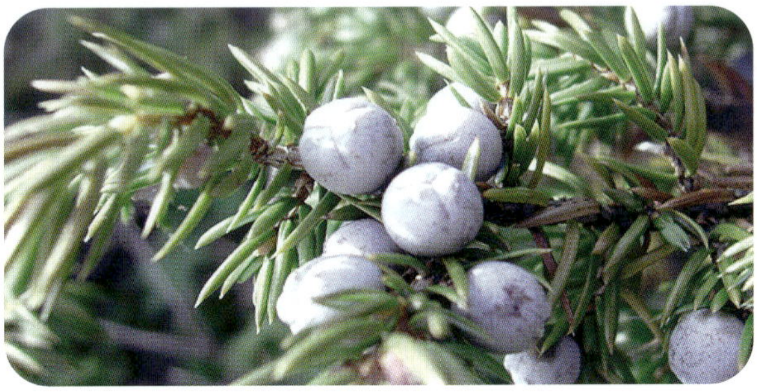

Key Point

주니퍼 베리 오일은 몸과 마음의 과도한 체액, 분노, 독소 등을 배출하여 정화시키는 효과가 있다.

Tip

주니퍼의 건조 열매에서 추출한 오일은 효능이 좋고, 잎과 잔가지에서 추출한 오일은 가격이 저렴하다. 아로마테라피에서는 건조열매에서 추출한 주니퍼베리 오일만 사용한다.

26 라벤더(Lavender)

| 학명 *Lavandula angustifolia*

| 과명 꿀풀과(Labiatae 또는 Lamiaceae)

| 유래 고대 이집트에서부터 사용되었으며 라틴어의 씻는다는 의미인 'lavare'에서 유래했다. 로마에서는 항균성이 강한 라벤더를 이용하여 목욕할 때와 상처 치유에 사용했다. 라벤더는 가장 유용한 에센셜 오일 중 하나로 불면증과 화상, 벌레 물린 데 등에 응급처치용으로 많이 사용하고 있다.

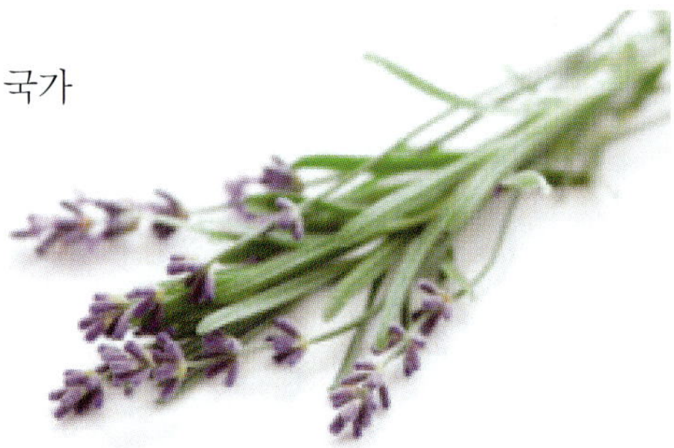

| 산지 프랑스와 영국을 포함하는 지중해 국가

| 추출부위 라벤더의 꽃

| 추출방법 증기 증류 추출법

| 향노트 middle note

| 화학적 구성 라벤더 오일은 linalyl acetate, lavandulyl acetate(에스테르계) 45%, linalool, geraniol(알코올계) 36%, 세스퀴터펜 5% 등 라벤더는 100여개가 넘는 화학성분 등으로 구성되어 있다.

| 치료적 효능 라벤더 오일의 효능은 다음과 같다.
진통(analgesic), 항우울(antidepressant), 항염(anti-inflammatory), 살균(antiseptic), 항경련(antispasmodic), 항바이러스(antiviral), 균형조절(balancing), 진정(calming), 상처회복(cicatrisant), 쿨링(cooling), 독소배출(detoxifying), 이뇨(diuretic), 생리촉진(emmenagogue), 살진균(fungicidal), 혈압강하(hypotensive), 면역자극(immune stimulant), 신경강장(nervine), 이완(relaxing), 진정(sedative), 발한(sudorific), 강장(tonic), 상처회복(vulnerary)

| 인체에 미치는 영향

■ **심리적 효과**

라벤더 오일은 스트레스, 불면증, 분노를 이완시키고, 두통, 편두통, 긴장, 쇼크를 완화시킨다. 감정의 균형을 잡아 우울감을 덜어주므로 조울증 환자에게 탁월한 효과가 있다.

■ **신체적 효과**

- 근골격계: 진통 효과로 근육통, 류머티즘, 삔 데, 성장통으로 인한 통증을 완화시킨다.
- 순환계: 혈압을 낮추고 심장에 이완 작용을 하여 스트레스 관련 심계항진을 낮춰준다.
- 호흡계: 호흡을 이완시키고, 항염 작용으로 기관지염, 후두염을 완화시키고, 감기와 독감치료에 사용된다.
- 생식계: 생리관련 질환, 즉 생리통 등을 완화시키고, 출산 시 통증을 덜어주고 불안감을 줄여준다.
- 소화계: 스트레스로 인한 과민성 대장증상, 신경성 위통 등에 유용하다.

■ **피부에 대한 효과**

라벤더 오일은 모든 피부타입과 조건에 효과적인 오일로 지성 피부에 피지균형을 맞춰주고 상처나 임신선에 세포성장을 강화하고 빠른 치유를 도와준다. 피부염, 여드름, 건선 등 다양한 피부증상과 벌레에 물리거나 쏘인 데, 화상, 일광화상에 효과가 있다.

| 주의사항　라벤더 오일은 독성과 자극이 없어 사용하기에 안전한 오일이다.

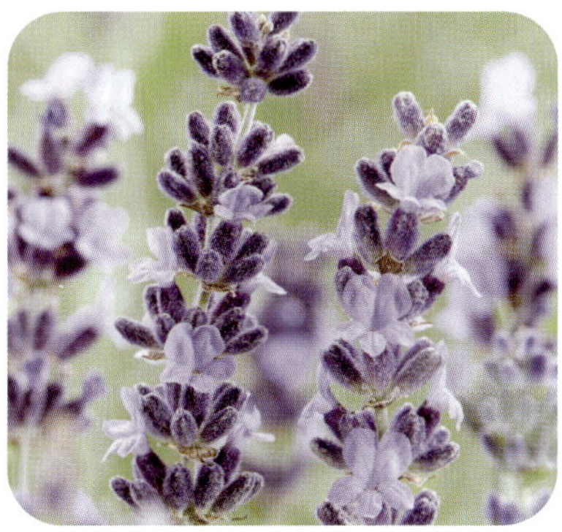

Key Point

라벤더 오일은 전신에 효과적이다. 이 오일은 몸 전체를 이완시키고 균형을 잡도록 도와주며, 모든 증상에 다양하게 사용할 수 있다. 아이와 노인에게 사용하기에 안전한 오일이다.

27 라반딘(Lavandin)

| 학명 *Lavandula × intermedia*

| 과명 꿀풀과(Labiatae 또는 Lamiaceae)

| 유래 라반딘은 라벤더 트루와 라벤더 스파이크 사이에서 생긴 천연 잡종이다. 신선한 향기가 강하고 오래가 바디케어제품, 향수, 방향제, 가정용품, 비누 등 상업적으로 많이 사용된다. 오일수율이 라벤더보다 높아서 종종 라벤더 오일에 섞음질 하기도 하나, 치료적 효능이 다르다.

| 산지 지중해가 주산지이나 전 세계에서 재배된다.

| 추출부위 꽃

| 추출방법 증기 증류 추출법

| 향노트 middle note

| 화학적 구성 라반딘 오일은 linalyl acetate 27%(에스테르계), linalool, 1,8-cineole, borneol, lavendulol, terpinen-4-ol 등으로 구성되어 있다.

| 치료적 효능 라반딘 오일의 효능은 다음과 같다.
항염(anti-inflammatory), 항경련(antispasmodic), 진통(analgesic),
항균(antimicrobial), 살충(insecticide), 점액용해(mucolytic)

| 인체에 미치는 영향

■ **심리적 효과**

라반딘 오일은 신경계를 자극시키고 고양시킨다.

■ **신체적 효과**

- 순환계: 심계항진을 완화시킨다.
- 소화기계: 식욕을 자극하고, 배앓이와 헛배부름을 완화시켜 준다.
- 호흡계: 감기, 플루와 감염증상 완화에 도움이 된다.
- 근육계: 통증과 결린 데를 완화시키고 경련완화에 도움이 된다.

■ **피부에 대한 효과**

라반딘 오일은 방충 효과로 벌레 퇴치에 사용한다. 피부 상처 치유에 효과가 있고 피부염 완화에 도움이 된다.

주의사항 라반딘 오일은 독성, 자극성과 민감성이 없는 오일이다.

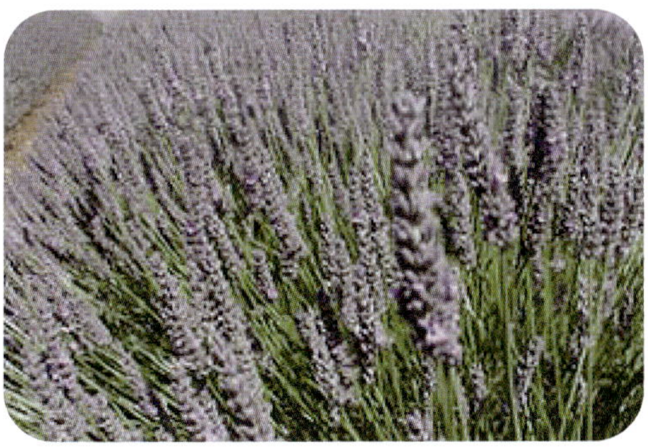

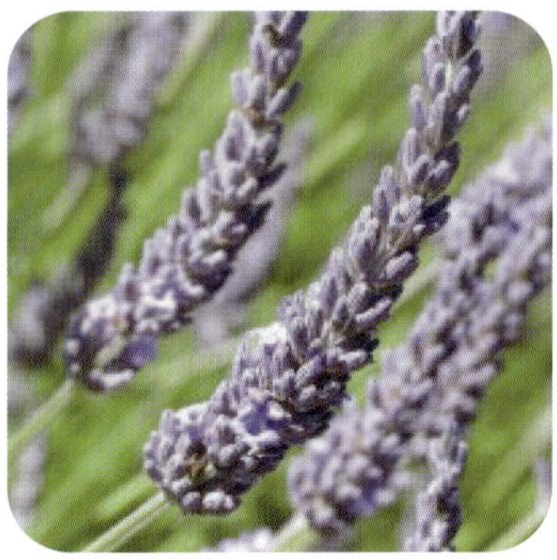

Key Point

라반딘 오일은 향수업계에서 많이 사용하고, 점액용해 작용으로 호흡계 증상에 사용할 수 있다.

Tip

라반딘 오일은 가격이 비교적 저렴하여 라벤더(lavandula angustifolia)로 섞음질 하는데 많이 사용되므로, 구매 시 주의한다. 라반딘 오일은 캄퍼성분이 많아 화상에 사용해서는 안된다. 오일버너 등의 기화법으로 사용하기에 적합하다.

28 라벤더 스파이크(Lavender spike)

| 학명 *Lavandula latifolia*

| 과명 꿀풀과(Labiatae 또는 Lamiaceae)

| 유래 라벤더 스파이크는 'male lavender'로 불릴 정도로 라벤더보다 강한 작용을 한다. 수의학 분야에서 상처 소독, 벼룩 제거 등에 사용해 왔다. 염좌와 관절 치료제로 유명한 올리엄 스피카에(oleum spicae)의 주성분이다.

| 산지 지중해 연안국가에서 나오며, 주로 프랑스와 영국에서 재배된다.

| 추출부위 라벤더 스파이크의 꽃

| 추출방법 증기 증류 추출법

| 향노트 middle note

| 화학적 구성 라벤더 스파이크는 1,8-cineole(옥사이드계) 24%, linalool 32%, camphor 20%, borneol, terpenes 등으로 구성되어 있다.

| 치료적 효능 라벤더 스파이크 오일의 효능은 다음과 같다.
진통(analgesic), 항진균(antifungal), 살균(antiseptic), 충혈완화(decongestant), 거담(expectorant), 살충(insecticide), 점액용해(mucolytic), 고양(uplifting), 상처회복(vulnerary)

| 인체에 미치는 영향

■ **심리적 효과**

라벤더 스파이크 오일은 피로한 정신을 상쾌하게 하고 두통을 완화시킨다. 멍한 상태를 맑게 해주고 느슨한 심리상태를 긴장하게 도와준다.

■ **신체적 효과**

- 근골격계: 쑤시고 아픈 곳과 류머티즘을 완화시켜 통증을 줄여준다.
- 순환계: 고혈압과 심계항진과 같은 스트레스 관련 증상을 완화시켜 준다.
- 호흡계: 플루나 감기, 가래에 효과적이다.

■ 피부에 대한 효과

라벤더 스파이크 오일은 방충 효과로 벌레 퇴치에 사용한다. 상처조직을 치유하고 백선, 무좀 완화에 도움이 된다.

| 주의사항 라벤더 스파이크 오일은 독성, 자극성과 민감성이 없는 오일이다. 그러나, 구성성분 중에 신경잠재독성이 있는 캠포성분이 있으므로 낮은 농도로 사용한다.

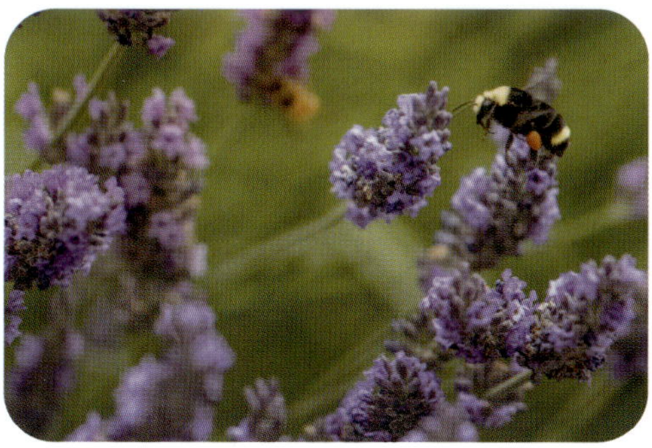

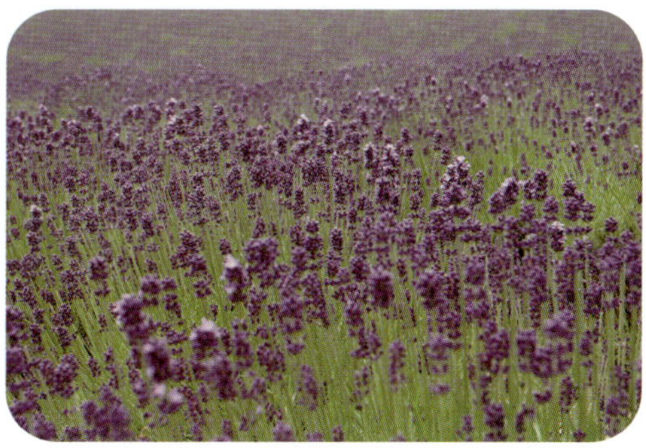

Key Point

라벤더 스파이크 오일은 고양 오일로 쑤시고 아픈 데 효과적이다.

Tip

라벤더 스파이크 오일은 라벤더(lavandula angustifolia)와 달리 camphor와 cineol의 함량이 높다.

29 레몬(Lemon)

| 학명 *Citrus limonum*

| 과명 운향과(Rutaceae)

| 유래 레몬주스는 괴혈병 예방에 최고로 여겨져 영국 선박들은 법 규정에 따라 장기간 항해 시 반드시 충분한 레몬과 라임주스를 실어야 했다. 레몬주스는 급성 류머티즘에도 자주 쓰였으며, 수렴 효과와 심한 딸꾹질에도 사용되었다. 레몬 오일은 의약품에 향을 위해 사용하거나 비누나 세제, 향수 제조에 많이 쓰인다.

| 산지 아시아와 인도가 원산지이며, 스페인과 포르투갈 등 지중해지역 국가와 전 세계적으로 널리 재배된다.

| 추출부위 레몬의 신선한 껍질

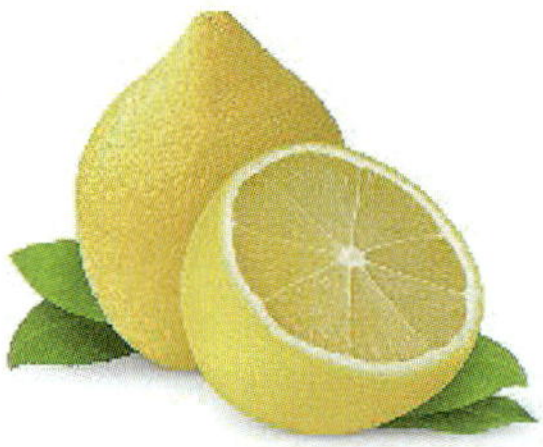

| 추출방법 압착법

| 향노트 top note

| 화학적 구성 레몬 오일은 α-pinene, β-pinene, limonene(터펜계) 95%, citronellol(알코올계), citral(알데하이드계) 3% 등으로 구성되어 있다.

| 치료적 효능 레몬 오일의 효능은 다음과 같다.
제산(anti-acid), 살균(antiseptic), 항바이러스(antiviral), 수렴(astringent), 살균(bactericidal), 구풍(carminative), 쿨링(cooling), 정화(depurative), 독소배출(detoxifying), 이뇨(diuretic), 해열(febrifuge), 살진균(fungicidal), 지혈(hemostatic), 혈압강하(hypotensive), 면역자극(immune stimulant), 건위(stomachic), 강장(tonic), 고양(uplifting)

| 인체에 미치는 영향

■ 심리적 효과

레몬 오일은 분노나 과잉행동, 과도하게 감정적인 상태에 도움이 된다. 레몬향을 맡으면 마음이 상쾌하고 새로워지며, 생각이 명료하게 도와준다.

■ **신체적 효과**

- 근골격계: 류머티즘, 관절염, 관절부기, 통풍 등에 효과가 있다.
- 순환계: 혈액을 정화하고 순환을 향상시켜 부종과 셀룰라이트 감소에 도움이 된다. 정맥류의 압력을 덜어주고, 고혈압을 낮춰주며, 코피 같은 외출혈을 지연시킨다.
- 소화계: 레몬 내 구연산 함량이 많지만, 궤양과 소화불량의 원인인 높은 위산 수치를 줄인다. 소화불량에도 도움이 된다.
- 전신: 신체 전반에 쿨링과 클렌징 효과가 있다.
- 호흡계: 감기와 유행성감기 같은 감염으로부터 보호하고 해열 효과가 있다.
- 면역계: 백혈구 생산을 담당하는 면역계를 자극하여 활성화시켜 준다.

■ **피부에 대한 효과**

레몬 오일은 죽은 피부세포 제거를 도와 혈색을 좋게 해주고, 과다한 피지생산을 막는 수렴 효과가 있어 지성 피부나 지루성 모발에는 클렌징 효과가 있고, 항균 효과로 여드름, 종기, 사마귀 치료 등에 유용하다.

| 주의사항 레몬 오일은 광독성이 있으므로 피부 적용 직후에는 직사광선이나 자외선을 쬐지 않도록 한다. 피부를 자극할 수 있으므로 낮은 농도로 사용하여야 한다.

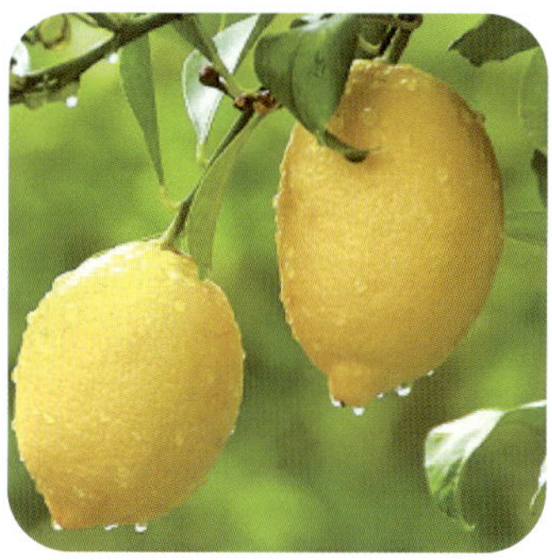

Key Point

레몬 오일은 인체의 시스템을 보호하고 자극하며 감정을 고양시킨다.

30 레몬그라스(Lemongrass)

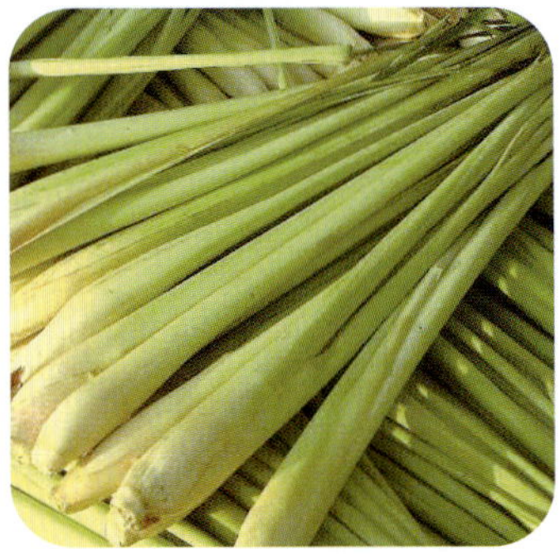

| 학명 *Cymbopogon citratus*

| 과명 벼과(Gramineae)

| 유래 인도에서는 전통적으로 향료로 유명하고, 감기나 전염병으로 인한 열을 내리거나 복통, 소화불량에 사용했다.

| 산지 인도, 중앙아프리카, 열대아시아

| 추출부위 레몬그라스의 줄기와 잎

| 추출방법 증기 증류 추출법

| 향노트 top - middle note

| 화학적 구성 레몬그라스 오일은 citral, citronellal, geranial, neral(알데하이드계) 60~85%와 west indian의 경우 α-pinene, β-pinene, α-thujene, β-myrcene, limonene(모노터펜계) 14%, east indian의 경우 borneol, gerniol(알코올계) 16% 등으로 구성되어 있다.

| 치료적 효능 레몬그라스 오일의 효능은 다음과 같다.
항우울(antidepressant), 항진균(antifungal), 살균(antiseptic), 수렴(astringent), 살균(bactericidal), 구풍(carminative), 탈취(deodorant), 해열(febrifuge), 최유(galactagogue), 살충(insecticide), 방충(insect repellent), 자극(stimulant), 강장(tonic), 고양(uplifting)

| 인체에 미치는 영향

- **심리적 효과**

레몬그라스 오일은 우울한 기분을 상쾌하게 하며 스트레스 등으로 지친 마음에 활력을 불어넣어 주며 탈진했을 때 에너지를 충전하는 데 도움이 된다. 레몬을 연상시키는 상큼한 향은 머리를 맑게 하고 집중력을 강화시키거나 논리적 판단을 할 때도 도움을 준다.

■ **신체적 효과**

- 근골격계: 피로한 근육의 젖산을 배출하여 근육통을 완화시킨다. 근육통, 염좌, 타박상, 약한 결합조직과 관절통증 등에 효과적이다.
- 소화계: 소화기를 자극하여 소화불량, 헛배 부름, 소화기통증을 완화시킨다.
- 순환계: 순환을 자극하여 신체의 노폐물 배출을 촉진시켜준다.
- 호흡계: 살균 작용으로 감염, 목감기, 기관지염을 완화시킨다.
- 면역계: 해열 작용으로 열을 내려 면역계에 도움을 준다.

■ **피부에 대한 효과**

레몬그라스 오일은 수렴 작용이 강하여 모공을 수축, 정화시키므로 여드름 증상과 지성 피부의 클렌징에 효과적이고, 피부살균 및 제충 효과가 있어 머릿니나 벌레를 쫓을 때 사용하기도 한다.

| 주의사항 레몬그라스 오일은 피부를 자극하므로 소량을 희석 사용하거나 민감한 피부에는 피하는 것이 좋다. 산화되면 피부 자극이 심해지므로 보관에 주의한다.

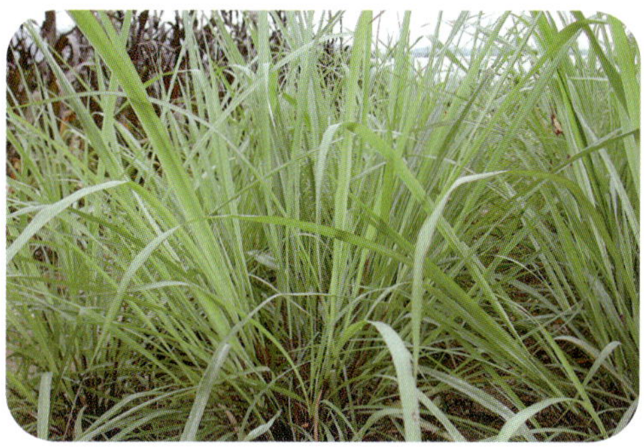

Key Point

레몬그라스 오일은 상쾌한 기분을 들게 하며 수렴 및 순환 자극 효과로 근육과 피부의 원기를 회복시키고 자극하여 활력을 준다.

31 라임(Lime)

| 학명 Citrus aurantiifolia 또는 C. medica var. acida

| 과명 운향과(Rutaceae)

| 유래 라임은 전통적으로 인도의 아유르베다 치료법에서 레몬과 유사하게 사용되어 왔으며, 17~18세기 영국에서는 긴 항해에 부족한 비타민 C를 보충하기 위해 동인도나 서인도에서 많이 재배하였다. 중세에는 라임나무 밑에 앉아 있으면 뇌전증과 신경계질환으로부터 보호받을 수 있다고 믿었다.

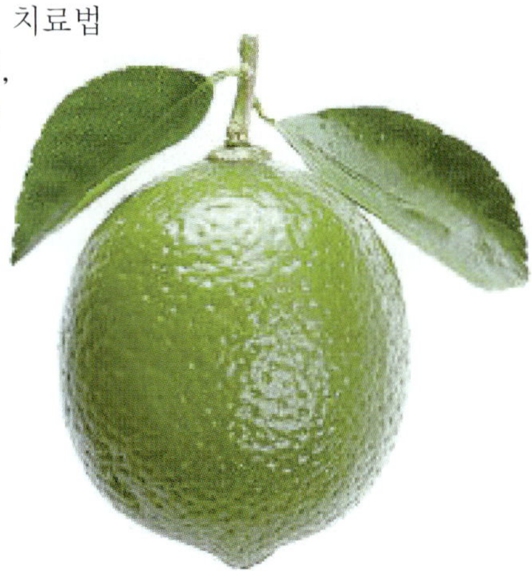

| 산지 서인도, 미국, 멕시코

| 추출부위 라임의 신선한 껍질

| 추출방법 압착법

| 향노트 top note

| 화학적 구성 라임 오일은 limonene, α-pinene, β-myrcene(모노터펜계) 72%, citral(알데하이드) 13%, geranyl acetate(에스테르계) 7%, linalool(알코올계) 2%, 쿠마린 성분인 bergapten 등으로 구성되어 있다.

| 치료적 효능 라임 오일의 효능은 다음과 같다.
살균(antiseptic), 항바이러스(antiviral), 수렴(astringent), 소화촉진(digestive), 해열(febrifuge), 지혈(hemostatic), 혈압강하(hypotensive), 살충(insecticide), 강장(tonic), 고양(uplifting)

| 인체에 미치는 영향

- 심리적 효과

라임 오일은 걱정과 근심을 덜고 우울증을 완화시키고, 기운을 불어넣어 주고 활력을 주므로 병후 회복할 때 사용하면 좋다. 피곤한 마음을 신선하고 활기차게 만든다.

■ **신체적 효과**

- 소화계: 소화기계 강장 및 소화액의 분비를 자극해 식욕부진과 소화불량에 유용하다.
- 순환계: 혈액을 정화시키고, 림프계를 자극하여 혈액순환장애, 셀룰라이트 감소에 도움이 되고, 혈압을 낮춰주며, 코피 같은 외출혈 속도를 늦추어 지혈에 도움이 된다.
- 면역계: 면역계를 자극하여 활성화시키는 효과가 있다.
- 호흡계: 감기, 목감기, 가래 등의 증상을 완화시키고 감기로 인한 열을 낮춰주는 효과가 있다.

■ **피부에 대한 효과**

라임 오일은 항균, 수렴 강장 및 피지의 과다 생성을 조절해주므로 여드름과 지성 피부에 쓰이며, 손상된 손톱, 부스럼, 피부 상처나 벌레에 쏘였을 때, 구강 궤양 등에도 사용한다.

| 주의사항 라임 오일은 다른 감귤류보다 버갑텐 함량이 높아 감광성이 있으므로 주의한다.

Key Point

라임 오일은 레몬과 유사한 향으로 식욕을 자극하며 소화계 강장 효과가 있고, 의욕, 열정 등의 감정에 무관심하거나, 과도한 걱정과 우울증에 도움이 된다.

32 만다린(Mandarin)

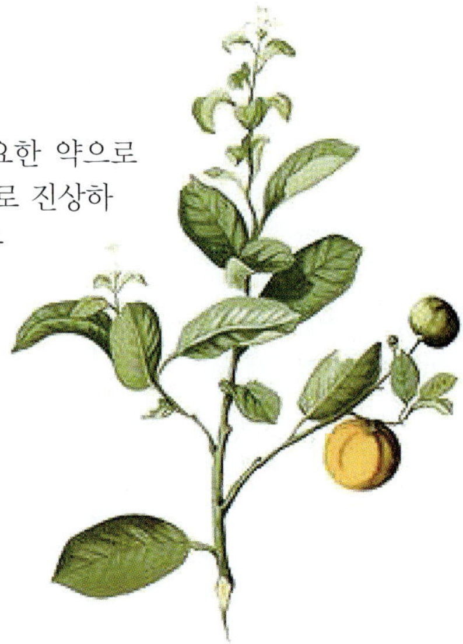

| 학명 | *Citrus reticulata* 또는 *C. nobilis var. deliciosa*

| 과명 | 운향과(Rutaceae)

| 유래 | 만다린은 중국에서 소화기능의 강장제로서 중요한 약으로 과일 껍질을 사용했으며, 황제에게 존경의 표시로 진상하던 과일이었다. 만다린과 탄저린(tangerine)은 유사한 효과가 있다.

| 산지 | 남중국과 동아시아

| 추출부위 | 만다린의 신선한 껍질

| 추출방법 | 압착법

| 향노트 | top note

| 화학적 구성 | 만다린 오일은 limonene, α-pinene, β-pinene, myrcene(모노터펜계) 90%, linalool, geraniol(알코올계) 5%, methyl anthranilate(에스테르계) 1% 등으로 구성되어 있다.

| 치료적 효능 | 만다린 오일의 효능은 다음과 같다.
항우울(antidepressant), 항경련(antispasmodic), 항바이러스(antiviral), 구풍(carminative), 세포재생(cytophylactic), 정화(depurative), 소화촉진(digestive), 이뇨(diuretic), 이완(relaxing), 진정(sedative), 강장(tonic), 고양(uplifting)

| 인체에 미치는 영향

■ **심리적 효과**

만다린 오일의 상쾌한 향은 걱정, 근심을 덜어주며 기분을 고양시킨다.
특히 아이들의 심리안정에 큰 효과가 있어서 과잉행동 어린이를 진정 시키거나, 깊은 수면을 하도록 도와준다. 우울감을 완화시킨다.

■ **신체적 효과**

- 소화계: 스트레스 관련 소화장애, 병후 회복기, 우울증으로 인한 식욕 저하 시 식욕을 촉진시키고, 입덧증상을 완화시킨다. 소화계 강장, 구풍 효과가 있다.
- 순환계: 순환을 개선시키고, 과도한 체액정체를 해소시키는 데 도움이 된다.
- 생식계: 생리전증후군을 완화시킨다. 임신 중 사용할 수 있는 안전한 오일이다. 또한 출산 스트레스에도 도움이 된다.
- 림프계: 마일드한 이뇨 작용으로 셀룰라이트에 효과가 있다.

■ **피부에 대한 효과**

만다린 오일은 수렴 효과 및 순환을 도와 여드름, 지성 피부에 도움을 준다. 세포 성장을 촉진시켜 흉터나 임신선에 사용된다.

| 주의사항　만다린 오일은 다른 시트러스 계열 오일들에 비해 감광성 성분이 매우 적은 편이다.

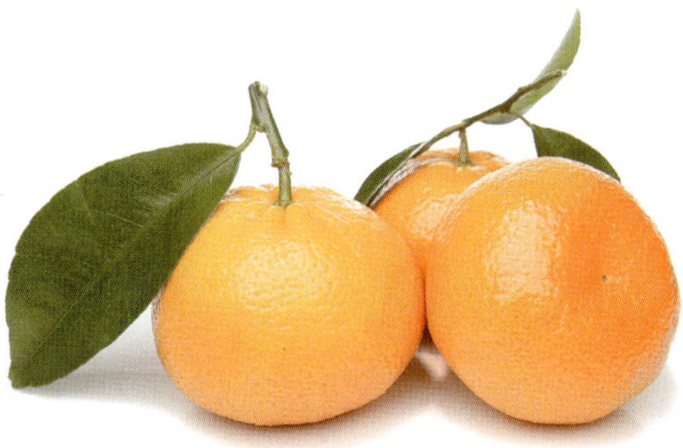

Key Point

만다린 오일은 상쾌함과 행복감을 주며 신경계의 긴장과 우울 등을 완화 시킨다. 특히 어린이와 노약자 그리고 임신 3개월 후의 임신부에게 사용하기에 안전한 오일이다.

33 마조람(Marjoram)

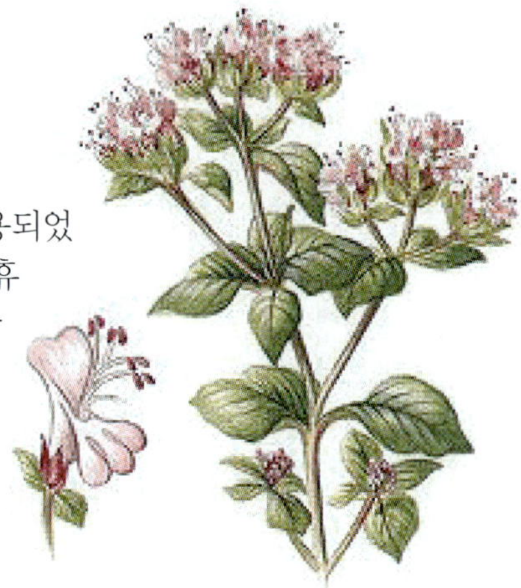

| 학명 *Origanum marjorana*

| 과명 꿀풀과(Labiatae 또는 Lamiaceae)

| 유래 마조람은 고대 이집트에서는 향수와 약재로 이용되었으며, 그리스인들은 망자의 영혼에 평화로운 휴식을 위해 묘지에 심었다. 17세기 영국의 유명한 식물학자 컬페퍼는 스윗마조람이 신체를 따뜻하게 해주기 때문에 내복하거나 외용약으로 사용된다고 하였으며, 유럽에서도 가벼운 호흡기 질환이나 항경련제로 사용했다.

| 산지 스페인, 프랑스, 이집트 등 지중해 지역 국가와 북아프리카 일부

| 추출부위 건조시킨 마조람의 꽃과 잎

| 추출방법 증기 증류 추출법

| 향노트 middle note

| 화학적 구성 마조람 오일은 terpine-4-ol, linalool(알코올계) 50%, terpinene, sabinene(모노터펜계) 40%, caryophyllene, cadinene(세스퀴터펜) 3%, geranyl acetate, linalyl acetate(에스테르계) 2% 등으로 구성되어 있다.

| 치료적 효능 마조람 오일의 효능은 다음과 같다.
진통(analgesic), 제음(anaphrodisiac), 살균(antiseptic), 항경련(antispasmodic), 항바이러스(antiviral), 진정(calming), 구풍(carminative), 순환자극(circulatory), 소화촉진(digestive), 생리촉진(emmenagogue), 혈압강하(hypotensive), 완하(laxative), 신경강장(nervine), 이완(relaxing), 진정(sedative), 자극(stimulant), 강장(tonic), 혈관확장(vasodilatory), 상처회복(vulnerary), 워밍(warming)

| 인체에 미치는 영향

■ **심리적 효과**

마조람 오일은 감정을 진정시키고 편안하게 해준다. 특히 스트레스, 슬픔, 외로움과 연관되어 있을 때 효과적이다. 스트레스와 연관된 두통, 편두통, 불면증 완화에 유용하다. 과잉행동장애에 사용할 수 있는 오일이다.

■ **신체적 효과**

- 근골격계: 근육경련 및 관절 통증을 완화시키고 염좌, 요통에 특히 유용하다. 진통 작용과 근육이완 효과가 뛰어나 운동 후나 생리 중 근육통에 사용된다.
- 순환계: 고혈압을 낮춰주고, 순환계를 활성화시키며, 동상예방에 좋다.
- 소화계: 장의 연동운동을 도와주므로 위경련, 소화불량, 변비를 완화시킨다.
- 호흡계: 코막힘, 축농증에 좋고, 천식, 기관지염 증상을 완화시킨다. 감기로 인한 두통에 머리를 맑게 해준다.
- 생식계: 생리를 촉진시키며 생리전증후군이나 생리통에 효과적이다. 과도한 성욕을 억제시키는 데도 도움이 된다.

■ **피부에 대한 효과**

마조람 오일은 혈액의 흐름을 도와 멍든 피부와 가벼운 동상을 빨리 회복시킨다.

| 주의사항 마조람 오일은 통경 작용을 하므로 임신 중에는 사용하지 않는다. 또한 진정 효과가 매우 뛰어나 과다 사용 시 감각이 둔해지거나 졸음이 오는 마취 효과를 내므로 주의한다.

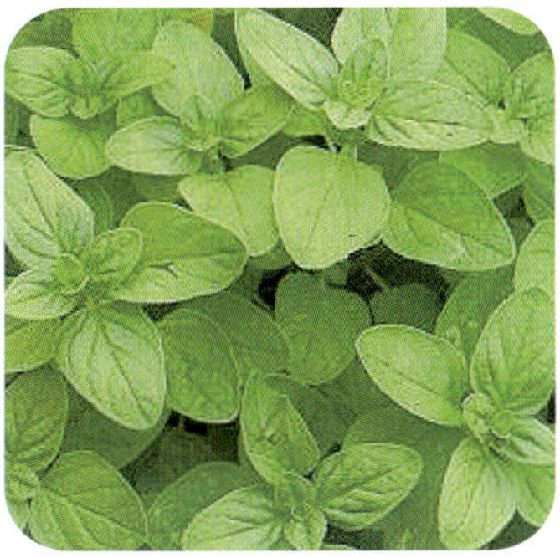

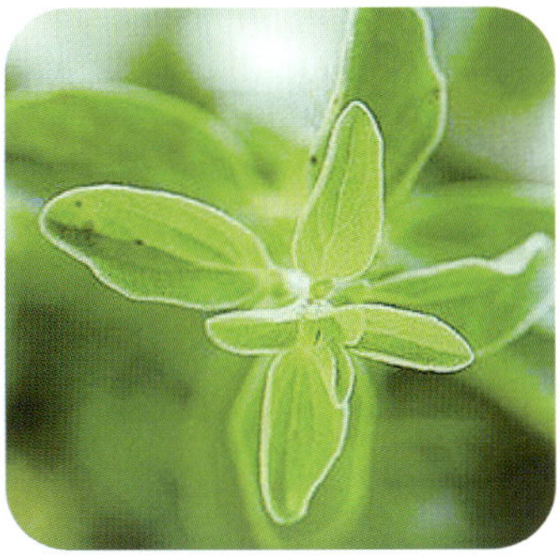

Key Point

마조람 오일은 심신을 편안하게 해주며 흥분을 가라앉히고, 몸을 따뜻하게 해준다. 또한 스트레스 상태와 근육을 이완시키는 데 좋은 효과가 있다.

34 멜리사(Melissa)

| 학명 *Melissa officinalis*

| 과명 꿀풀과(Lamiaceae 또는 Labiatae)

| 유래 고대 그리스, 로마 시대에 벌이 좋아하는 식물로 널리 알려져 라틴명이 벌꿀에서 유래되었다. 'officinalis'라는 종명은 대부분 역사적으로 의학적 효능이 인정된 식물에 붙여진다. 레몬밤으로도 불리는 멜리사는 불안, 우울증에 사용되고 있다.

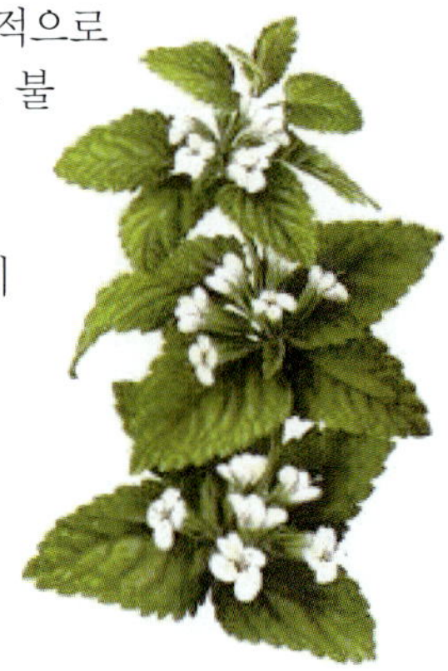

| 산지 남유럽, 지중해 원산지이고, 스페인, 프랑스, 독일 등에서 많이 재배된다.

| 추출부위 멜리사의 꽃과 잎

| 추출방법 증기 증류 추출법

| 향노트 middle note

| 화학적 구성 멜리사 오일은 citronellal, citral(알데하이드계) 50%, geraniol, citronellol, nerol(알코올계) 5%, β-caryophyllene(세스퀴터펜계) 20%, methyl heptenone(케톤계) 7%, 1,8-cineole(옥사이드계) 4% 등으로 구성되어 있다.

| 치료적 효능 멜리사 오일의 효능은 다음과 같다.
항알러지(antiallergic), 항우울(antidepressant), 항염(anti-inflammatory), 항경련(antispasmodic), 항바이러스(antiviral), 구풍(carminative), 쿨링(cooling), 생리촉진(emmenagogue), 혈압강하(hypotensive), 신경강장(nervine), 이완(relaxing), 진정(sedative), 강장(tonic), 고양(uplifting)

| 인체에 미치는 영향

■ 심리적 효과

멜리사 오일은 과민상태에 진정 효과가 있어 우울증, 불안, 쇼크, 편두통, 불면증, 편집증 등에 도움이 되며, 쉽게 마음의 상처를 받는 사람들을 안정시키므로, 위기상황이나 외상 후 정신적 충격에서 회복하도록 도와준다.

■ 신체적 효과

- 소화계: 소화불량, 장내가스 배출에 좋고 멀미와 유아들의 배앓이에 효과가 있어 특히 아이들에게 사용하기에 좋다.
- 생식계: 생리전증후군이나 갱년기장애와 연관된 우울증을 완화시키고, 항경련성이 있어 생리통을 덜어주며 생리를 정상화되도록 도와준다.
- 면역계: 열을 동반한 전염성 질환인 감기, 유행성 독감 및 바이러스성 헤르페스, 대상포진, 수두, 자가면역 이상으로 인한 아토피에 도움이 된다.
- 호흡계: 천식과 기침, 가래, 과호흡증후군을 진정시킨다.
- 순환계: 고혈압을 낮추고 심장박동을 안정시키는 데 도움이 된다.

■ 피부에 대한 효과

멜리사 오일은 피부의 알러지 반응을 막거나 진정시켜주며 피부염이나 습진, 벌레에 쏘였을 때 효과적이다. 지성 피부 및 여드름 치료에 사용되기도 하지만 자극이 될 수 있으므로 반드시 낮은 농도로 사용해야 한다.

| 주의사항 멜리사 오일은 피부에 자극을 줄 수 있으며, 매우 고가의 오일이라 섞음질이 흔하게 일어나는 오일이므로, 순수 멜리사 오일이 아닌 경우 피부에 적용하지 않는다.

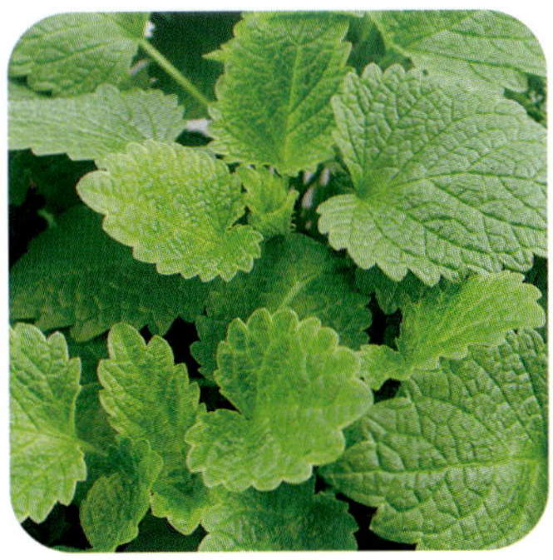

Key Point

멜리사 오일은 스트레스 관련 증상과 쇼크에 매우 효과적이며 우울증에 고양 효과가 뛰어나다.

Tip

멜리사는 레몬밤(Lemon balm)이라고도 불린다.

35 멀(Myrrh)

| 학명 — *Commiphora myrrha*

| 과명 — 감람과(Burseraceae)

| 유래 — 멀은 몰약이라고도 불리는 매우 귀한 약재로 고대 이집트, 그리스, 로마, 페르시아, 인도에서 종교적인 의식으로 훈증을 하거나 향수, 연고조제, 미라를 만드는 데 사용되었다. 코란에도 자주 언급되는 멀은 기독교 성서에서는 동방박사가 유향(frankincense), 황금(gold)과 함께 아기예수에게 드린 선물로도 알려져 있다. 중국에서도 출혈, 통증, 상처치료에 사용되었다. 멀은 항염 작용과 상처치유에 탁월한 효과가 있어 현재도 치료제로 활용되고 있다.

| 산지 — 멀은 대체로 현무암 토양의 덥고 건조한 지역에서 자란다. 아프리카와 아라비아 반도에 걸쳐 널리 자생하고, 인도에서 재배되기도 한다.

| 추출부위 — 멀의 수지

| 추출방법 — 증기 증류 추출법, 용매추출법

| 향노트 — base note

| 화학적 구성 — 멀 오일은 heerabolene, elemene(세스퀴터펜계) 39%, cuminyl alcohol, myrrh alcohols(알코올계) 40%, cinnamaldehyde(알데하이드계), limonene(모노터펜계), methyl isobutyl ketone, cuzerenone(케톤계) 등으로 구성되어 있다.

| 치료적 효능 — 멀 오일의 효능은 다음과 같다.
항카타르(anticatarrhal), 항염(anti-inflammatory), 항균(antimicrobial), 살균(antiseptic), 구풍(carminative), 상처회복(cicatrisant), 쿨링(cooling), 탈취(deodorant), 생리촉진(emmenagogue), 거담(expectorant), 살진균(fungicidal), 진정(sedative), 자극(stimulant(digestive, pulmonary)), 건위(stomachic), 강장(tonic), 자궁강장(uterine), 상처회복(vulnerary)

| 인체에 미치는 영향

- **심리적 효과**

멀 오일은 마음을 안정시키며, 혼란한 마음을 정리시키고 차분하게 해준다. 마음이 약해지고 무감동할 때 의욕을 불러일으키는 효과가 있다.

■ **신체적 효과**

- 소화계: 소화불량, 식욕부진, 헛배 부름, 설사 등을 완화시킨다.
- 생식계: 자궁의 염증에 주로 쓰이며, 여성의 질염, 백대하, 칸디다증에 적용하고, 생리를 정상화시키는 데 도움이 된다.
- 호흡계: 모든 호흡계 질환에 효과가 있으며, 특히 가래, 기침, 기관지염, 만성후두염 등 점막의 질환에 좋다. 또 입 안의 궤양, 치은염 등에 매우 효과적이다.
- 근육계: 관절염 질환에 적용한다.

■ **피부에 대한 효과**

멀 오일은 노화, 약하거나 상처 나고, 갈라지거나 트는 피부, 상처, 습진, 진균성 피부질환, 치질 관리에 유용하다. 잘 낫지 않는 상처, 궤양 치료에 사용된다.

| 주의사항 멀 오일은 임신 중에는 사용을 금한다. 멀은 체내에서 작용 후 배출까지 24시간 이상 소요된다고 알려져 있으므로, 장기간 사용하지 않는다.

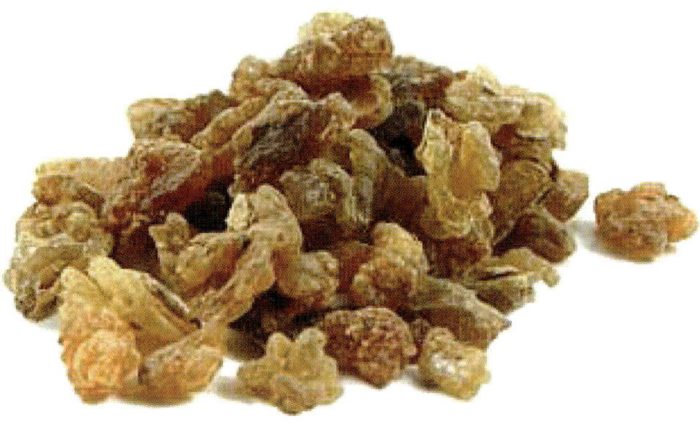

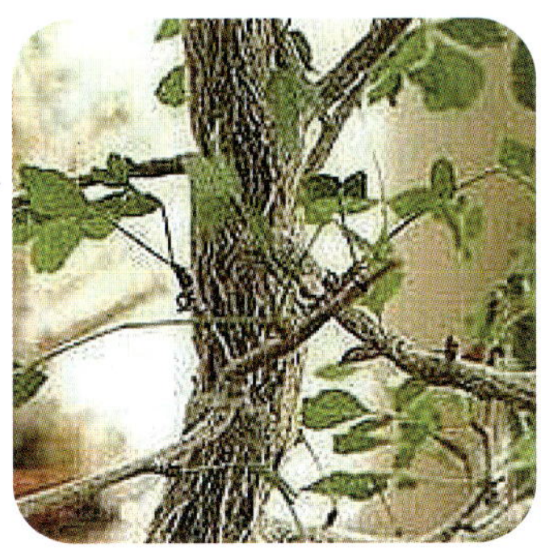

Key Point

멀 오일은 상처 치유와 구강 및 잇몸 질환에 뛰어난 효과가 있고, 호흡기계의 여러 감염 증상에 매우 유용하다.

36 네롤리(Neroli)

| 학명 *Citrus aurantium*

| 과명 운향과(Rutaceae)

| 유래 이탈리아의 앤 마리 올시니 네롤라 공주가 자신의 장갑, 의류, 숄, 목욕물 등에 이 향을 애용해 유명해지면서 네롤리라고 불린다. 네롤리는 상쾌한 특유의 향으로 향수업계에서 가장 많이 사용되고 있다.

| 산지 중국 남부와 인도가 원산지이며, 이탈리아, 프랑스, 스페인 등 지중해 연안국과 북아메리카에서도 재배된다.

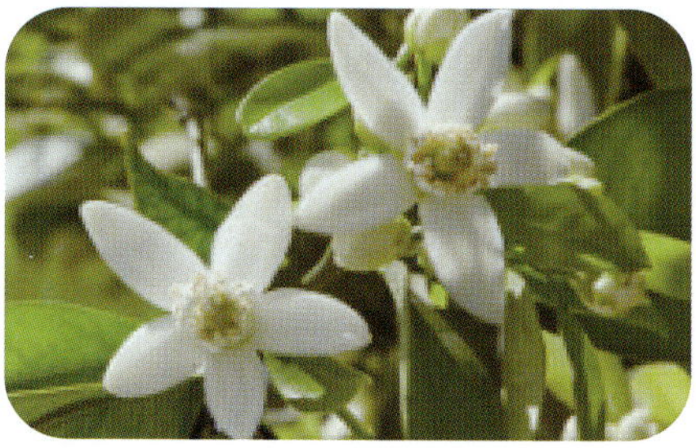

| 추출부위 오렌지 비터의 꽃

| 추출방법 증기 증류 추출법, 용매추출법

| 향노트 top note

| 화학적 구성 네롤리 오일은 주로 linalool, α-terpineol, nerol(알코올계) 34%, limonene(모노터펜계), linalyl acetate, methyl anthranilate(에스테르계) 14% 등으로 구성되어 있다.

| 치료적 효능 네롤리 오일의 효능은 다음과 같다.
항우울(antidepressant), 항경련(antispasmodic), 항바이러스(antiviral), 살균(bactericidal), 상처회복(cicatrisant), 탈취(deodorant), 독소배출(detoxifying), 혈압강하(hypotensive), 이완(relaxing), 진정(sedative), 강장(tonic)(circulatory), 고양(uplifting)

| 인체에 미치는 영향

■ 심리적 효과

네롤리 오일은 행복감을 주는 오일로 우울증, 스트레스성 불면증과 불안을 완화시킨다. 히스테리, 쇼크 상태를 진정시키는 효과가 있다. 심리적 안정과 함께 신경통 완화에도 도움이 된다.

■ **신체적 효과**

- 소화계: 신경성 대장염이나 설사증상, 특히 신경긴장성 만성 설사증상, 아기 배앓이에 도움이 된다.
- 순환계: 모세혈관 혈액순환 강장 효과가 있어 혈행을 촉진시키며, 정맥류에 좋고, 진정 작용으로 고혈압 및 심계항진증 완화에 도움이 된다.
- 생식계: 생리전증후군 경감 효과가 있다.

■ **피부에 대한 효과**

네롤리 오일은 세포재생과 탄력증진에 효과가 있어서 건성, 노화 피부, 흉터, 주름살, 임신선, 실핏줄, 습진, 건선에 도움이 된다.

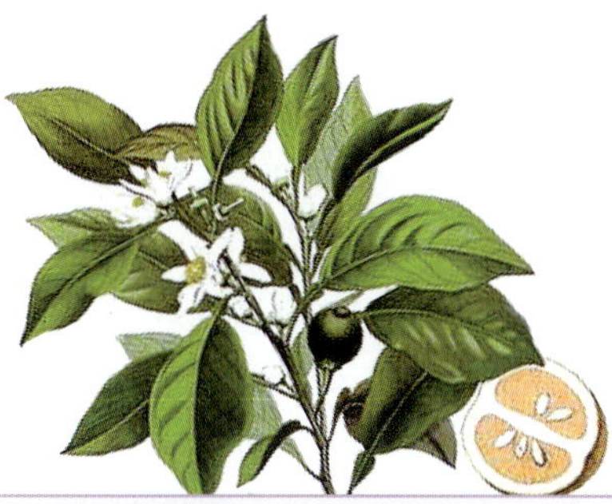

Key Point

네롤리 오일은 긍정적인 사고를 하게하여 자신감과 자신에 대한 만족도를 높여주며, 부정적인 감정을 감소시켜 심신의 원기를 회복시킨다.

Tip

용매로 추출된 앱솔루트는 오렌지 블러섬(Orange blossom)이라 불리기도 한다.

37 니아울리(Niaouli)

| 학명 — *Melaleuca viridiflora*

| 과명 — 도금양과(Myrtaceae)

| 유래 — 니아울리의 항박테리아 효능은 오래전부터 알려져 왔으며, 프랑스 병원에서는 니아울리의 강력한 항생 효과를 이용한다. 간혹 카주풋이나 유칼립투스 대용으로 기침, 류머티즘, 신경통 치료에 사용되기도 하며, 치약, 구강 스프레이 성분으로 인기가 있다.

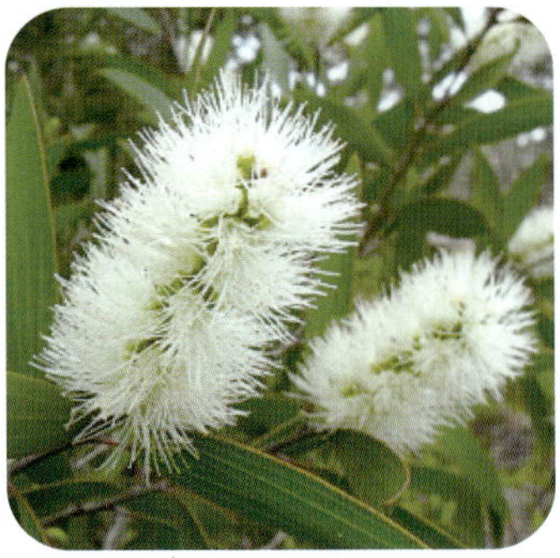

| 산지 — 호주 타즈마니아, 마다가스카르

| 추출부위 — 니아울리의 잎, 어린 가지

| 추출방법 — 증기 증류 추출법

| 향노트 — top note

| 화학적 구성 — 니아울리 오일은 1,8-cineole(옥사이드계) 50~60%, linalool, α-terpeneol, nerolidol, globulol(알코올계) 15%, 에스테르계 15%, 모노터펜계 2% 등으로 구성되어 있다.

| 치료적 효능 — 니아울리 오일의 효능은 다음과 같다.
진통(analgesic), 항진균(antifungal), 살균(antiseptic), 살균(bactericidal), 상처회복(cicatrisant), 거담(expectorant), 해열(febrifuge), 면역자극(immune stimulant), 살충(insecticide), 자극(stimulant), 상처회복(vulnerary)

| 인체에 미치는 영향

■ **심리적 효과**

니아울리 오일은 정신을 자극하여 고양시키고, 머리를 맑게 해주는 작용을 한다.

■ **신체적 효과**

- 근골격계: 진통 효과로 류머티즘, 근육통 완화에 좋다.
- 호흡계: 거담 및 항균 효과가 있으므로 천식, 기침, 부비강염, 기관지염에 사용한다.
- 비뇨계: 점막 자극성이 적으므로 방광염과 일반적인 비뇨기 감염에 효과적이다.
- 면역계: 조직활성 촉진 효과로 백혈구와 항체 활성을 증가시키므로 감기, 독감 같은 감염증에 도움이 된다. 질병 초기에 면역력 강화 효능이 있다.

■ **피부에 대한 효과**

니아울리 오일은 비자극성이므로 유용하다. 주로 가벼운 상처와 화상, 베인 곳, 여드름, 종기, 벌레 물린 곳, 지성 피부에 효과적이다.

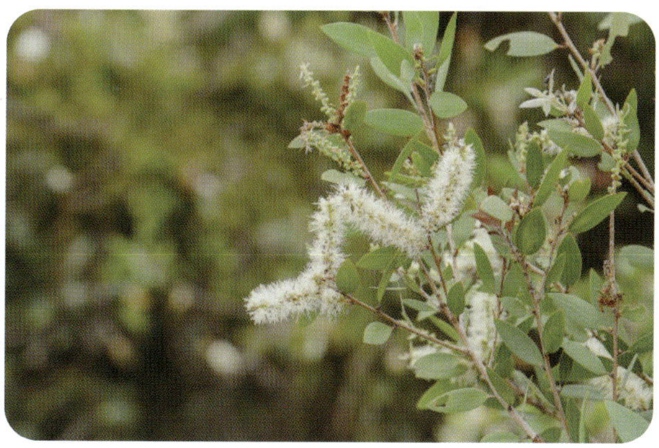

Key Point

니아울리 오일은 통증 경감 및 감염증에 많이 쓰이며, 활력 재충전에 도움이 되고 머리를 맑게 하여 집중할 수 있게 도와준다.

38 오렌지 비터(Orange Bitter)

| 학명 *Citrus aurantium*

| 과명 운향과(Rutaceae)

| 유래 오렌지 비터는 마멀레이드용으로 쓰이는 신맛이 강한 오렌지로 세빌 오렌지 또는 마멀레이드 오렌지로 알려져 있다. 이 오렌지는 동양의학에서 자극과 식욕억제 효능을 목적으로 사용되고 있는 것으로, 오렌지 비터의 추출물은 식욕억제 효과가 있다고 알려져 체중감량을 위한 건강보조식품으로 사용되고 있다. 또 식품계와 화장품업계에서 샴푸와 보습제 등의 원료로 다양하게 사용되고 있다.

| 산지 지중해, 아메리카, 남아메리카

| 추출부위 오렌지 비터의 신선한 껍질

| 추출방법 압착법

| 향노트 top note

| 화학적 구성 오렌지 비터 오일은 주로 limonene, myrcene, camphene, pinene(터펜계) 90%와 알코올 3%, 세스퀴터펜 등으로 구성되어 있다.

| 치료적 효능 오렌지 비터 오일의 효능은 다음과 같다.
항염(anti-inflammatory), 항균(antimicrobial), 살균(antiseptic), 수렴(astringent), 구풍(carminative), 진정(sedative), 강장(tonic)

| 인체에 미치는 영향

- 심리적 효과

오렌지 비터 오일은 스트레스, 신경성 긴장과 긴장성 두통을 덜어 준다. 심신이 탈진했을 때 기운을 돋게 하고 불안할 때 안정감을 준다.

■ **신체적 효과**

- 순환계: 수분정체와 가슴이 두근거리는 심계항진 증상을 완화시킨다.
- 호흡계: 기관지염 완화에 효과적이다.
- 면역계: 감기와 독감 완화에 도움이 된다.
- 소화계: 장내 가스 제거를 도와주고 변비 완화에 도움이 된다. 식욕억제에 효과가 있는 것으로 알려져 있다.

■ **피부에 대한 효과**

오렌지 비터 오일은 지성피부, 순환이 원활하지 않아 정체된 피부를 맑아지도록 도와준다.

| 주의사항 오렌지 비터 오일에는 광독성이 있으므로 피부 적용 시 자외선 노출에 주의해야 한다.

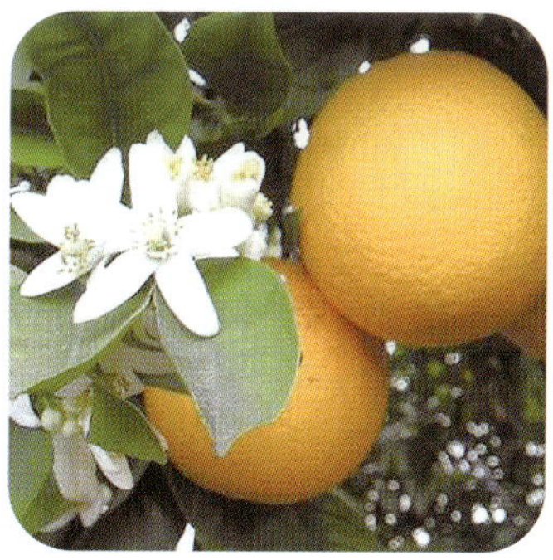

Key Point

오렌지 비터 오일은 밝고 따뜻한 오일로 신경계를 강장 시키거나 스트레스 상태를 완화시키는 데 유용하다.

Tip

오렌지 비터 오일은 심계항진, 소화불량, 체중감량에 효과적이고, 오렌지 스윗 오일은 항균, 항우울, 진정 작용에 효과적으로 알려져 있다.

39 오렌지 스윗(Orange Sweet)

| 학명 | *Citrus sinensis*
| 과명 | 운향과(Rutaceae)
| 유래 | 오렌지는 십자군들이 전리품 중의 하나로 유럽으로 가져갔고 영국에는 16세기에 전해졌다. 원산지인 중국에서는 민간요법으로 말린 오렌지 열매를 건위 및 소화불량 치료제로 사용한다.
| 산지 | 오렌지 스윗은 중국이 원산지이며, 미국 캘리포니아, 플로리다와 스페인, 프랑스, 이탈리아 등 지중해 국가에서 많이 경작된다.

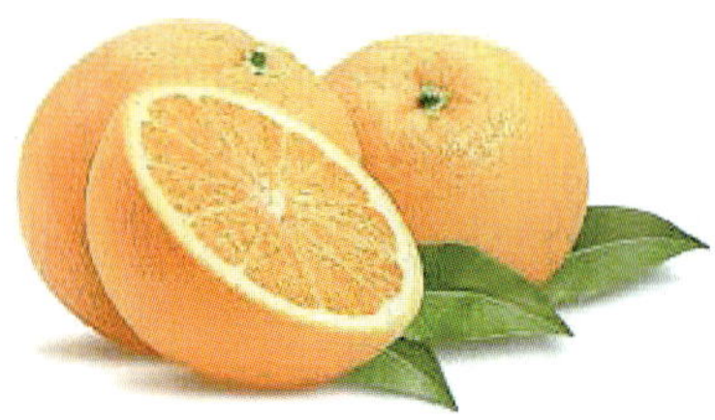

| 추출부위 | 오렌지 스윗의 신선한 껍질
| 추출방법 | 압착법
| 향노트 | top note
| 화학적 구성 | 오렌지 스윗 오일은 주로 limonene, pinene, myrcene(터펜계) 90%, linalool, geraniol(알코올계) 5%, 소량의 bergapten 등으로 구성되어 있다.
| 치료적 효능 | 오렌지 스윗 오일의 효능은 다음과 같다.
항우울(antidepressant), 항균(antimicrobial), 살균(antiseptic),
항경련(antispasmodic), 항바이러스(antiviral), 구풍(carminative),
혈압강하(hypotensive), 청량(refreshing), 진정(sedative(nervous)),
자극(stimulant(digestive, lymphatic)). 건위(stomachic), 고양(uplifting)

| 인체에 미치는 영향

■ **심리적 효과**

오렌지 스윗 오일은 자신을 긍정적으로 바라볼 수 있게 해주고, 마음을 새롭게 해주고, 우울감, 긴장, 스트레스 완화를 도와준다. 오렌지는 햇볕같이 밝은 기운을 주므로, 삶이 지루하고 기운이 부족하다고 느껴질 때 사용하면 효과적이다.

■ 신체적 효과

- 순환계: 혈압을 낮추는 효과가 있다.
- 림프계: 림프 흐름을 자극하여 부종과 체액정체를 완화시키므로 셀룰라이트 제거에 사용한다.
- 소화계: 위를 안정시키고, 연동운동을 활성화시켜, 설사, 변비와 같은 소화계 문제가 완화되도록 도와준다. 과민성 대장증후군과 식욕증진에 도움이 된다.
- 면역계: 비타민 C의 흡수를 도와 바이러스 감염을 막아주는 효과가 있어 감기 예방에 도움이 된다.

■ 피부에 대한 효과

오렌지 스윗 오일은 여드름, 지성 피부에 강장 효과가 있고, 땀을 흘려 독소를 배출하고 피부재생 효과가 있어 건성 피부, 노화 피부에 좋다.

| 주의사항 오렌지 스윗 오일에는 광독성이 거의 없으나 오렌지 비터 오일에는 광독성이 있으므로 피부 적용 시 자외선 노출에 주의해야 한다.

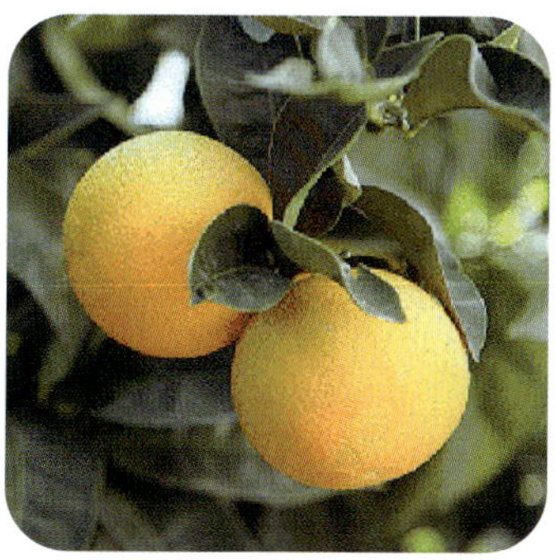

Key Point

오렌지 스윗 오일은 따뜻한 기후에서 태양광선을 받고 자라는 열매로, 햇빛과 같이 마음을 밝고 따뜻하고 상쾌하게 하는 효과가 있다.

40 팔마로사(Palmarosa)

| 학명   *Cymbopogon martini*

| 과명   볏향과(Gramineae)

| 유래   인도의 아유르베다에서는 잘 말린 팔마로사 잎이나 오일의 진정 작용을 이용하여 연고나 마사지 오일에 섞거나 습포제로 류머티즘, 신경통에 사용하고, 팔마로사 차는 열병이나 소화계 질환에 복용하였다.

| 산지   인도와 파키스탄이 원산지이며, 인도네시아, 코모로섬, 아프리카, 마다가스카르에서도 재배된다.

| 추출부위   팔마로사의 잎과 줄기

| 추출방법   증기 증류 추출법

| 향노트   top -middle note

| 화학적 구성   팔마로사 오일은 geraniol, farnesol, linalool, citronellol(알코올계) 85% citral, citronellal(알데하이드계) 7%와 약간의 에스테르계 등으로 구성되어 있다.

| 치료적 효능   팔마로사 오일의 효능은 다음과 같다.
살균(antiseptic), 항바이러스(antiviral), 살균(bactericidal), 균형조절(balancing), 진정(calming), 상처회복(cicatrisant), 세포재생(cytophylactic), 해열(febrifuge), 호르몬조절(hormone balancing), 자극(stimulant)(digestive), 강장(tonic)

| 인체에 미치는 영향

■ **심리적 효과**

팔마로사 오일은 마음을 새롭게 하거나 머리를 맑게 하여 정신적 소진과 스트레스 관련 상태를 개선시킨다. 또 감정을 진정시키고 고양시켜주기도 한다.

■ **신체적 효과**

- 소화계: 장 감염증, 일반적인 소화장애에 효과적이고 복부 근육에 강장 작용을 하는 것으로 알려져 있다. 또 식욕을 자극하여 거식증인 사람들에게 도움이 된다.

- 근골격계: 뻣뻣한 관절 통증 완화에 도움이 된다.
- 전신: 신체의 과도한 열을 낮추어 항바이러스 작용을 하므로 감기와 열증상에 사용한다.

■ **피부에 대한 효과**

팔마로사 오일은 여드름, 무좀, 욕창, 잘 낫지 않는 상처 및 가벼운 피부 감염증에 효과적이다. 피부 보습, 세포 재생 촉진, 피지 생성 조절 효과가 있어 여드름, 피부염에 사용되며, 라벤더, 네롤리 등과 함께 주름살과 피부 트러블 개선에 많이 쓰인다. 특히 주름진 피부와 목, 갈라진 피부 개선에 도움이 된다.

| 주의사항 비교적 자극이 적은 오일이나 임신초기에는 주의한다.

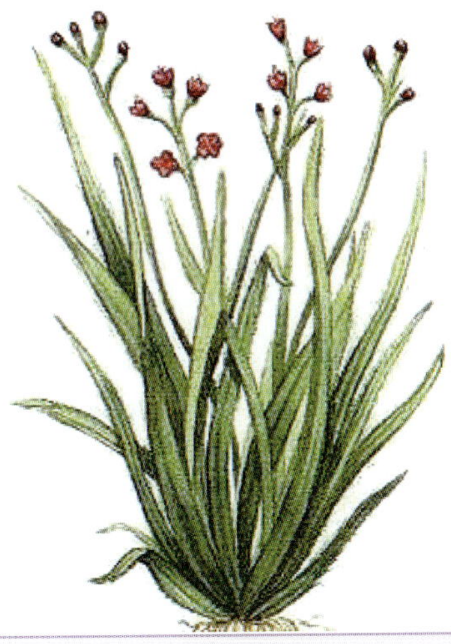

Key Point

팔마로사 오일은 감정적 진정과 고양 효과를 가지며, 제라늄과 비슷한 효과로 몸과 마음의 균형을 잡아준다.

Tip

팔마로사 오일은 고가의 다른 에센셜 오일과 향이 비슷하여 제라늄이나 로즈 오일에 섞음질 할 때 악용되기도 한다. 특히 마다가스카르 팔마로사는 향이 부드럽고 장미향과 비슷하다.

41 패출리(Patchouli)

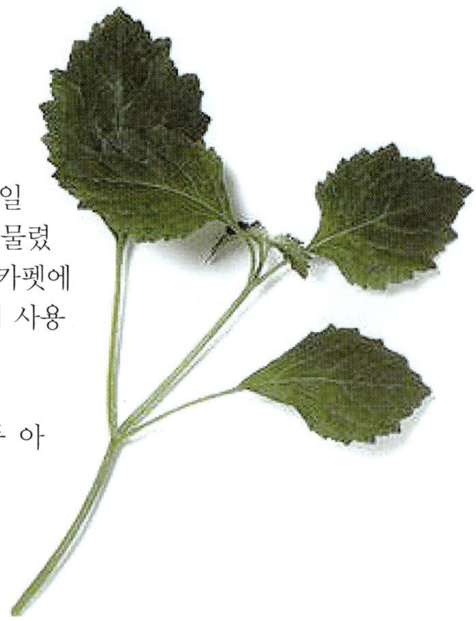

| 학명 *Pogostemon cablin*

| 과명 꿀풀과(Labiatae 또는 Lamiaceae)

| 유래 패출리는 오래전부터 말레이시아, 중국, 인도와 일본에서 치료용으로 사용되어 왔고, 벌레나 뱀에 물렸을 때 해독 작용으로도 유명하다. 아랍에서는 카펫에 훈증으로 향을 입혀 벼룩, 이 등 벌레를 쫓는 데 사용했다.

| 산지 필리핀, 인도네시아, 말레이시아, 중국, 인도 등 아시아에서 재배된다.

| 추출부위 말린 패출리의 잎

| 추출방법 증기 증류 추출법

| 향노트 base note

| 화학적 구성 패출리 오일은 α-patchoulene, β-patchoulene, cadinene, caryophyllene(세스퀴터펜계) 50%, patchoulol(알코올계) 25~50%, guaiene oxide, caryophyllene oxide(옥사이드계) 6% 등으로 구성되어 있다.

| 치료적 효능 패출리 오일의 효능은 다음과 같다.
항우울(antidepressant), 항진균(antifungal), 항염(anti-inflammatory), 항균(antimicrobial), 수렴(astringent), 상처회복(cicatrisant), 세포재생(cytophylactic), 탈취(deodorant), 이뇨(diuretic), 살진균(fungicidal), 면역자극(immune stimulant), 살충(insecticide), 신경강장(nervine), 예방(prophylactic), 진정(sedative), 강장(tonic), 고양(uplifting)

| 인체에 미치는 영향

■ **심리적 효과**

패출리 오일은 진정 효과로 스트레스와 연관된 무기력함과 우울, 분노 등을 완화시킨다.
머리를 맑게 만들어 문제를 객관적으로 보게 도와주어 문제해결에 도움이 된다.
과도한 정신 활동과 신경 긴장에 유용하다.

■ **신체적 효과**

- 소화계: 대장운동을 도와주고, 식욕억제 효과로 체중조절에 도움이 된다.
- 순환계: 이뇨 작용으로 체액정체와 셀룰라이트에 효과가 있다.
- 전신: 강한 수렴과 상처회복 작용으로 피부의 늘어짐 예방에 효과가 있다.

■ **피부에 대한 효과**

패출리 오일은 세포재생 효과가 있으므로 흉터 및 갈라진 피부에 도움이 되고, 항진균 작용이 있어서 무좀에도 효과적이다. 염증으로 인한 열을 낮춰주고 여드름, 건선, 두피질환과 초기 탈모에도 도움이 된다.
벌레퇴치에도 효과적이다.

| 주의사항 패출리 오일은 광독성이 있어 낮은 농도로 희석하여 사용한다.

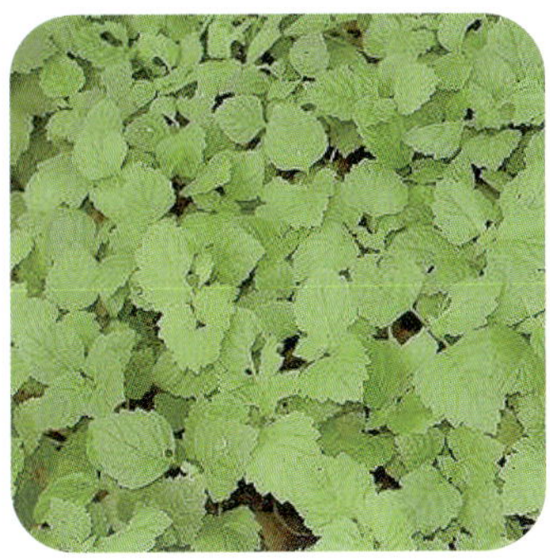

Key Point

패출리 오일은 자극과 진정 효과를 모두 갖고 있다. 소량 사용 시 신경과 소화계 자극 효과가 있으며 다량 사용 시 이완 및 진정 효과를 준다.

42 페퍼민트(Peppermint)

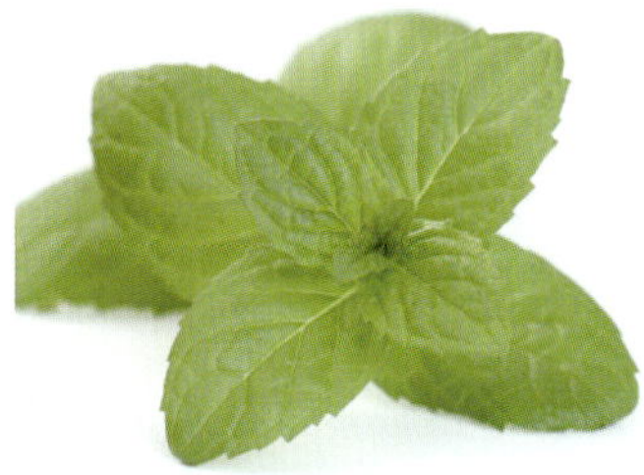

| 학명 *Mentha piperita*

| 과명 꿀풀과(Labiatae 또는 Lamiaceae)

| 유래 페퍼민트는 고대 이집트, 그리스와 로마시대부터 강장 및 독소배출 작용으로 널리 알려져 있다.

| 산지 전 세계적으로 생산되는데 현재 대부분의 페퍼민트 오일은 미국에서 생산된다.

| 추출부위 페퍼민트의 잎과 꽃

| 추출방법 증기 증류 추출법

| 향노트 top note

| 화학적 구성 페퍼민트 오일은 menthol(알코올계) 29~48%, menthone, pulegone(케톤계) 20~31%, 1,8-cineole(옥사이드계) 7%, menthyl acetate(에스테르계)와 limonene(터펜계) 각각 6% 등으로 구성되어 있다.

| 치료적 효능 페퍼민트 오일의 효능은 다음과 같다.
진통(analgesic), antipruritic, 살균(antiseptic), 항경련(antispasmodic), 항바이러스(antiviral), 수렴(astringent), 구풍(carminative), 두뇌강장(cephalic), 쿨링(cooling), 충혈완화(decongestant), 소화촉진(digestive), 생리촉진(emmenagogue), 거담(expectorant), 해열(febrifuge), 신경강장(nervine), 자극(stimulant), 건위(stomachic), 발한(sudorific), 강장(tonic), 고양(uplifting), 혈관수축(vasoconstrictive), 구충(vermifuge)

| 인체에 미치는 영향

■ 심리적 효과

페퍼민트 오일은 마음을 일깨우고 새롭게 해준다. 집중력을 높이고 정신적 피로, 두통, 편두통과 우울증을 크게 완화시키며 분노와 히스테리를 진정시키는 데 효과적이다.

■ **신체적 효과**

- 소화계: 장내 가스 제거를 도와주고, 구토, 멀미, 설사, 소화불량에 매우 효과적이다.
- 호흡계: 코막힘, 천식, 감기증상을 완화시키고, 호흡을 편하게 도와준다. 발한 작용으로 체온을 낮춰주는 역할을 한다.
- 생식계: 생리불순 및 생리통, 생리 중 불쾌한 냄새가 날 때 사용할 수 있는 오일이다.
- 전신: 열이 있을 때 쿨링 효과가 있고, 몸이 찰 때 워밍 효과가 있는 이중 작용을 한다. 두통, 편두통, 치통, 다리 결림 시 통증 완화에 사용된다.

■ **피부에 대한 효과**

페퍼민트 오일은 혈관축소 작용으로 염증, 가려움증을 감소시키고, 햇볕에 데었을 때, 얼굴의 화끈거림을 식혀 주는 효과가 있다. 지성 피부와 지루성 두피에 효과적이다.

주의사항 페퍼민트 오일은 마음을 상쾌하게 하고 머리를 맑게 해주는 효과가 있으나 불면증세가 있는 경우에는 늦은 오후나 밤에는 사용하지 않는다. 원액도포의 경우 피부에 자극이 되므로 반드시 희석하여 사용한다. 동종요법과 병용하지 않는다.

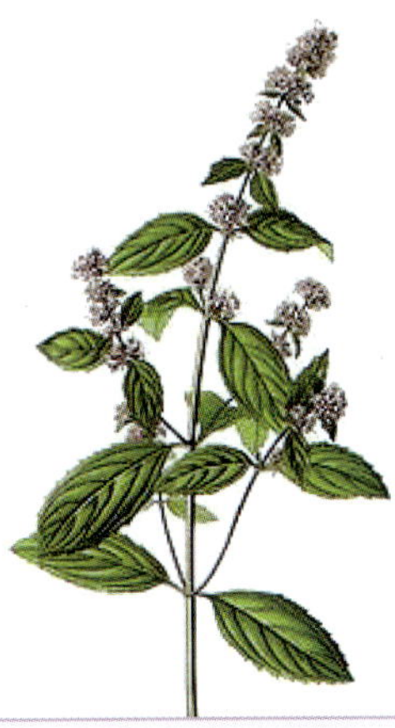

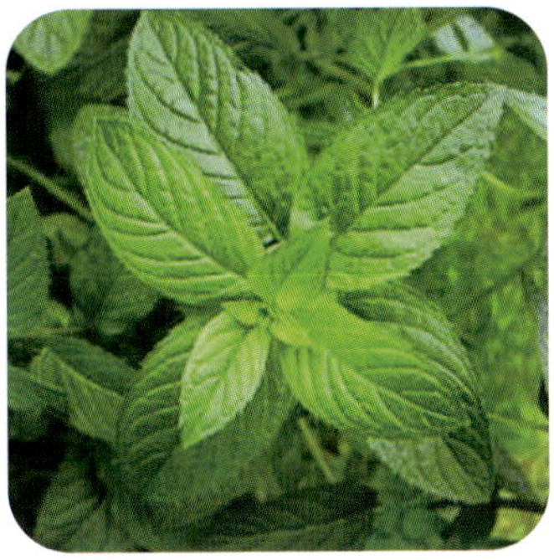

Key Point

페퍼민트 오일은 쿨링 효과가 있어 심신을 상쾌하게 만들어주고 소화계에 매우 효과적이다.

43 페티그레인(Petitgrain)

학명	*Citrus aurantium*
과명	운향과(Rutaceae)
유래	세빌 오렌지라 불리는 오렌지 비터는 잎과 잔가지에서는 페티그레인을, 열매 껍질에서는 오렌지 비터를, 꽃에서는 네롤리 오일을 얻는다. 원래는 프랑스의 그라스 지방에서 덜 익은 작은 오렌지 열매를 증류하여 페티그레인 오일을 얻어 작은 열매란 의미의 쁘띠그랭(petitgrain)이라 불렀으나 현재는 어린 열매 대신 잎과 잔가지를 사용한다. 잎은 뇌전증의 치료제로도 사용되어 왔으며 최근에는 증류한 페티그레인 오일을 제약과 향수분야에서 많이 사용한다.
산지	지중해 연안국가들, 특히 프랑스, 북아프리카 일부, 파라과이에서 재배된다.
추출부위	비터오렌지의 잎과 잔가지
추출방법	증기 증류 추출법
향노트	top note
화학적 구성	페티그레인 오일은 linalyl acetate, geranyl acetate(에스테르계) 60~65%, linalool, nerol, terpineol, geraniol(알코올계) 30~40% 등으로 구성되어 있다.
치료적 효능	페티그레인 오일의 효능은 다음과 같다. 항우울(antidepressant), 살균(antiseptic), 항경련(antispasmodic), 탈취(deodorant), 소화촉진(digestive), 신경강장(nervine), 이완(relaxing), 진정(sedative), 자극(stimulant(digestive, nervous)), 강장(tonic), 고양(uplifting)

인체에 미치는 영향

■ 심리적 효과

페티그레인 오일은 불안, 긴장, 과잉행동장애, 신경발작 및 이와 관련된 신체적 문제, 즉 심장박동, 호흡 항진 같은 증상을 진정, 경감시키고, 불면증, 피로에 효과적이다.

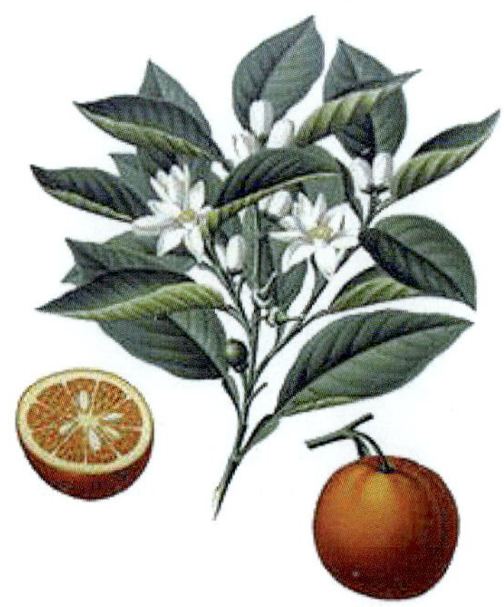

■ **신체적 효과**

- 소화계: 소화기계 근육 진정, 소화불량, 체하거나 소화통증을 덜어준다.
- 면역계: 순한 자극제로 작용하므로 병후 신체회복을 돕는다.
- 전신: 탈취 효과로 몸을 상쾌하게 하고 기운을 소생하게 한다.

■ **피부에 대한 효과**

페티그레인 오일은 여드름 및 지성 피부나 두피에 피지분비 조절, 수렴 및 강장 효과가 있다. 과도한 땀분비를 억제시켜준다.

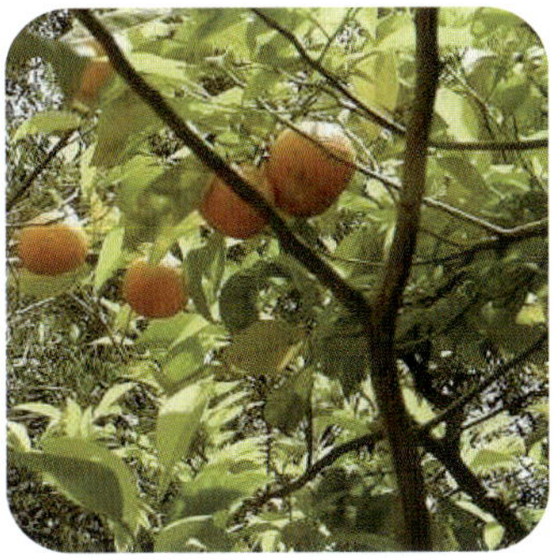

Key Point

페티그레인 오일은 스트레스와 우울증에 뛰어난 효과가 있다.

44 파인 스카치(Pine Scotch)

| 학명 *Pinus sylvestris*

| 과명 소나무과(Pinaceae)

| 유래 파인은 고대부터 강한 향과 치료 효과 때문에 종교의식뿐만 아니라 기관지염, 결핵, 폐렴 등 감염증에 쓰였다. 북아메리카 인디언들은 잎을 괴혈병 예방에 이용하였으며, 껍질과 솔방울은 류머티즘, 골절, 종기, 염증, 감기, 기침, 폐 질환, 괴혈병, 두통 및 감염증 치료에 사용했다. 탈취, 제충 효과로 오늘날 비누나 목욕 소금 등 목욕용품에 많이 활용되고 있다.

| 산지 파인은 전 세계적으로 자라며 특히 핀란드, 노르웨이, 러시아 등 북유럽에서 좋은 품질의 파인 오일이 생산된다.

| 추출부위 파인의 건조된 잎, 목재 또는 솔방울

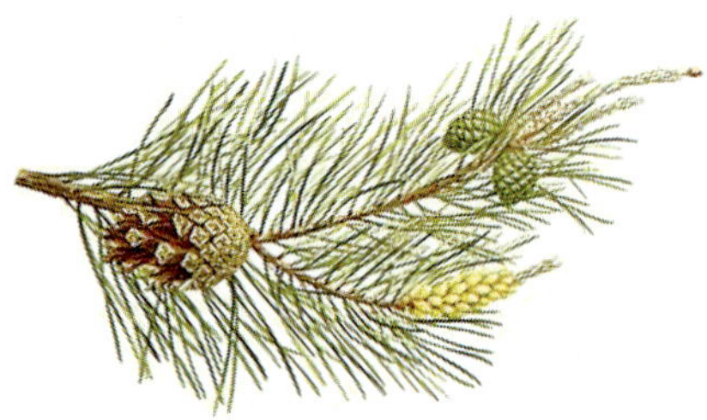

| 추출방법 증기 증류 추출법

| 향노트 middle note

| 화학적 구성 파인 오일은 pinene, limonene, myrcene, carene, dipentene(모노터펜계) 50~90%와 borneol(알코올계) 5% 등으로 구성되어 있다.

| 치료적 효능 파인 오일의 효능은 다음과 같다.
항균(antimicrobial), 살균(antiseptic), 항경련(antispasmodic), 살균(bactericidal), 충혈완화(decongestant), 탈취(deodorant), 이뇨(diuretic), 거담(expectorant), 청량(refreshing), 자극(stimulant), 고양(uplifting), 구충(vermifuge)

| 인체에 미치는 영향

■ **심리적 효과**

파인 오일은 정신을 상쾌하게 고무시키고 깨끗이 해주는 오일로, 약하고 지치고 둔해진 신경을 활기 있게 해준다.

■ **신체적 효과**

- 근골격 및 순환계: 혈액순환을 촉진시키고 따뜻한 성질이 있으므로 관절의 통증을 경감시켜 류머티즘, 통풍, 관절염 등에 효과적이다.
- 내분비계: 남성 내분비계의 균형을 맞춰준다.
- 비뇨기계: 방광염, 비뇨기관 감염, 전립선 문제에 효과적이다.
- 호흡계: 진통, 방부, 점액 제거 효과와 함께 항생 효과가 있어 감기, 독감, 기관지염, 기침, 코막힘 등 호흡기질환에 많이 쓰인다.

■ **피부에 대한 효과**

파인 오일은 정체되거나 또는 감염된 피부 및 습진, 건선 피부에 항생 효과가 있다.

주의사항 오래되어 산화된 파인 오일은 피부발진을 일으킬 수 있으므로 사용하지 않는다. 민감성 피부, 알러지성 피부에는 사용을 금한다.

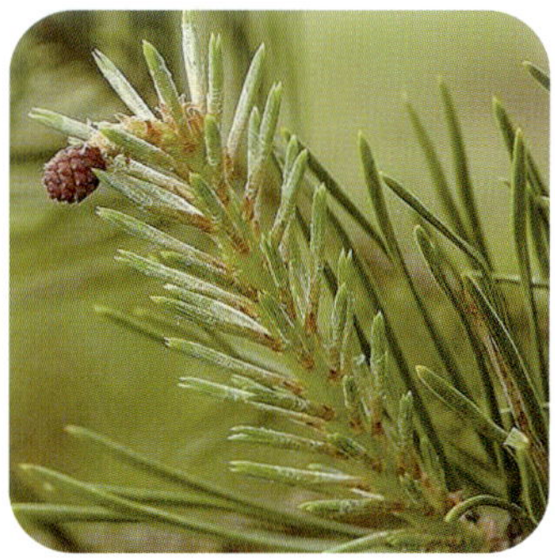

Key Point

파인 오일은 몸과 마음을 상쾌하게 하는 효과가 있다. 공기정화제나 세정제 등에 파인향을 많이 사용한다.

Tip

파인 오일은 독성이 있는 Dwarf pine(Pinus pumilio)과 혼동하지 않도록 반드시 학명을 확인한다.

45 로즈 다마스크(Rose damask) & 로즈 캐비지(Rose cabbage)

| 학명 *Rosa damascena(로즈 다마스크) / Rosa centifolia(로즈 캐비지)*

| 과명 장미과(Rosaceae)

| 유래 로즈는 세계적으로 가장 사랑받는 꽃으로 오랜 세월 동안 사랑, 아름다움, 행복, 순결의 상징으로 사용되고 있다. 고대 이집트에서는 장미로 화장품과 상처치유연고를 만들었고, 이슬람에서는 복부 통증, 상처를 치료하였다. 아유르베다에서는 심장, 자궁, 두피에 강장제와 수렴제로, 중국에서는 간과 비장 치료와 혈액순환 개선에 사용했다.

| 산지 로즈 다마스크는 아시아가 원산지이나 현재는 대부분 불가리아, 터키, 프랑스에서 재배되고 있다.
로즈 캐비지는 모로코, 프랑스, 이탈리아, 튀니지와 중국에서 재배되고 있다.

| 추출부위 장미꽃잎

| 추출방법 증기 증류 추출법(otto) 또는 용매추출법(absolute)

| 향노트 middle note

| 화학적 구성 로즈 오일은 citronellol, geraniol, nerol, phenylethanol(알코올계) 60%와 stearoptene, camphene, myrcene, cymene, pinene(터펜계) 19~22% 등으로 구성되어 있다.

| 치료적 효능 로즈 오일 오일의 효능은 다음과 같다.
항우울(antidepressant), 살균(antiseptic), 항경련(antispasmodic),
항바이러스(antiviral), 최음(aphrodisiac), 수렴(astringent), 살균(bactericidal),
상처회복(cicatrisant), 정화(depurative), 이뇨(diuretic), 생리촉진(emmenagogue),
지혈(hemostatic), 완하(laxative), 해산(parturient), 이완(relaxing), 진정(sedative),
건위(stomachic), 강장(tonic), 자궁강장(uterine), 혈관수축(vasoconstrictive)

| 인체에 미치는 영향

- 심리적 효과

로즈 오일은 항우울 효과가 매우 뛰어나고, 불면증뿐만 아니라 스트레스, 신경성 긴장 등을 완화시킨다. 긍정적인 자신감을 주어 질투, 슬픔, 비통한 상태에서 균형을 잡아준다.

■ **신체적 효과**

- 생식계: 여성의 경우 자궁 및 생리관련 증상을 정상화시키고 생리전증후군을 완화하고, 정자 생산 증가에 효과적으로 알려져 있으며 이완 효과가 뛰어나 발기부전, 불감증에 사용한다.
- 순환계: 강장 효과로 혈액순환을 도와준다.
- 소화계: 위를 강화하고 균형을 잡아주어 스트레스로 인한 구토, 변비, 소화불량 등에 효과가 있다.

■ **피부에 대한 효과**

로즈 오일은 모든 피부타입에 잘 맞는 오일이고, 특히 건성 피부, 노화 피부, 주름살, 습진에 효과적이다. 강장, 이완과 혈관수축 효과로 염증을 완화시킨다.

| 주의사항 로즈 오일은 특별한 주의사항이 없으나, 임신 중에는 사용을 금한다. 용매추출법으로 추출한 앱솔루트는 민감성 피부에 사용 시 자극이 될 수 있으므로 주의한다.

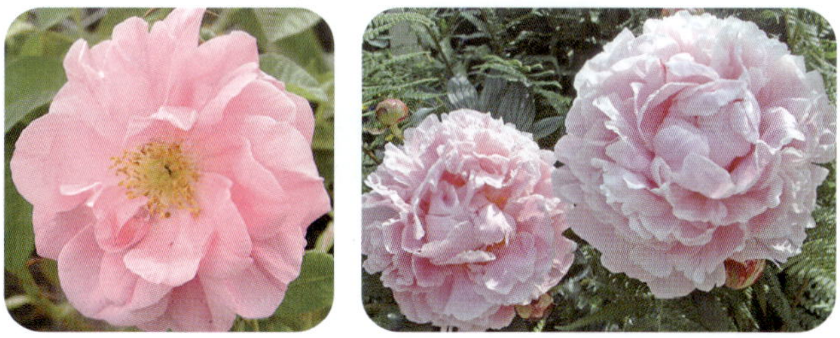

Key Point

로즈 오일은 심신의 다양한 증상에 사용하는 행복감을 주는 오일로 로즈 다마스크와 로즈 캐비지의 효능이 매우 유사하다. 로즈 다마스크는 불가리안로즈로 불리며 감정이나 생식계 질환에, 로즈 캐비지는 프렌치로즈로 불리며 최음과 진정 작용에 더 효과적이다.

Tip

로즈 다마스크 오일은 증류법으로 추출하는 최적의 품종이고, 로즈 캐비지 오일은 주로 용매추출법으로 추출되며 로즈 다마스크에 비해 가격이 저렴하다.

46 로즈마리(Rosemary)

| 학명 *Rosmarinus officinalis*

| 과명 꿀풀과(Labiatae 또는 Lamiaceae)

| 유래 고대 그리스인들은 로즈마리에 대한 경외심을 가지고 있었으며, 로마인들은 죽은 자의 영혼을 평안히 쉬게 해 준다고 믿었다. 14세기 헝가리 여왕의 사후 발견된 기도서에 통풍질환을 치료한 신비의 약초로 전해져서 17세기 유럽에서 관절염 증상에 많이 애용되었다.

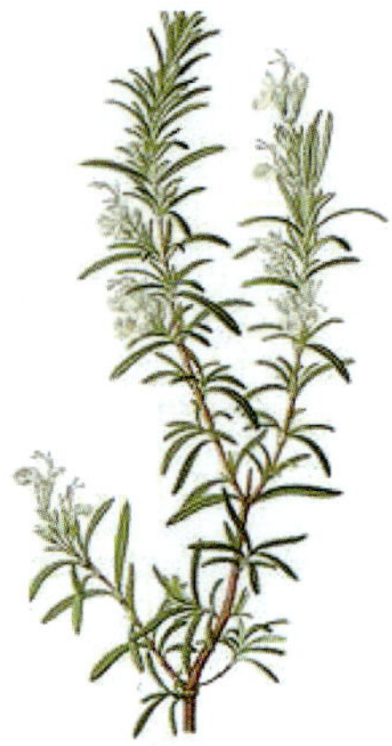

| 산지 지중해 지역인 프랑스, 스페인과 이탈리아

| 추출부위 로즈마리의 잎과 꽃

| 추출방법 증기 증류 추출법

| 향노트 middle note

| 화학적 구성 로즈마리 오일은 α-pinene, β-pinene, camphene(모노터펜계) 30%, 1,8-cineole, caryophyllene oxide(옥사이드계) 30%와 linalool, borneol(알코올계)과 camphor(케톤계) 등으로 구성되어 있다.

| 치료적 효능 로즈마리 오일의 효능은 다음과 같다.
진통(analgesic), 살균(antiseptic), 항경련(antispasmodic), 항바이러스(antiviral), 수렴(astringent), 구풍(carminative), 두뇌강장(cephalic), 순환자극(circulatory), 강심(cordial), 소화촉진(digestive), 이뇨(diuretic), 생리촉진(emmenagogue), 혈압상승(hypertensive), 신경강장(nervine), 발적(rubefacient), 건위(stomachic), 자극(stimulant), 발한(sudorific), 강장(tonic), 고양(uplifting), 상처회복(vulnerary)

| 인체에 미치는 영향

■ 심리적 효과

로즈마리 오일은 마음을 정리해주고 새롭게 해주며, 기억력을 높여준다.
정신적 피로와 무력감을 완화시키고, 두뇌활동을 활성화하는 데 효과가 있다.
두통, 편두통을 완화시킨다.

■ **신체적 효과**

- 근골격계: 관절염, 류머티즘 등 관절 문제를 도와주며, 운동 후 지친 근육과 부상으로 인한 통증을 완화시킨다.
- 순환계: 발적 효과가 있어 순환이 잘 안 되는 손발냉증에 효과적이고, 심장 강장 효과가 있으며 낮은 혈압을 상승시킨다.
- 호흡계: 기관지염, 부비강염, 천식에는 거담 효과가 있는 1,8-cineole 케모타입이 효과적이고, 점액질 과다로 인한 코막힘, 축농증 등에는 버베논 케모타입의 로즈마리가 좋다.
- 소화계: 메스꺼움, 변비, 소화불량 완화에 도움이 된다.
- 전신: 이뇨 작용으로 체액정체와 비만, 생리 시 부종이 있을 때 사용하면 유용하다. 간의 강장 효과가 매우 뛰어나다.

■ **피부에 대한 효과**

로즈마리 오일은 수렴 효과가 뛰어나 정체되어 혈색이 나쁜 피부를 맑고 탄력 있게 해주고, 모발 성장을 도와주며, 비듬 제거에 효과적이다.

| 주의사항 로즈마리 오일은 임신 중이거나 뇌전증, 고혈압이 있는 경우에 사용하지 않는다. 저농도로 희석해서 사용한다.

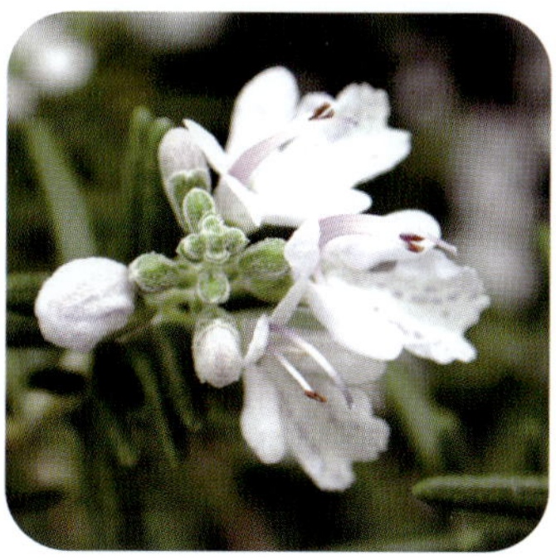

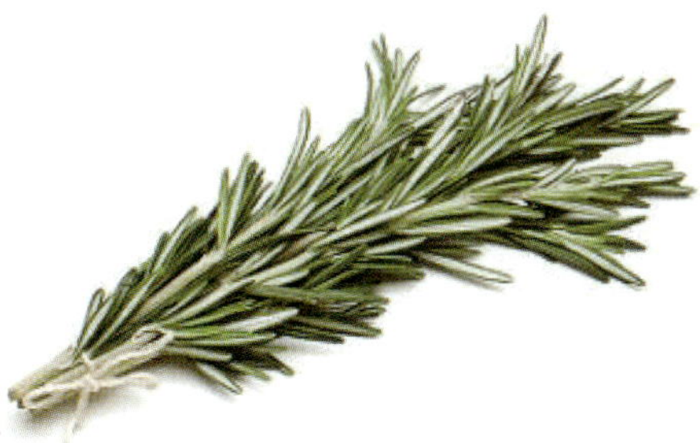

Key Point

로즈마리 오일은 다양하게 사용할 수 있는 오일로 몸과 마음을 자극하여 생리전 증후군, 순환 및 감염 문제에 좋은 효과가 있다.

47 로즈우드(Rosewood)

| 학명　*Aniba rosaeodora*

| 과명　녹나무과(Lauraceae)

| 유래　아마존 원주민들은 피부를 다시 젊어지게 하는 놀라운 효과를 보기 위해 로즈우드의 목질을 사용했다. 장미목이라고도 불리는 로즈우드는 향료업계나 고급 가구용 목재로 오래전부터 이용되어 왔으나, 아로마테라피에는 근래에 도입되었다. 원산지로부터의 운송비가 많이 들고, 보호 수종이므로 가격이 비싼 편이다.

| 산지　브라질, 페루가 원산지이며 보호 수종으로 브라질 정부에 의해 관리 보호된다.

| 추출부위　로즈우드 나무의 목질

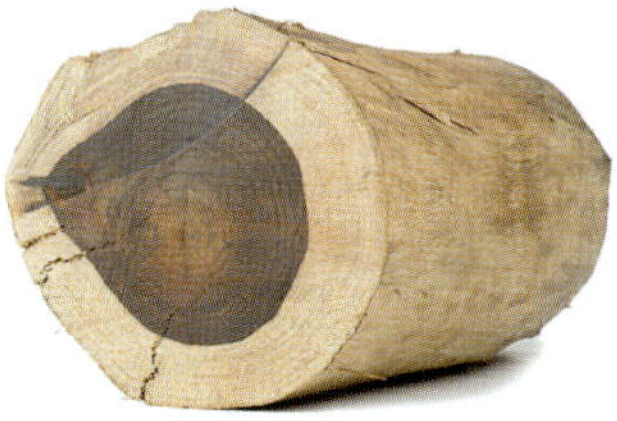

| 추출방법　증기 증류 추출법

| 향노트　middle-base note

| 화학적 구성　로즈우드 오일은 geraniol, linalool, nerol, terpineol(알코올계)가 82~95%로 대부분이며, 1,8-cineole(옥사이드계), dipentene(터펜계) 등으로 구성되어 있다.

| 치료적 효능　로즈우드 오일의 효능은 다음과 같다.
진통(analgesic), 항우울(antidepressant), 항균(antimicrobial), 살균(antiseptic), 최음(aphrodisiac), 살균(bactericidal), 두뇌강장(cephalic), 세포재생(cytophylactic), 탈취(deodorant), 자극(stimulant), 강장(tonic)

| 인체에 미치는 영향

- **심리적 효과**

로즈우드 오일은 두통완화(특히 오심을 동반한 편두통, 비행시차증), 스트레스 및 신경 긴장을 경감시키고 마음을 맑고 깨끗하게 한다.
로즈우드는 중추신경계를 안정시켜 전반적인 균형조절을 해주고, 심한 우울 완화에 매우 효과적이고 심각한 문제로 어두워진 마음을 밝게 해준다.

■ **신체적 효과**

- 면역계: 면역성을 개선시켜 감기, 독감, 감염 등으로부터 예방, 치유에 도움을 준다.
- 생식계: 마일드한 최음 효과로 성적인 문제해결에 도움이 된다.
- 기타: 탈취 효과, 강장 효과가 있다.

■ **피부에 대한 효과**

로즈우드 오일은 세포의 생육촉진 및 보습 효과가 있어 노화, 주름살 피부, 상처나 베인 곳에 효과적이며, 건성 · 민감성 피부, 여드름, 피부염 등 염증성 피부질환에도 강장 효과가 있다.

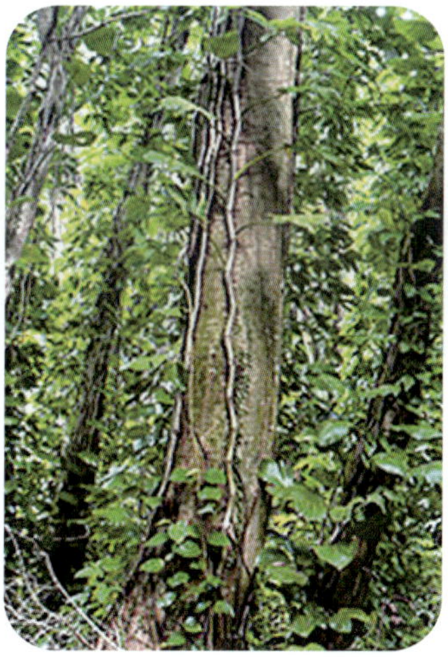

Key Point

로즈우드 오일은 우울증에 매우 효과적이며, 마음을 고양시키는 작용을 한다.

Tip

향이 비슷한 중국산의 Ho Leaf(Cinnamomum camphora/Laurus camphora)를 로즈우드 오일 대용으로 판매하는 경우가 있는데 성분과 치료 효과에 큰 차이가 나므로 구입 시 꼭 학명과 원산지명을 확인해야 한다.

48 샌달우드(Sandalwood)

| 학명 *Santalum album*

| 과명 단향과(Santalaceae)

| 유래 힌두교에서는 종교적인 행사에 많이 사용하고 사원을 건축하는데 샌달우드를 사용하기도 한다. 9세기부터 황족의 시체 방부처리에 사용하기도 하였으며, 아유르베다에서는 근심, 걱정, 불안의 심리적 문제를 개선시키고, 향을 만들거나 종교적 축제에 사용되었다. 유럽에서는 18세기 이후부터 알려지기 시작하여 인기를 끌었으며 성병치료나 요로감염증에 사용되었다. 우리나라에서는 백단향이라 불리운다.

| 산지 동인도, 스리랑카에서는 S. albums이, 호주에서는 S. spicatum이 재배된다.

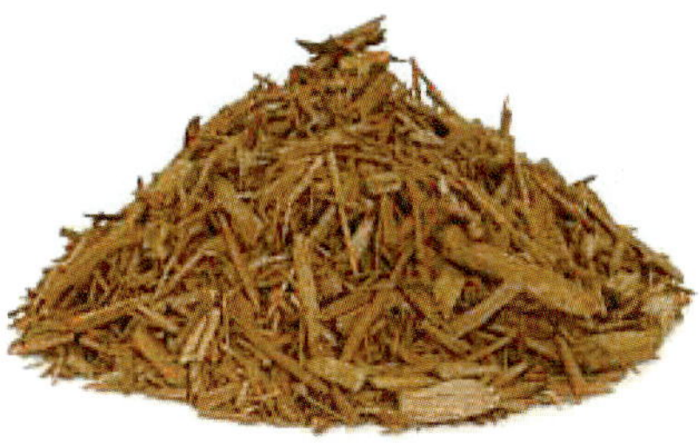

| 추출부위 샌달우드의 목재, 심재, 잎

| 추출방법 증기 증류 추출법

| 향노트 base note

| 화학적 구성 샌달우드 오일은 α-santalol, β-santalol(알코올계) 70~90%와 α-santalene, β-santalene(세스퀴터펜계) 등으로 구성되어 있다.

| 치료적 효능 샌달우드 오일의 효능은 다음과 같다.
향우울(antidepressant), 항염(anti-inflammatory), 살균(antiseptic), 항경련(antispasmodic), 최음(aphrodisiac), 수렴(astringent), 살균(bactericidal), 상처회복(cicatrisant), 쿨링(cooling), 이뇨(diuretic), 거담(expectorant), 이완(relaxing), 진정(sedative), 강장(tonic)

| 인체에 미치는 영향

■ **심리적 효과**

샌달우드 오일은 긴장을 이완시키고, 스트레스, 불면증과 분노를 완화시키는 데 효과가 매우 뛰어나다. 강박관념이 있거나, 과거에 대한 집착을 완화시키고 편안하게 받아들일 수 있도록 도와준다.

■ **신체적 효과**

- 호흡계: 목감기, 기관지염, 만성적 마른기침을 진정, 완화시키고 가래 배출을 돕는다.
- 비뇨계: 신장을 정화하는 효과로 신장염, 방광염에 사용할 수 있다.
- 림프계: 항염 및 수렴 효과로 정맥류와 림프절 부기 등에 도움이 된다.

■ **피부에 대한 효과**

샌달우드 오일은 피부 진정, 쿨링, 보습 작용으로 피부의 균형을 잡아주므로 특히, 건성 피부, 건선, 갈라진 피부, 민감한 피부 등에 사용하면 좋고, 모세혈관 파열로 인한 피부의 붉은 기운을 가라앉히고 감소시킨다. 살균력이 뛰어나 여드름, 종기, 감염 상처에도 좋다.

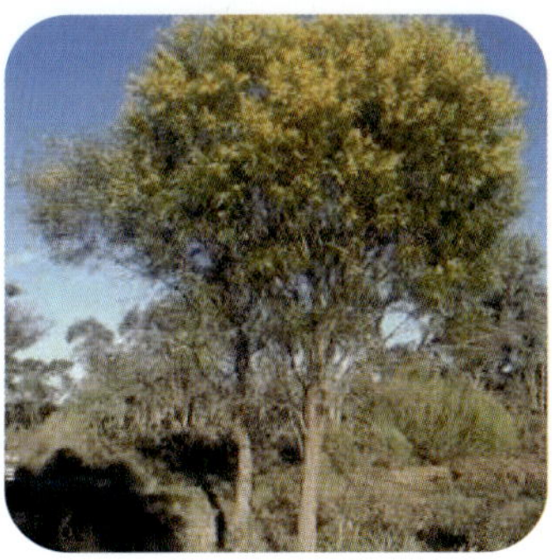

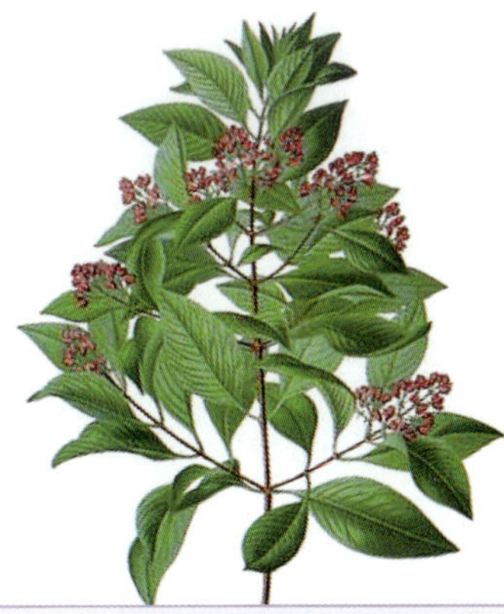

Key Point

샌달우드 오일은 이완과 진정 효과가 뛰어나 마음을 평온하게 해주는 향으로 요가와 명상 등에 널리 사용된다.

Tip

샌달우드라는 이름으로 다른 Santalum 종 또는 단향과가 아닌 식물에서 추출하여 판매되는 오일들이 많으므로 반드시 원산지명과 학명을 확인하고 구입한다.

49 티트리(Tea Tree)

| 학명 *Melaleuca alternifolia*

| 과명 도금양과(Myrtaceae)

| 유래 티트리 나무는 높이 5~7 m까지 자라고, 바늘 같은 잎이 나는 큰 키의 호주 원산 상록수로 원주민인 아볼진들은 다양한 피부질환과 감기, 두통완화 약재로 사용해왔다. 티트리라는 이름은 영국의 탐험가인 쿡 선장이 선원들에게 괴혈병 예방을 위해 차처럼 끓여서 마시게 한 것에서 유래되었다. 제2차 세계대전 당시에는 호주 군인들의 상처나 피부질환에 항염제로 사용되었다.

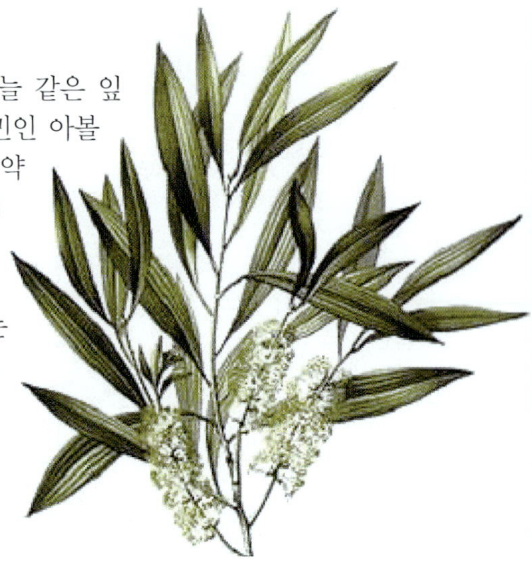

| 산지 호주, 뉴질랜드

| 추출부위 티트리 나무의 잎과 잔가지

| 추출방법 증기 증류 추출법

| 향노트 top note

| 화학적 구성 티트리 오일은 terpine-4-ol, linalool(알코올계) 45%, terpinene, pinene(모노터펜계) 40%, 1,8-cineole(옥사이드계) 7%와 약간의 세스퀴터펜계 등으로 구성되어 있다.

| 치료적 효능 티트리 오일의 효능은 다음과 같다.
항박테리아(antibacterial), 항진균(antifungal), 항염(anti-inflammatory), 항균(antimicrobial), 살균(antiseptic), 항바이러스(antiviral), 살균(bactericidal), 상처회복(cicatrisant), 쿨링(cooling), 거담(expectorant), 살진균(fungicidal), 면역자극(immune stimulant), 살충(insecticide), 발한(sudorific), 강장(tonic), 상처회복(vulnerary)

인체에 미치는 영향

■ **심리적 효과**

티트리 오일은 마음에 상쾌함과 활력을 주며 자신감을 갖게 도와준다.

■ **신체적 효과**

- 호흡계: 강력한 살균 및 항카타르 효과가 있어 기침, 천식, 기관지염, 부비강염, 백일해에 사용된다.
- 비뇨계: 살균 효과로 비뇨계 감염증상(냉대하, 칸디다증, 요로감염증 등)을 완화시킨다.
- 면역계: 매우 강력한 면역자극제로 인체방어기전이 빨리 회복되므로 전염병에 대한 신체면역력을 개선시켜 준다.
- 림프계: 선열 완화에 사용한다.
- 전신: 수술 전이나 회복기에 사용하기 좋은 오일이다. 강한 살균과 독소배출 효과가 있다. 땀 분비를 촉진하여 체열을 낮춰준다.

■ **피부에 대한 효과**

티트리 오일은 곰팡이와 바이러스 관련 감염증상–입 주변의 단순포진, 여드름, 무좀, 염증, 벌레 물린 데, 구강궤양 등에 유용하고, 상처치료, 데인데, 비듬, 전반적인 가려움증에 효과적이다.

주의사항

티트리 오일은 전반적으로 안전한 오일이지만, 극도로 민감한 피부에는 주의한다.

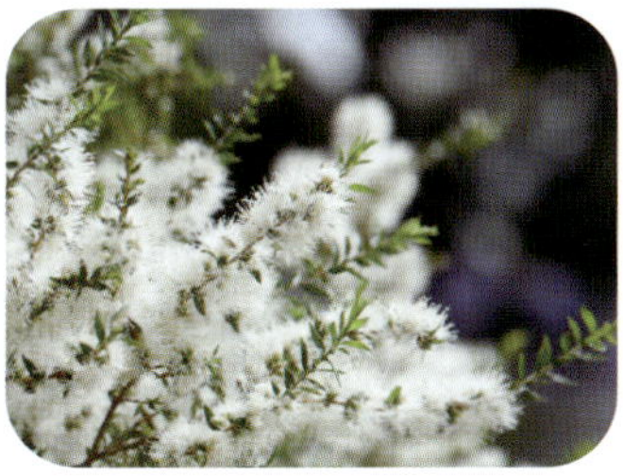

Key Point

티트리 오일은 신체를 공격하는 감염의 세 가지 타입, 즉 박테리아, 바이러스, 진균류에 모두 효과를 갖는 매우 유용한 오일이다. 따라서 감염된 상태를 치료하거나 예방할 때 아주 효과적인 오일로 구급상비약으로 사용할 수 있다.

50 타임(Thyme)

| 학명 *Thymus vulgaris*

| 과명 꿀풀과(Labiatae 또는 Lamiaceae)

| 유래 타임은 고대부터 그리스인들은 신경성 증상, 감각에 활력을 주기 위해 이용했고, 제충과 육류 보존에도 사용하였다. 타임의 속명인 thymus는 그리스어로 용기를 의미하고, 중세 시대에는 담대한 용기를 상징하여 군인들은 활력과 용기를 얻기 위해 타임을 넣은 물에 목욕을 했다고 전해진다.

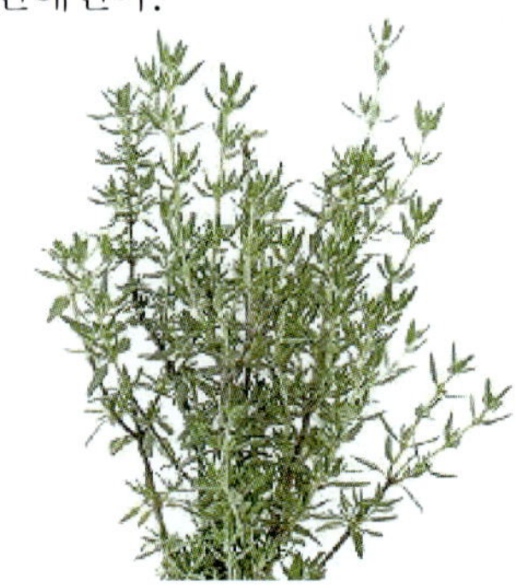

| 산지 지중해 연안, 남부 이태리

| 추출부위 타임의 꽃, 꽃대, 잎

| 추출방법 증기 증류 추출법

| 향노트 top note

| 화학적 구성 타임 오일은 linalool, geraniol(알코올계) 35%, linalyl acetate, geranyl acetate(에스테르계) 40%, terpinene, cymene(모노터펜계) 10% 등으로 구성되어 있다.

| 치료적 효능 타임 오일의 효능은 다음과 같다.
진통(analgesic), 항진균(antifungal), 항염(anti-inflammatory), 항균(antimicrobial), 살균(antiseptic), 항경련(antispasmodic), 식욕촉진(aperitif), 수렴(astringent), 살균(bactericidal), 구풍(carminative), 상처회복(cicatrisant), 이뇨(diuretic), 소화촉진(digestive), 생리촉진(emmenagogue), 거담(expectorant), 혈압상승(hypertensive), 살충(insecticide), 점액용해(mucolytic), 신경강장(nervine), 자극(stimulant), 강장(tonic), 구충(vermifuge), 워밍(warming)

| 인체에 미치는 영향

■ **심리적 효과**

타임 오일은 두통과 스트레스를 완화시키고 신경계를 강화시키는 효과가 있다.

■ 신체적 효과

- 근골격계: 이뇨 작용과 자극 효과로 요산을 감소시켜 통풍, 류머티즘 관절염과 스포츠 부상완화에 좋다.
- 순환계: 순환을 자극하여 혈압을 높여주며, 부종, 셀룰라이트 제거에도 도움이 된다.
- 소화계: 소화자극 및 구풍 효과가 있으며 식욕증진 효과도 있다.
- 호흡계: 강한 살균력과 거담 효과가 있어 감기, 기침, 편도염, 기관지염, 천식, 백일해 등에 효과가 있다.
- 면역계: 백혈구 생산을 자극하여 면역계를 강화시킨다.
- 비뇨기계: 방광염에 사용한다.

■ 피부에 대한 효과

타임 오일은 강장 효과로 비듬, 탈모에 도움이 되고 여드름, 종기의 피부염증과 상처치유에 도움이 된다.

| 주의사항 타임 오일은 민감한 사람에게 피부자극 우려가 있고, 살균력이 매우 강한 오일이므로 낮은 농도로 소량만 사용한다. 임신과 고혈압에는 사용을 금한다.
케모타입 별 특성이 다르므로 사용 목적에 맞는 것을 선택하도록 한다. 대체로 타임 리나롤 오일이 피부자극이 적으며, 타임 티몰 오일은 호흡기계 증상에 이용된다.

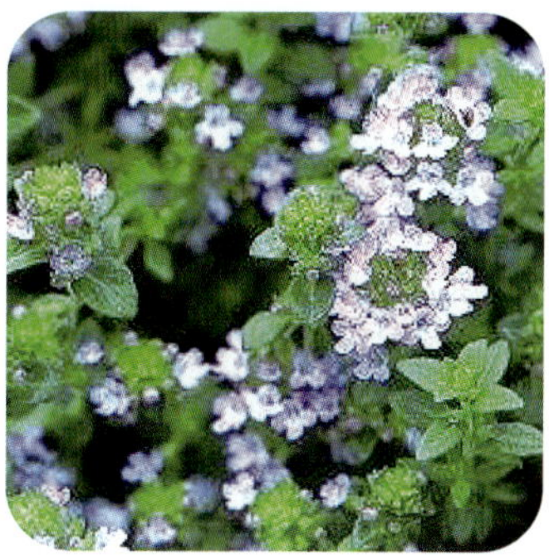

Key Point

타임 오일은 강력한 살균 효과로 면역계 자극에 유용하다.

51 베티버(Vetiver)

| 학명 *Vetiveria zizanoides*

| 과명 벗과(Poaceae 또는 Gramineae)

| 유래 인도에서는 예로부터 베티버를 평온의 오일(the oil of tranquility)이라 부르고, 블라인드나 해가리개로 짜서 벌레를 쫓기 위해 창문에 달아 사용했으며, 해열, 항염과 위장장애 완화에 응용하였고, 피부열을 식히는 데 짓찧은 베티버 뿌리를 붙여두기도 했다. 러시아에서는 좀으로 인한 손상을 막기 위해 오일을 향낭에 묻혀 모피코트의 안감 속에 넣기도 한다. 베티버는 베이스 노트로 향수, 목욕용품, 비누 등에 많이 쓰인다.

| 산지 인도 남부와 인도네시아가 원산지이며, 남아메리카, 자바, 아이티 등 적도지역에서 널리 재배된다.

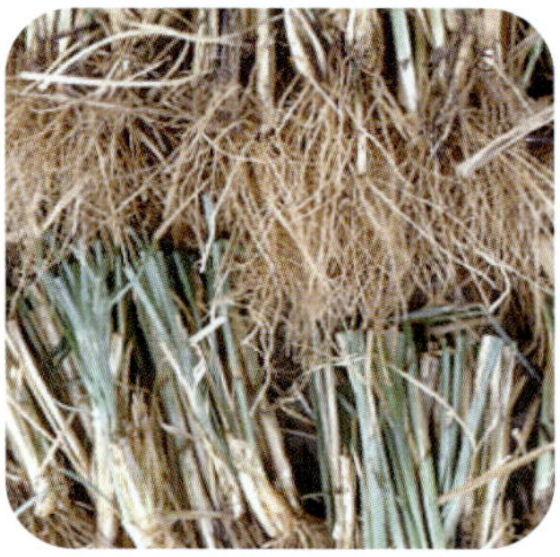

| 추출부위 베티버의 뿌리

| 추출방법 증기 증류 추출법

| 향노트 base note

| 화학적 구성 베티버 오일은 vetiverol, furfurol(알코올계) 50~75%, α-vetivone(케톤계) 6%와 약간의 vetivene(세스퀴터펜계) 및 에스테르계 성분 등으로 구성되어 있다.

| 치료적 효능 베티버 오일의 효능은 다음과 같다.
살균(antiseptic), 신경강장(nervine), 이완(relaxing), 발적(rubefacient), 진정(sedative), 자극(stimulant), 강장(tonic), 구충(vermifuge)

| 인체에 미치는 영향

■ **심리적 효과**

베티버 오일은 중추신경계를 진정시켜 긴장, 걱정, 분노, 스트레스 관련증상(특히 불면증, 신경쇠약)을 완화시킨다. 특히 균형감을 잃거나 안정이 필요한 경우, 너무 민감할 때 효과적이다.

■ **신체적 효과**

- 근골격계 및 순환계: 적혈구를 강화시키고, 혈류량을 증가시켜 류머티즘이나 관절염의 근육통증을 덜어준다. 또한 심계항진증을 완화시켜준다.
- 생식계: 갱년기장애(특히 안면홍조증), 산후우울증, 생리불순 등에 호르몬 분비를 균형 있게 조절해주는 효과가 있다.

■ **피부에 대한 효과**

베티버 오일은 신체 결합조직을 강화하는 작용으로 약하고 늘어지거나 피로한 피부나 상처, 임신선에 효과적이다. 약간의 수렴 효과도 있으므로 여드름이나 지성 피부에도 도움이 되며, 베인 데, 상처, 임신선, 염증, 습진, 노화피부, 벌레 물린 곳에 사용한다.

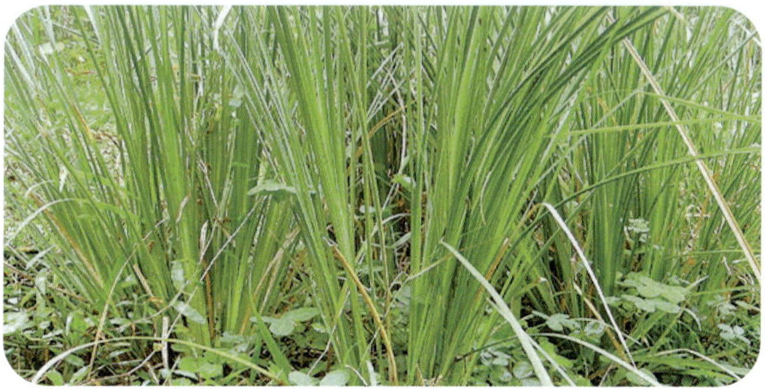

Key Point

베티버 오일은 평온함을 느끼게 해주어 심신이 지쳤을 때 편안하게 해준다.

Tip

베티버 오일은 묵은 뿌리에서 추출한 것일수록 향이 좋으며, 시간이 지날수록 향이 성숙되어 좋아진다.

52 일랑일랑(Ylang Ylang)

| 학명 *Cananga odorata*

| 과명 번려지과(Annonaceae)

| 유래 일랑일랑은 말레이어로 "꽃 중의 꽃(flower of flowers)"이란 뜻이며, 인도네시아에서는 최음 효과를 기대하여 신혼부부의 첫날밤에 침대 위에 일랑일랑 꽃을 놓아두는 풍습이 있다. 이 밖에도 천식, 류머티즘 통증, 말라리아, 두통, 소화장애 등에 사용되었으며, 동남아시아에서는 피부와 모발관리, 피부질환, 벌레 물린 곳이나 감염을 막는 데 연고형태로 활용된다.

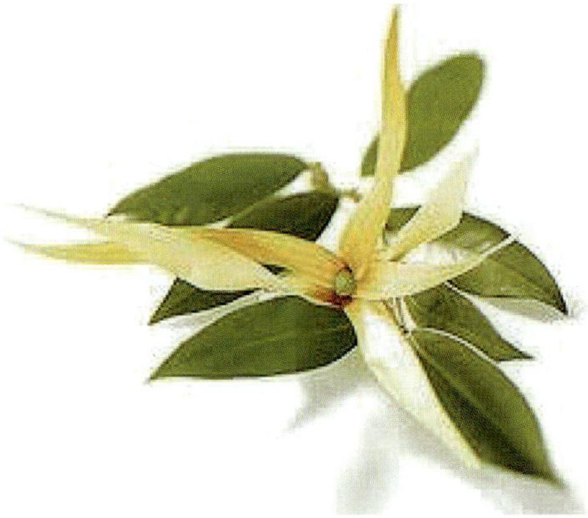

| 산지 인도네시아, 필리핀, 마다가스카르

| 추출부위 일랑일랑의 꽃

| 추출방법 증기 증류 추출법

| 향노트 base note

| 화학적 구성 일랑일랑 오일은 β-caryophyllene, farnesene(세스퀴터펜계) 40%, α-farnesene, linalool benzyl alcohol, geraniol(알코올계) 20%, methyl benzoate, benzyl salicylate, methyl salicylate(에스테르계) 15%, eugenol, methyl eugenol(페놀계) 10% 등으로 구성되어 있다.

| 치료적 효능 일랑일랑 오일의 효능은 다음과 같다.
항우울(antidepressant), 항염(anti-inflammatory), 항균(antimicrobial), 살균(antiseptic), 최음(aphrodisiac), 혈압강하(hypotensive), 이완(relaxing), 진정(sedative), 강장(tonic)

| 인체에 미치는 영향

■ 심리적 효과

일랑일랑 오일은 항우울 작용으로 기쁜 느낌을 갖게 하고, 중추신경계를 진정시키는 효과가 있다. 여성의 자신감 회복에 효과적이며, 분노, 근심, 외상후증후군, 쇼크와 공포상태를 완화시켜준다.

■ **신체적 효과**

- 순환계: 심계항진과 심박수를 늦춰주고, 혈압을 낮춘다.
- 내분비계: 아드레날린의 흐름을 정상화시켜 스트레스, 화, 비탄, 공포, 쇼크 상태를 진정시키는 효과가 있다. 호르몬 균형을 정상화시킨다.
- 생식계: 자궁을 강장시키고, 특히 생리전증후군, 남성의 스트레스성 발기부전, 불감증에 유용하게 쓰인다.
- 소화계: 살균 작용으로 장내 감염증상에 도움이 된다.

■ **피부에 대한 효과**

일랑일랑 오일은 피지분비의 균형을 잡아주므로 건성 피부와 지성 피부, 여드름에 좋다. 노화 피부, 두피관리에 효과적이며, 급성 염증완화에 도움이 된다.

| 주의사항 일랑일랑 오일은 과용하면 두통이나 구토가 생길 수 있으므로 적당량만 사용해야 한다.

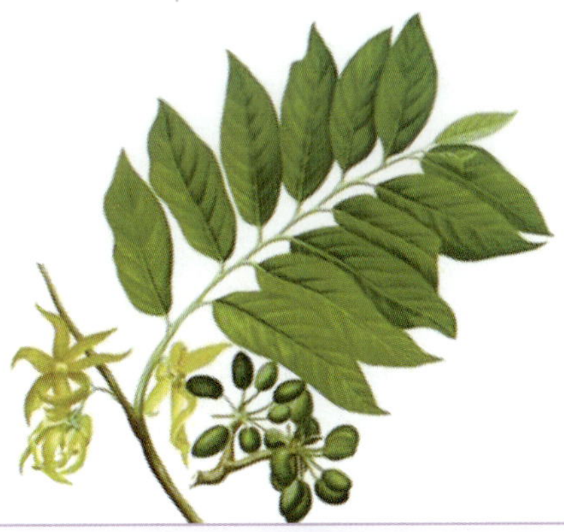

Key Point

일랑일랑 오일은 행복감을 주며 자신에 대해 긍정적인 마음을 갖게 해주고, 스트레스 상태를 이완시키고 진정시킨다.

Tip

일랑일랑 오일은 향이 매우 강한 꽃으로, 오일을 추출 하는 순서에 따라 extra, 1st, 2nd로 등급을 나누기도 하고, 등급을 나누지 않고 이 세 가지를 합쳐 complete로 분류하기도 한다.

02 에센셜 오일의 효능 - 용어집

에센셜 오일의 효능	작용/주요 오일
마취 작용 (anaesthetic)	마취효과를 낸다. Cinnamon
진통 작용 (analgesic)	통증을 완화시킨다. Bergamot, Black Pepper, Chamomile German, Chamomile Roman, Clove Bud, Coriander, Eucalyptus divis, Eucalyptus globulus, Eucalyptus smithii, Geranium, Ginger, Jasmine, Jasmine, Lavandin, Lavender, Lavender spike, Marjoram, Niaouli, Peppermint, Rosemary, Rosewood, Thyme
제음 작용 (anaphrodisiac)	성욕을 억제시킨다. Marjoram
제산 작용 (anti-acid)	위산을 중화시키고 위산에 의한 복통을 완화시키는 데 도움이 된다. Lemon
항알러지 작용 (anti-allergic)	알러지 반응을 저하시킨다. Chamomile German, Melissa
항카타르 작용 (anticatarrhal)	카타르 제거를 도와준다. Myrrh
항박테리아 작용 (anti-bacterial)	박테리아를 파괴하는 것을 도와준다. Eucalyptus globulus, Eucalyptus smithii, Tea Tree
항우울 작용 (antidepressant)	우울감을 벗어나도록 도와준다. Basil, Bergamot, Clary Sage, Geranium, Grapefruit, Jasmine, Lavender, Lemongrass, Mandarin, Melissa, Neroli, Orange Sweet, Patchouli, Petitgrain, Rose damask & Rose cabbage, Rosewood, Sandalwood, Ylang Ylang
구토억제 작용 (antiemetic)	구토를 감소시킨다. Ginger
항진균 작용 (antifungal)	진균 제거를 도와준다. Cedarwood Atlas, Eucalyptus divis, Lavender spike, Lemongrass, Niaouli, Patchouli, Tea Tree, Thyme
항최유 작용 (antigalactagogue)	젖의 분비를 줄여준다. Peppermint
항염 작용 (anti-inflammatory)	염증을 완화시킨다. Benzoin, Bergamot, Carrot Seed, Chamomile German, Chamomile Roman, Cinnamon, Clary Sage, Geranium, Lavandin, Lavender, Melissa, Myrrh, Orange Bitter, Patchouli, Sandalwood, Tea Tree, Thyme, Ylang Ylang
항지루 작용 (antiseborrhoeic)	과도한 피지분비물을 줄여준다. Cedarwood Atlas

에센셜 오일의 효능	작용/주요 오일
살균 작용 (antiseptic)	세균의 감염을 막아주고 제거하도록 도와준다. Basil, Benzoin, Bergamot, Black Pepper, Carrot Seed, Cedarwood Atlas, Chamomile Roman, Cinnamon, Citronella, Clary Sage, Clove Bud, Cypress, Eucalyptus citriodora, Eucalyptus divis, Eucalyptus globulus, Eucalyptus smithii, Fennel Sweet, Frankincense, Geranium, Ginger, Grapefruit, Jasmine, Jasmine, Lavender, Lavender spike, Lemon, Lemongrass, Lime, Marjoram, Myrrh, Niaouli, Orange Bitter, Orange Sweet, Palmarosa, Peppermint, Petitgrain, Pine Scotch, Rose damask & Rose cabbage, Rosemary, Rosewood, Sandalwood, Tea Tree, Thyme, Vetiver, Ylang Ylang
항경련 작용 (antispasmodic)	경련을 완화시킨다. Basil, Black Pepper, Chamomile German, Chamomile Roman, Cinnamon, Clary Sage, Clove Bud, Coriander, Cypress, Eucalyptus globulus, Fennel Sweet, Ginger, Jasmine, Jasmine, Lavandin, Lavender, Mandarin, Marjoram, Melissa, Neroli, Orange Sweet, Peppermint, Petitgrain, Pine Scotch, Rose damask & Rose cabbage, Rosemary, Sandalwood, Thyme
항바이러스 작용 (antiviral)	바이러스를 제거하거나 바이러스의 증식을 억제한다. Bergamot, Carrot Seed, Clove Bud, Eucalyptus citriodora, Eucalyptus divis, Eucalyptus globulus, Eucalyptus smithii, Lavender, Lemon, Lime, Mandarin, Marjoram, Melissa, Neroli, Orange Sweet, Palmarosa, Peppermint, Rose damask & Rose cabbage, Rosemary, Tea Tree
식욕촉진 작용 (aperitif)	식욕을 자극한다. Clove Bud, Coriander, Fennel Sweet, Ginger, Thyme
최음 작용 (aphrodisiac)	성욕을 자극하거나 증가시키는 것을 도와준다. Cinnamon, Clary Sage, Jasmine, Rose damask & Rose cabbage, Rosewood, Sandalwood, Ylang Ylang
수렴 작용 (astringent)	피부와 조직을 수축시키거나 긴장감을 준다. Cedarwood Atlas, Cypress, Frankincense, Geranium, Grapefruit, Lemon, Lemongrass, Lime, Orange Bitter, Patchouli, Peppermint, Rose damask & Rose cabbage, Rosemary, Sandalwood, Thyme
살균 작용 (bactericidal)	박테리아의 감염을 막아주고 제거하도록 도와준다. Chamomile Roman, Citronella, Coriander, Eucalyptus citriodora, Grapefruit, Lemon, Lemongrass, Neroli, Niaouli, Palmarosa, Pine Scotch, Rose damask & Rose cabbage, Rosewood, Sandalwood, Tea Tree, Thyme
균형조절 작용 (balancing)	신체의 활동이나 감정의 균형을 잡아 정상화시킨다. Bergamot, Geranium, Lavender, Palmarosa
진정 작용 (calming)	신체나 감정을 차분하게 만든다. Cedarwood Atlas, Chamomile Roman, Lavender, Marjoram, Palmarosa
구풍 작용 (carminative)	소화계를 안정시키고 헛배 부름을 완화시킨다. Basil, Benzoin, Black Pepper, Carrot Seed, Chamomile German, Chamomile Roman, Cinnamon, Clove Bud, Coriander, Fennel Sweet, Ginger, Jasmine, Lemon, Lemongrass, Mandarin, Marjoram, Melissa, Myrrh, Orange Bitter, Orange Sweet, Peppermint, Rosemary, Thyme
두뇌강장 작용 (cephalic)	마음을 정화시켜 머리를 맑게 해준다. Basil, Peppermint, Rosemary, Rosewood
상처회복 작용 (cicatrisant)	상처를 낫게 해준다. Carrot Seed, Chamomile German, Clove Bud, Cypress, Eucalyptus globulus, Frankincense, Geranium, Lavender, Myrrh, Neroli, Niaouli, Palmarosa, Patchouli, Rose damask & Rose cabbage, Sandalwood, Tea Tree, Thyme

에센셜 오일의 효능	작용/주요 오일
강심 작용 (cordial)	심장의 기능을 활발하게 해준다. Benzoin, Rosemary
쿨링 작용 (cooling)	신체 적용 부위의 온도를 낮추어 시원하게 해주거나 마음을 차분히 가라앉혀 준다. Bergamot, Eucalyptus globulus, Lavender, Lemon, Melissa, Myrrh, Peppermint, Sandalwood, Tea Tree
순환자극 작용 (circulatory stimulant)	혈액순환을 자극한다. Cedarwood Atlas, Marjoram, Rosemary
세포재생 작용 (cytophylactic)	세포의 재생을 도와준다. Frankincense, Geranium, Man0darin, Palmarosa, Patchouli, Rosewood
충혈완화 작용 (decongestant)	정체된 것을 풀어주고 충혈을 완화시킨다. Cypress, Eucalyptus divis, Eucalyptus smithii, Ginger, Lavender spike, Peppermint, Pine Scotch
탈취 작용 (deodorant)	불쾌한 향을 막아주고 없애준다. Benzoin, Citronella, Eucalyptus citriodora, Eucalyptus globulus, Lemongrass, Myrrh, Neroli, Patchouli, Petitgrain, Pine Scotch, Rosewood
정화 작용 (depurative)	불순물과 독소를 제거해 준다. Black Pepper, Carrot Seed, Coriander, Cypress, Eucalyptus globulus, Fennel Sweet, Grapefruit, Jasmine, Lemon, Mandarin, Rose damask & Rose cabbage
독소배출 작용 (detoxifying)	독소배출을 도와준다. Carrot Seed, Eucalyptus globulus, Fennel Sweet, Jasmine, Lavender, Lemon, Neroli digestive, Bergamot, Chamomile Roman, Clove Bud, Coriander, Ginger, Lime, Mandarin, Marjoram, Peppermint, Petitgrain, Rosemary, Thyme
소화촉진 작용 (digestive)	소화작용을 촉진하여 소화를 돕는다. Bergamot, Black Pepper, Carrot Seed, Chamomile German/Roman, Clove Bud, Coriander, Ginger, Lemon, Lime, Mandarin, Marjoram, Petitgrain, Thyme
이뇨 작용 (diuretic)	소변 배출을 자극한다. Benzoin, Carrot Seed, Cedarwood Atlas, Cypress, Fennel Sweet, Frankincense, Geranium, Grapefruit, Jasmine, Lavender, Lemon, Mandarin, Patchouli, Pine Scotch, Rose damask & Rose cabbage, Rosemary, Sandalwood, Thyme
생리촉진 작용 (emmenagogue)	생리를 도와주거나 유도한다. Chamomile German, Basil, Carrot Seed, Chamomile Roman, Cinnamon, Clary Sage, Fennel Sweet, Frankincense, Jasmine, Lavender, Marjoram, Melissa, Myrrh, Peppermint, Rose damask & Rose cabbage, Rosemary, Thyme
에스트로겐 작용 (oestrogenic)	에스트로겐 호르몬 분비를 증가시키거나 에스트로겐 성분과 유사하여 그 역할을 한다. Fennel Sweet
거담 작용 (expectorant)	폐와 호흡기의 점액배출을 도와준다. Basil, Benzoin, Black Pepper, Cedarwood Atlas, Clove Bud, Eucalyptus citriodora, Eucalyptus divis, Eucalyptus globulus, Eucalyptus smithii, Frankincense, Ginger, Lavender spike, Myrrh, Niaouli, Peppermint, Pine Scotch, Sandalwood, Tea Tree, Thyme
해열 작용 (febrifuge)	열을 내려준다. Basil, Bergamot, Chamomile Roman, Eucalyptus globulus, Ginger, Lemon, Lemongrass, Lime, Niaouli, Palmarosa, Peppermint

에센셜 오일의 효능	작용/주요 오일
살진균 작용 (fungicidal)	곰팡이균의 성장을 저해시키거나 없애준다. Cedarwood Atlas, Citronella, Coriander, Lavender, Lemon, Myrrh, Patchouli, Tea Tree
최유 작용 (galactagogue)	젖의 분비를 촉진시킨다. Citronella, Fennel Sweet, Jasmine, Lemongrass
지혈 작용 (hemostatic)	출혈을 멈추게 한다. Cinnamon, Cypress, Frankincense, Geranium, Lemon, Lime, Rose damask & Rose cabbage
혈압상승 작용 (hypertensive)	혈압을 높여준다. Rosemary, Thyme
호르몬조절 작용 (hormone balancing)	호르몬의 균형을 유지하도록 도와준다. Clary Sage, Geranium, Palmarosa
혈압강하 작용 (hypotensive)	혈압을 낮춰준다. Clary Sage, Lavender, Lemon, Lime, Marjoram, Melissa, Neroli, Orange Sweet, Ylang Ylang,
면역자극 작용 (immune-stimulant)	면역체계를 자극하여 면역력을 증가시킨다. Bergamot, Chamomile German, Eucalyptus globulus, Frankincense, Lavender, Lemon, Niaouli, Patchouli, Tea Tree
살충 작용 (insecticide)	곤충을 죽이는 효과가 있다. Cedarwood Atlas, Cinnamon, Citronella, Cypress, Lavandin, Lavender spike, Lemongrass, Lime, Niaouli, Patchouli, Tea Tree, Thyme
방충 작용 (insect repellent)	곤충퇴치를 도와준다. Bergamot, Citronella, Eucalyptus citriodora, Lemongrass
완하 작용 (laxative)	대장운동을 활성화시켜 배출을 도와준다. Bergamot, Black Pepper, Fennel Sweet, Ginger, Marjoram, Rose damask & Rose cabbage
점액용해 작용 (mucolytic)	점액을 용해하여 배출을 돕는다. Cedarwood Atlas, Clove Bud, Eucalyptus divis, Frankincense, Lavandin, Lavender spike, Thyme
신경강장 작용 [nervine(neuro-tonic)]	신경계를 자극하여 강화하도록 도와준다. Basil, Bergamot, Cedarwood Atlas, Frankincense, Lavender, Marjoram, Melissa, Patchouli, Peppermint, Petitgrain, Rosemary, Thyme, Vetiver
해산 작용 (parturient)	수축을 자극하고 진통을 완화하고 분만을 돕는다. Jasmine, Rose damask & Rose cabbage
예방 작용 (prophylactic)	질병 등의 감염을 예방한다. Basil, Eucalyptus globulus, Patchouli
청량 작용 (refreshing)	신체와 마음을 상쾌하게 하는 효과를 낸다. Bergamot, Orange Sweet, Pine Scotch
이완 작용 (relaxing)	신체와 마음의 긴장을 풀어 진정시켜 준다. Benzoin, Bergamot, Carrot Seed, Chamomile German, Clary Sage, Frankincense, Jasmine, Jasmine, Lavender, Mandarin, Marjoram, Melissa, Neroli, Petitgrain, Rose damask & Rose cabbage, Sandalwood, Vetiver, Ylang Ylang
발적 작용 (rubefacient)	적용부위를 따뜻하게 하여 홍반을 일으키고 산소와 영양분의 공급을 증가시킨다. Black Pepper, Clove Bud, Eucalyptus divis, Eucalyptus smithii, Frankincense, Ginger, Jasmine, Rosemary, Vetiver

에센셜 오일의 효능	작용/주요 오일
진정 작용 (sedative)	신체와 마음의 안정을 유도한다. Chamomile German, Orange Sweet, Benzoin, Bergamot, Cedarwood Atlas, Chamomile Roman, Clary Sage, Cypress, Frankincense, Jasmine, Jasmine, Lavender, Mandarin, Marjoram, Melissa, Myrrh, Neroli, Orange Bitter, Patchouli, Petitgrain, Rose damask & Rose cabbage, Sandalwood, Vetiver, Ylang Ylang
자극 작용 (stimulant)	몸과 마음의 기능을 촉진시킨다. Grapefruit, Orange Sweet, Myrrh, Petitgrain, Black Pepper, Palmarosa, Cinnamon, Clove Bud, Coriander, Eucalyptus citriodora, Eucalyptus divis, Eucalyptus smithii, Fennel Sweet, Geranium, Ginger, Jasmine, Lemongrass, Marjoram, Niaouli, Peppermint, Pine Scotch, Rosemary, Rosewood, Thyme, Vetiver
건위 작용 (stomachic)	소화계를 강화하고 소화불량을 완화시키며 식욕을 증가시킨다. Basil, Bergamot, Black Pepper, Chamomile Roman, Cinnamon, Citronella, Clove Bud, Coriander, Fennel Sweet, Ginger, Lemon, Myrrh, Orange Sweet, Peppermint, Rose damask & Rose cabbage, Rosemary
발한 작용 (sudorific)	땀의 배출을 증가시킨다. Ginger, Jasmine, Lavender, Peppermint, Rosemary, Tea Tree
강장 작용 (tonic)	전신이나 특정부위를 강화시키고 생기를 불어넣어준다. Basil, Black Pepper, Carrot Seed, Cedarwood Atlas, Chamomile German, Chamomile Roman, Citronella, Clary Sage, Clove Bud, Cypress, Fennel Sweet, Frankincense, Geranium, Ginger, Grapefruit, Jasmine, Jasmine, Lavender, Lemon, Lemongrass, Lime, Mandarin, Marjoram, Melissa, Myrrh, Neroli, Orange Bitter, Palmarosa, Patchouli, Peppermint, Petitgrain, Rose damask & Rose cabbage, Rosemary, Rosewood, Sandalwood, Tea Tree, Thyme, Vetiver, Ylang Ylang
고양 작용 (uplifting)	긍정적인 생각을 하도록 하며, 감정을 고조시킨다. Basil, Bergamot, Clary Sage, Coriander, Cypress, Eucalyptus citriodora, Eucalyptus divis, Eucalyptus globulus, Eucalyptus smithii, Geranium, Grapefruit, Lavender spike, Lemon, Lemongrass, Lime, Mandarin, Melissa, Neroli, Orange Sweet, Patchouli, Peppermint, Petitgrain, Pine Scotch, Rosemary
자궁강장 작용 (uterine)	자궁을 강화시킨다. Clary Sage, Frankincense, Jasmine, Myrrh, Rose damask & Rose cabbage
혈관수축 작용 (vasoconstrictive)	혈관을 축소시키는 작용을 한다. Cypress, Peppermint, Rose damask & Rose cabbage
혈관확장 작용 (vasodilatory)	혈관을 확장시키는 작용을 한다. Carrot Seed, Marjoram
구충 작용 [vermifuge (parasiticide)]	기생충을 예방 또는 제거하도록 도와준다. Bergamot, Carrot Seed, Chamomile German, Chamomile Roman, Cinnamon, Citronella, Clove Bud, Eucalyptus divis, Frankincense, Geranium, Peppermint, Pine Scotch, Thyme, Vetiver
상처회복 작용 (vulnerary)	상처가 빨리 낫도록 도와준다. Benzoin, Bergamot, Chamomile German, Chamomile Roman, Eucalyptus globulus, Frankincense, Geranium, Lavender, Lavender spike, Marjoram, Myrrh, Niaouli, Rosemary, Tea Tree
워밍 작용 (warming)	신체나 마음을 따뜻하게 하는 작용을 한다. Basil, Benzoin, Ginger, Jasmine, Marjoram, Thyme

CHAPTER 3

캐리어 오일과 하이드로졸

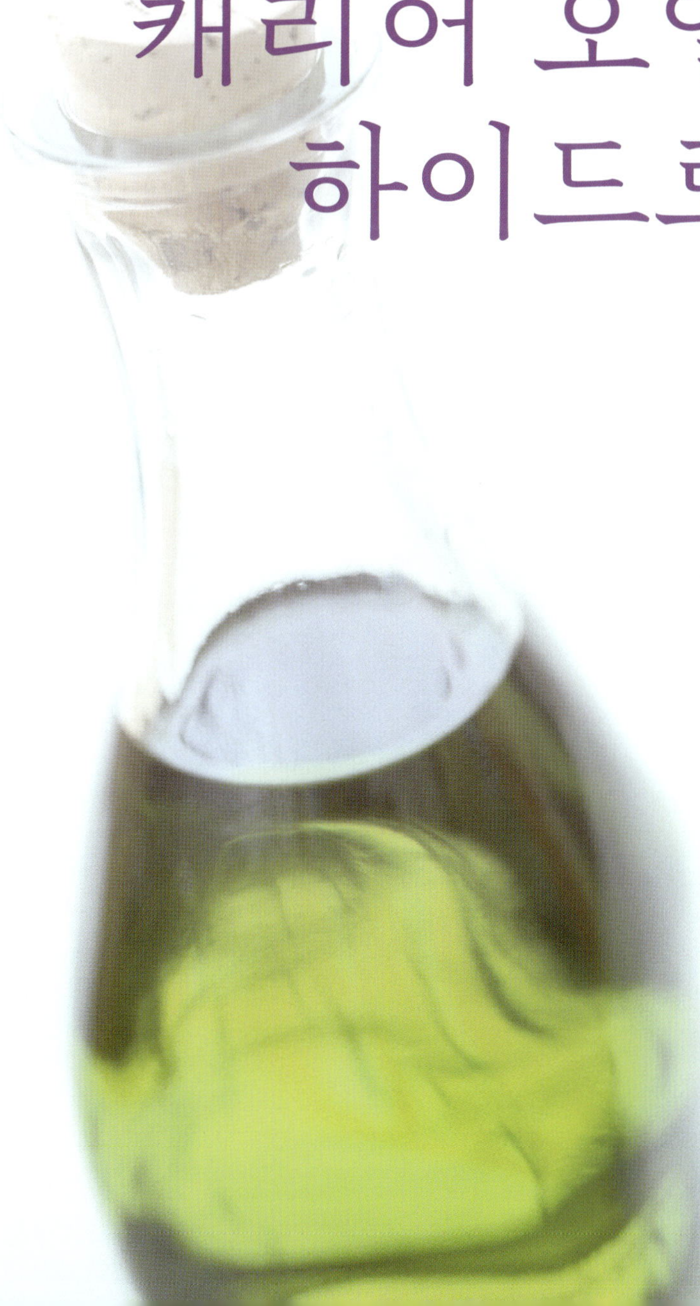

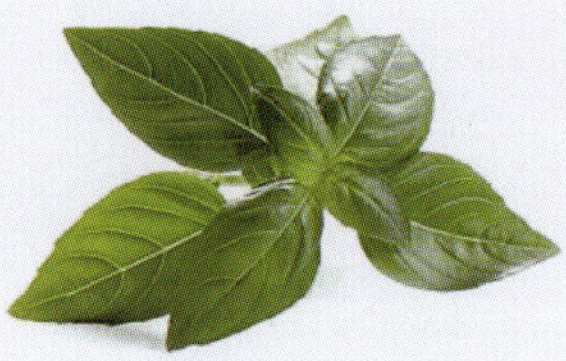

01 캐리어 오일

에센셜 오일을 피부에 사용할 때 고농도로 농축되어 있으므로 반드시 식물성 오일에 희석해서 사용해야 하는 데 이때 사용되는 식물성 오일은 에센셜 오일을 피부 속으로 운반해준다는 뜻에서 캐리어 오일(carrier oil)이라고 한다.

캐리어 오일은 고정 오일(fixed oil)이라고도 부르며, 에센셜 오일의 휘발속도를 낮춰주며 신체 내로 효과적으로 침투 흡수되는 것을 도와주는 매개체 역할을 한다. 캐리어 오일은 식물의 씨, 과육 등에서 추출한 식물성유로 인체에 유익한 불포화지방산과 비타민, 미네랄 등의 영양 성분들을 다량으로 포함하고 있으며, 피부 친화력이 좋아 피부 표면에 잘 흡수되어 피부 보호 및 영양과 보습 및 유연성을 준다.

캐리어 오일의 대표적 영양성분

<table>
<tr><th>성 분</th><th colspan="2">효 과</th></tr>
<tr><td>비타민 A</td><td colspan="2">상피 조직을 정상적으로 유지하고 성장을 촉진하며 피부 세포나 점막을 건강하게 유지시킨다.</td></tr>
<tr><td>비타민 D</td><td colspan="2">칼슘의 흡수와 건강한 뼈, 치아 및 피부의 성장에 필요하며 근육을 활성화시킨다.</td></tr>
<tr><td>비타민 E</td><td colspan="2">토코페롤이라고도 하며 항산화기능을 가지고 있고, 세포막의 구성성분인 불포화지방산이 파괴되는 것을 막아 세포의 손상을 예방한다.</td></tr>
<tr><td rowspan="3">비타민 F</td><td colspan="2">생명유지에 필수적인 다가 불포화지방산이므로 '필수지방산'이라 부르며 반드시 체외로부터 음식물로 섭취 공급되어야 한다. 인체에 필요한 필수지방산으로는 리놀레산(linoleic acid), 리놀렌산(linolenic acid), 아라키돈산(arachidonic acid)이 있다.</td></tr>
<tr><td>리놀레산
(linoleic acid)
오메가6지방산</td><td>피부세포막 구성요소이며, 피부 표면 밑의 지질 보호막층을 강화하여 수분손실을 막는 역할을 한다. 리놀레산 결핍 시 성장지연, 조기노화, 피부지지 콜라겐섬유의 힘이 약화되며, 상처회복이 지연되고, 탈모를 유발하기도 한다. 특히 감마리놀렌산(Gamma-linolenic acid, GLA)은 항염, 혈액응고, 여성호르몬 조절에 중요한 역할을 하는 프로스타글란딘형성을 돕는다.
리놀레산은 참깨씨, 아마씨, 해바라기씨, 홍화씨, 호두 오일에 풍부하며 감마리놀렌산(GLA)은 달맞이꽃 오일, 보리지 오일 등에 함유되어 있다.</td></tr>
<tr><td>리놀렌산
(linolenic acid)
오메가3지방산</td><td>리놀렌산은 'α-리놀렌산'이라고도 불리며 체내 결핍 시 성장 지연, 근육 약화, 팔다리의 저림 등 주로 심혈관계 기능장애 및 피부가 거칠거나 건조해지며, 손톱에 이상이 생기고, 모발의 윤기가 없어진다.
리놀렌산은 아마씨, 캐놀라 오일과 등푸른 생선에 풍부하다.</td></tr>
</table>

캐리어 오일의 특징과 효능

스윗 아몬드 오일(Sweet Almond Oil)

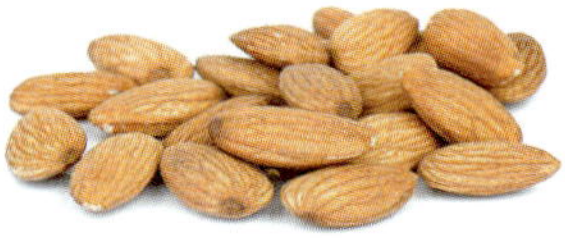

| 학명 *Prunus amygdalis var. dulcis*

| 과명 장미과(Rosaceae)

| 원산지 중앙아시아, 지중해, 미국, 인도

| 추출 스윗 아몬드의 견과

| 성분 비타민 A, B1, B2, B6, E와 불포화지방산인 올레산과 리놀레산이 풍부하다.

| 특징 엷은 노란색

| 사용감 끈적임이 적고 부드럽다.

| 효과 피부를 보호하고 윤기 있게 해주며 가려움증, 습진, 건성 피부 등에 좋다. 다양한 피부 타입에 잘 맞고 피부에 쉽게 스며든다. 항산화 물질인 비타민 E가 있어서 저장성이 좋으며, 비교적 가격이 저렴하고 사용하기 편하여 많이 선호되는 오일이다.

| 주의점 견과류 알러지가 있는 경우 사용을 피한다.

살구씨 오일(Apricot Kernel Oil)

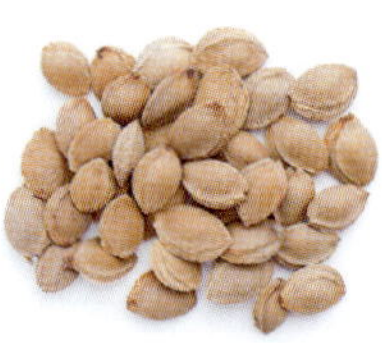

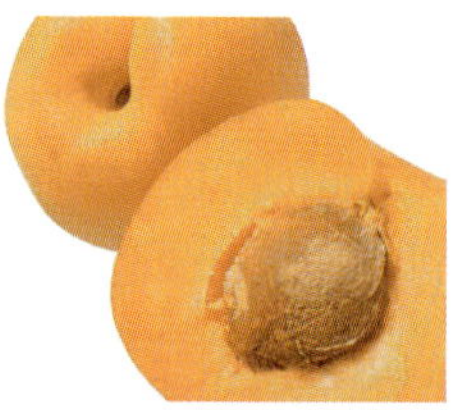

| 학명 *Prunus armeniaca*

| 과명 장미과(Rosaceae)

| 원산지 아시아, 중동, 지중해 연안

| 추출 살구씨의 핵

| 성분 스윗 아몬드 오일과 매우 유사하다.

| 특징 엷은 노란색

| 사용감　끈적임이 적고, 가볍고 빨리 흡수되어 얼굴 마사지 오일로 자주 사용된다.

| 효과　항염 작용으로 피부통증을 완화시키고 보습과 영양공급으로 피부의 탄력을 유지시키며 혈액순환을 촉진시킨다. 또한 피부흡수력이 뛰어나며 진정 효과가 있어서 특히 노화, 건성, 민감성, 염증성 피부 등에 좋다.

| 주의점　견과류 알러지가 있는 경우 사용을 피한다.

| 비고　스윗 아몬드 오일과 성분이나 특성이 매우 유사하다.

아보카도 오일(Avocado Pear Oil)

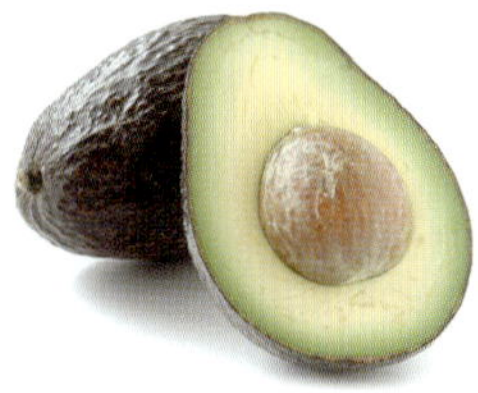

| 학명　*Persea americana*

| 과명　녹나무과(Lauraceae)

| 원산지　라틴 아메리카

| 추출　아보카도의 과육

| 성분　세포막을 구성하는 중요 성분인 레시틴을 함유하고 비타민 A, B, D와 각종 미네랄 성분, 엽록소 등 영양성분이 풍부하여 '숲속의 버터'라 불린다.

| 특징　진한 녹색, 특유의 향이 강하다.

| 사용감　끈적임이 강하다.

| 효과　피부 침투성이 매우 좋고 피부를 진정시키며, 촉촉하고 유연하게 하므로 건조한 피부, 습진, 기저귀 발진 및 건조하여 주름이 잘 생기는 노화 피부에 좋다.

| 비고　끈적임이 강해 가벼운 질감의 오일에 10~25% 비율로 섞어서 사용한다. 단일불포화지방산인 올레산이 많아 보존성이 좋다. 냉장보관 시 간혹 뿌옇게 되고 굳어지는 느낌이 드나 상온에 내놓으면 다시 액상으로 된다.

보리지 오일(Borage Oil)

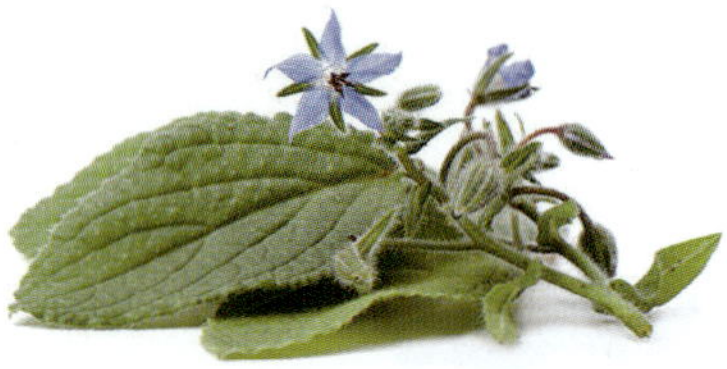

| 학명 *Borago officinalis*

| 과명 지치과(Boraginaceae)

| 원산지 유럽

| 추출 보리지의 씨

| 성분 감마리놀렌산(GLA)이 달맞이꽃 오일보다 2배 이상 함유되어 있다. 비타민 A와 미네랄 성분도 풍부하다.

| 특징 특유의 비릿한 향이 있다.

| 사용감 약간 점성이 있지만 가벼운 편이다.

| 효과 필수지방산인 GLA를 함유하고 있어 습진, 건선, 노화 피부에 좋다. 피부재생 효과가 있어 갱년기 여성에게 매우 유용하다.

| 주의점 공기, 빛, 열, 습도에 불안정해서 산화되기 쉬우므로 개봉 후 1~2개월 내에 사용하고, 시원한 곳에 보관한다.

코코넛 오일(Coconut Oil)

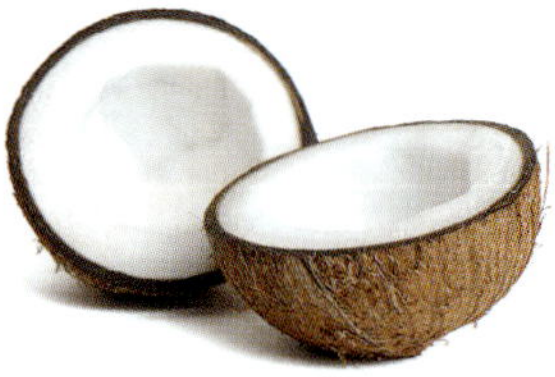

| 학명 *Cocos nucifera*

| 과명 야자나무과(Arecaceae)

| 원산지 동남아시아, 인도, 남아메리카, 아프리카

| 추출 코코넛의 과육

| 성분 다른 식물성유보다 포화지방산이 다량 함유되어 있다.

| 특징 버진 코코넛 오일은 특유의 달콤하고 고소한 넛향이 있으며 엷은 노란색을 띠지만 정제 코코넛 오일은 굳어 있을 때는 흰색, 녹았을 때는 무색이다.

| 사용감 약간 무겁다.

| 효과 보습 효과가 있으며, 특히 건성 모발 케어에 자주 쓰인다. 아유르베다에서는 화상이나 탈모에 사용되었다.

| 주의점 민감성 피부나 견과류 알러지가 있는 경우 사용을 피한다.

| 비고 체온에 쉽게 녹으므로 마사지에 자주 사용된다. 저장성이 좋다.

이브닝 프라임로즈 오일, 달맞이꽃 종자유 (Evening Primrose Oil)

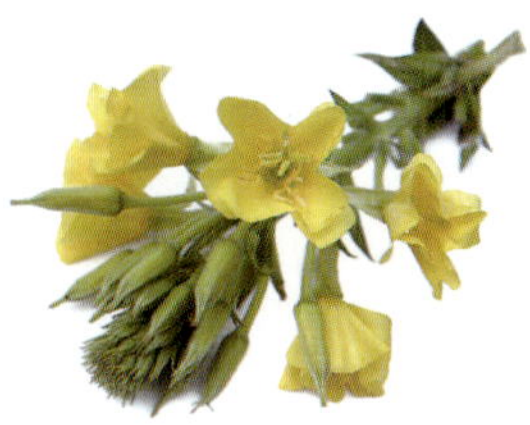

| 학명 *Oenothera biennis*

| 과명 바늘꽃과(Ongraceae)

| 원산지 아메리카, 영국

| 추출 달맞이꽃의 씨

| 성분 리놀레산과 감마리놀렌산(GLA)을 다량 함유하고 있다.

| 특징 특유의 비릿한 향이 있다.

| 사용감 약간 점성이 있지만 가벼운 편이다.

| 효과 생리전증후군(PMS)과 생리통을 완화시키는 것으로도 알려져 있다. 피부재생 효과가 있어 갱년기 여성에게 아주 유용한 오일이다. 건조한 피부, 건선 또는 비듬에 효과가 좋으나 가격이 매우 비싸다.

| 주의점 불포화지방산을 70% 이상 함유하고 있어서 산화되기 쉬우므로 개봉 후 1~2개월 내에 사용하고, 시원한 곳에 보관한다.

그레이프 씨드, 포도씨 오일(Grape Seed Oil)

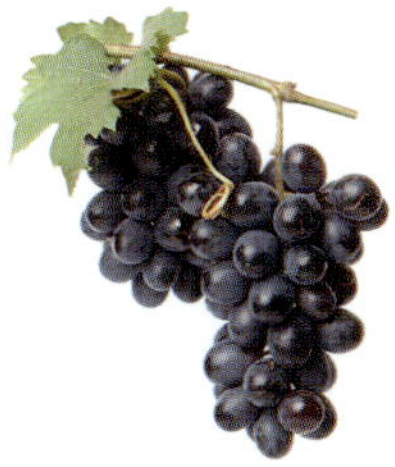

| 학명 *Vitis vinifera*

| 과명 포도과(Vitaceae)

| 원산지 지중해, 아메리카

| 추출 포도의 씨

| 성분 리놀레산과 비타민 E를 다량 함유하고 있다.

| 특징 옅은 녹색~옅은 노란색

| 사용감 유분감이 적어 끈적이지 않고 부드러우며 매우 가볍다.

| 효과 비타민 E를 함유하고 있어 피부를 보호하고 영양을 주어 마사지에 좋다. 모든 피부타입에 사용할 수 있다. 향과 색이 옅어 영양이 풍부한 다른 캐리어 오일과 섞으면 시너지 효과가 있다. 비교적 가격이 저렴하고 사용하기 편하다. 그러나 다른 오일들에 비해 고온(70℃)에서 추출되었다는 단점이 있다.

헤이즐넛 오일(Hazelnut Oil)

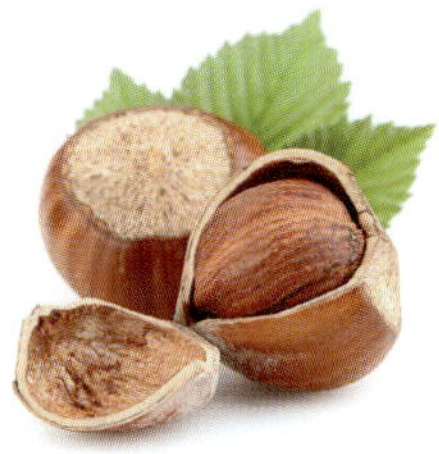

| 학명 *Corylus avellana*

| 과명 개암나무과(Corylaceae)

| 원산지 지중해 연안, 북아메리카

| 추출 헤이즐넛의 열매

| 성분 비타민 A, E가 풍부하며 올레산이 주를 이루고 리놀레산도 함유되어 있다.

| 특징 노란색~옅은 갈색, 특유의 넛향이 나기도 한다.

| 사용감 발림성이 아주 좋고 매우 빠르게 피부에 흡수된다.

| 효과 수렴 작용이 크므로 넓어진 모공 수축을 위해 여드름, 지성 피부에 쓰이고, 부종에도 사용된다. 피부 침투가 매우 빠르고 보습과 유연 효과가 뛰어나 마사지 오일, 콜드크림, 립스틱 제조에 사용된다.

| 주의점 민감성 피부나 견과류 알러지가 있는 경우 사용을 피한다.

호호바 오일(Jojoba Oil)

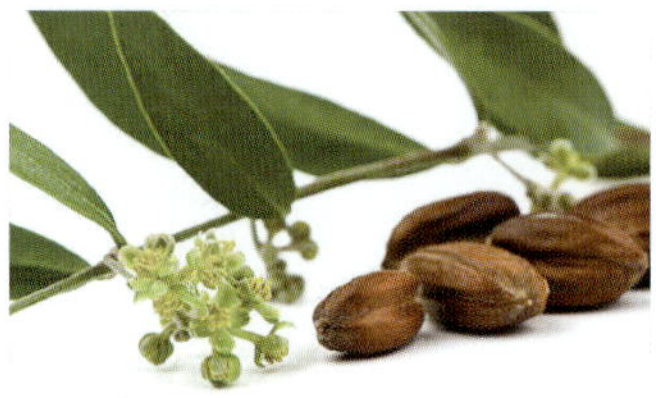

| 학명 *Simmondsia chinensis*

| 과명 호호바과(Simmondsiaceae)

| 원산지 아메리카, 멕시코 사막지대

| 추출 호호바의 씨

| 성분 피지 성분과 유사하여 잘 흡수되는 오일이다.

| 특징 무색 무취(정제)-진한 노란색 약간의 향(비정제)

| 사용감 가볍다.

| 효과 피지조절 작용을 하므로 피지불균형 증상, 즉 여드름, 지성 및 건성피부, 비듬, 습진, 건선 등에 사용하면 좋다. 피부에 잘 흡수되며 모공의 노폐물을 녹여준다. 또 항염 . 항균 효과도 있어 관절염, 각종 감염증, 알러지, 호흡기계 질환에 베이스 오일로 사용하면 좋다.

| 주의점 10℃ 이하에서는 응고되지만, 상온에 내놓으면 다시 액상으로 된다.

| 비고 호호바는 식물성 액체 왁스에 속하며, 보존성이 좋고, 고온에 강하므로 영양성분이 그대로 유지되고 안전한 오일이지만 고가이므로 일반적으로 스윗 아몬드 오일과 함께 섞어 이용된다.

마카다미아 오일(Macadamia Oil)

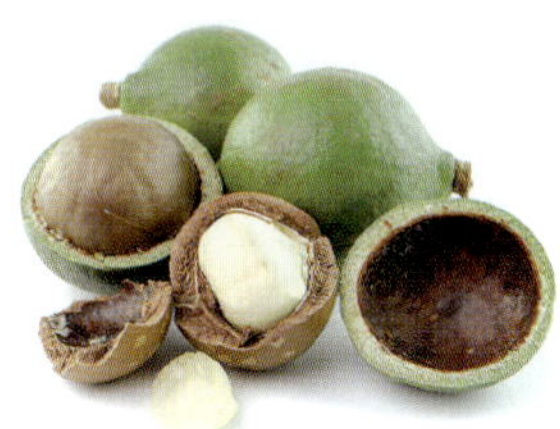

| 학명 *Macadamia integrifolia*

| 과명 프로테아과(Proteaceae)

| 원산지 오스트레일리아, 아프리카, 하와이

| 추출 마카다미아넛의 견과

| 성분 식물유로는 드물게 어린이 피지성분인 팔미톨레익산을 16~23% 함유한다.

| 특징 옅은 노란색

| 사용감 가벼우며 피부흡수성이 매우 좋다. vanishing oil이라고도 불린다.

| 효과 고영양의 오일로 노화를 억제하는 효과가 탁월하고 피부의 보습, 유연 효과가 있으며 피부 온도를 높여 땀구멍을 열어준다.

| 주의점 민감성 피부나 견과류 알러지가 있는 경우 사용을 피한다.

| 비고 잘 산패되지 않아 보존성이 좋다. 냉압착유이므로 오일의 영양이 그대로 있다.

올리브 오일(Olive Oil)

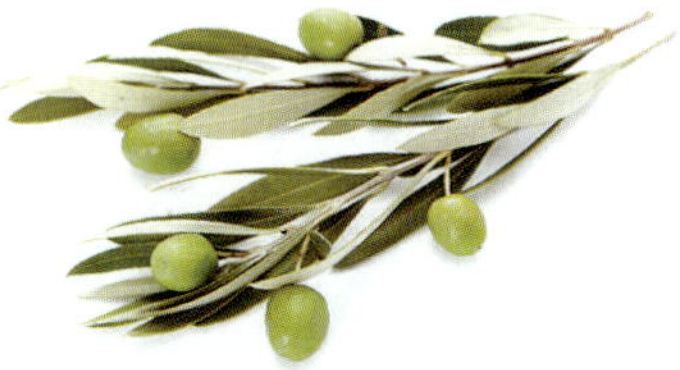

| 학명 *Olea europaea*

| 과명 물푸레나무과(Oleaceae)

| 원산지 지중해 연안, 유럽

| 추출 올리브의 과육

| 성분 비타민 A, D, E와 불포화지방산을 함유하고 있으며, 산화에 안정적이다.

| 특징 노란색(pure, pomace)~녹색(extra virgin, virgin)

| 사용감 질감이 무겁고 향이 강해 블랜딩을 하면 에센셜 오일의 향에 영향을 줄 수 있으므로 소량 첨가한다.

| 효과 건성 피부와 겨울철 피부 관리에 좋고, 진정 효과가 뛰어나며, 햇빛으로부터 보호해주는 기능이 있다. 항염 작용이 있으므로 피부염 증상에도 좋고, 피부와 모발의 건조를 방지하여 보습 효과를 주므로 모발관리에도 많이 이용된다.

| 비고 아로마테라피에서는 향이 덜한 정제유를 사용하거나 사용량을 현저하게 낮추어 블랜딩하는 것이 일반적이나, 피부 영양적 측면에서는 냉압착 비정제 오일이 좋다.

로즈힙 오일(Rosehip Oil)

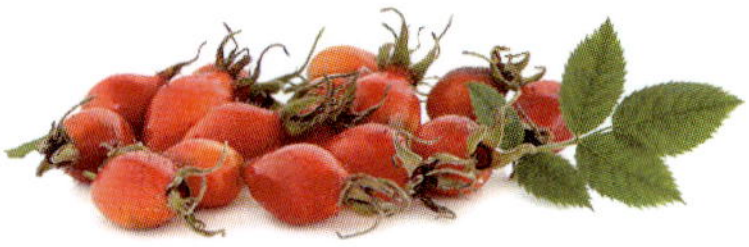

| 학명 *Rosa rubiginosa*

| 과명 장미과(Rosaceae)

| 원산지 남아메리카 안데스 산맥

| 추출 장미 관목의 씨

| 성분 필수지방산인 리놀레산, 리놀렌산, 레티노산, 레티놀, 비타민 C가 풍부하다.

| 특징 붉은색

| 사용감 무거운 느낌을 준다.

| 효과 세포조직 재생 효과가 매우 뛰어나 흉터, 피부 화상, 주름살, 노화피부, 임신선에 효과적이다.

| 비고 지성 또는 여드름 피부에는 모공을 막을 수 있어 주의한다. 용매 추출된 오일의 경우 과량 사용 시 피부 자극이 되기도 한다.

참깨 오일(Sesame Oil)

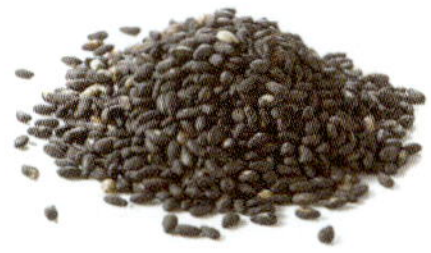

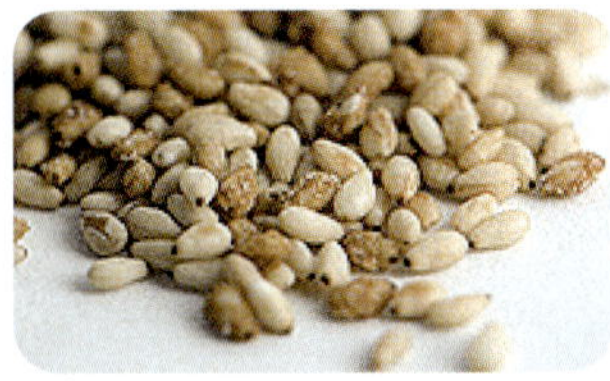

| 학명 *Sesamum indicum*

| 과명 참깨과(Pedaliaceae)

| 원산지 인도, 지중해

| 추출 참깨의 씨

| 성분 리놀레산 42%, 비타민 A, B, E, 무기질, 레시틴을 다량 함유하고 있다.

| 특징 노란색이며 약한 참깨향이 난다.

| 사용감 냉압착한 참깨 오일은 사용감이 가볍다.

| 효과 피부보습, 영양공급 효과가 뛰어나다. 자외선 차단(SPF) 효과를 가지고 있다. 아유르베다에서는 대사와 해독을 촉진시키는 오일로 사용한다. 근육통증이나 경직 완화에 도움이 된다.

해바라기씨 오일(Sunflower Oil)

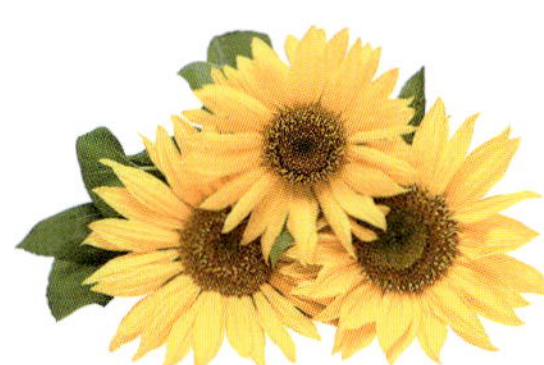

| 학명 *Helianthus annus*

| 과명 국화과(Asteraceae)

| 원산지 유럽, 아프리카

| 추출 해바라기의 씨

| 성분 다량의 불포화지방산인 리놀레산을 함유하고 있으며, 비타민 A, B, D, E와 칼슘, 철, 인 등 무기물 함량이 풍부하다.

| 특징 엷은 노란색

| 사용감　매우 가벼우며 잘 흡수되어 피부에 유분감이 남지 않는다.

| 효과　항염 효과로 염증, 궤양, 상처, 타박상에 베이스 오일로 사용하며 피부를 유연하게 하고 보습 효과가 있다.

| 비고　비교적 가격이 저렴한 캐리어 오일이며 인퓨즈드 오일로 자주 사용된다.

윗점 오일(Wheatgerm Oil)

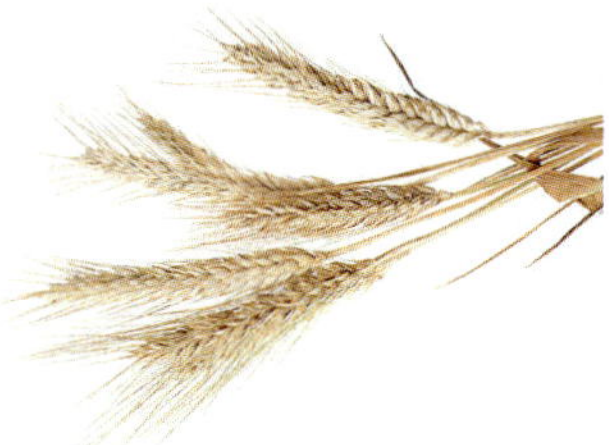

| 학명　*Triticum durum, T. aestivum* 또는 *T. vulgare*

| 과명　볏과(Poaceae, Gramineae)

| 원산지　전 세계적으로 분포

| 추출　밀의 눈

| 성분　비타민 E와 필수지방산이 매우 풍부하게 들어 있다.

| 특징　오렌지색~갈색

| 사용감　끈적임이 강하다.

| 효과　비타민 E가 매우 풍부하여 천연산화방지제 역할을 하므로 산화 안정성이 뛰어나 다른 캐리어 오일에 5~10% 정도 블랜딩하면 산화 작용을 늦추어 보존기간이 길어진다. 피부재생 효과가 있어 수술 등의 상처자국을 줄여주고 건성 및 노화 피부에 좋다. 피로한 근육에 효과적이므로 운동 후에 사용하면 좋다.

| 주의점　맥아 알러지나 글루텐 소화장애가 있는 경우 사용을 피한다.

| 비고　순수 냉압착방식으로는 추출이 어려우므로 인퓨즈드 또는 용매 추출된다. 강한 향과 점성 때문에 마사지에 단독 사용되지 않고 다른 오일과 섞어 사용한다.

피마자씨 오일(Castor Oil)

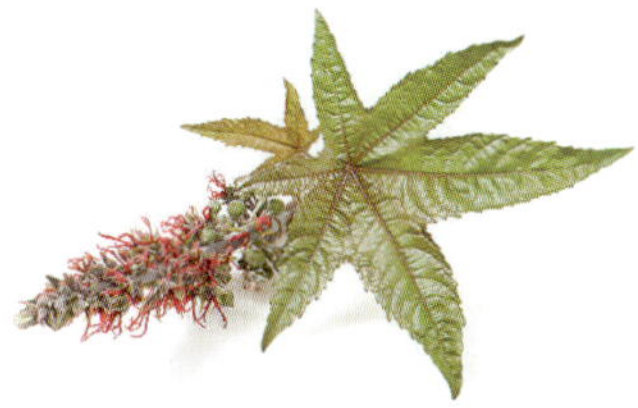

학명	*Ricinus communis*
과명	대극과(Euphorbiaceae)
원산지	유럽, 인도, 중국, 브라질
추출	피마자의 씨
성분	리시놀레산이 풍부하며, 리놀레산, 올레산, 리놀렌산, 팔미트산을 함유하고 있다.
특징	노란색이나 정제하면 무색이 되며 향은 거의 없다.
사용감	점성이 매우 강하다.
효과	건성피부나 두피에 유용하고 연고나 습포에 사용한다.
비고	점성이 강하므로 소량만 섞어서 사용한다. 내복 시 완하제 역할을 하므로 주의한다.

아마씨 오일(Linseed Oil)

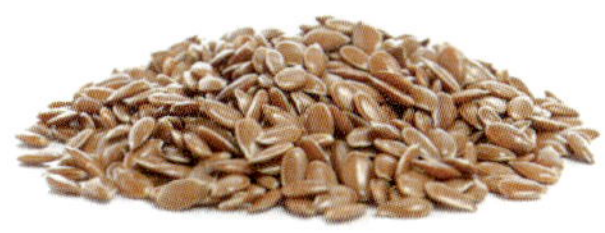

학명	*Linum usitatissimum*
과명	아마과(Linaceae)
원산지	영국, 아메리카, 인도
추출	아마의 씨
성분	오메가3 지방산이 풍부하고 리놀렌산이 50% 이상이며 올레산, 리놀레산을 함유하고 있다.
사용감	건성유로 빨리 말라 막을 형성한다.
효과	치유 작용으로 셀룰라이트에 효과가 있다.
주의점	비교적 산화가 빠르며 끈적임이 있으므로 다른 오일과 섞어서 사용한다.

땅콩씨 오일(Peanut Oil)

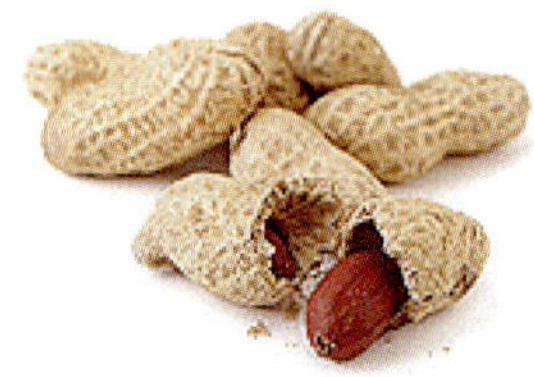

| 학명 | *Arachis hypogaea*
| 과명 | 콩과(Fabaceae)
| 원산지 | 미국, 호주, 아시아
| 추출 | 땅콩의 견과
| 성분 | 올레산, 리놀레산, 팔미트산, 아라키돈산, 아라키딕산, 비타민 E와 마그네슘, 구리성분을 함유한다.
| 특징 | 비정제 땅콩유는 특유의 넛향이 있다.
| 사용감 | 약간 끈적임이 있으며 조금 더디게 흡수된다.
| 효과 | 피부 유연 효과가 있어 건성피부에 적당하며 비교적 가격이 저렴하다.
| 주의점 | 끈적임이 있고, 견과류 알러지가 있는 경우 반드시 사용을 금한다.
| 비고 | 땅콩유는 대부분 고도로 정제되어 있으므로 저장성이 높은 편이다.

복숭아씨 오일(Peach Kernel Oil)

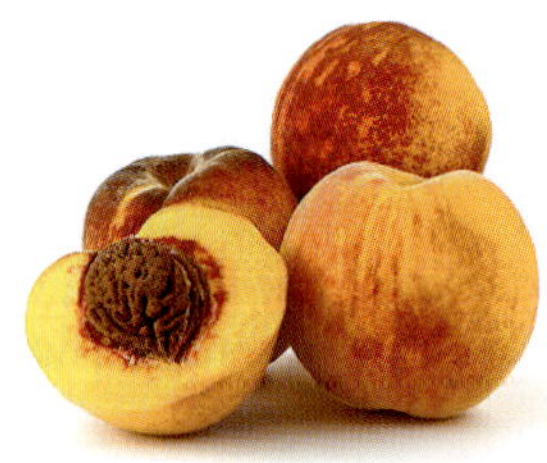

| 학명 | *Prunus persica/Persica bulgaris*
| 과명 | 장미과(Rosaceae)
| 원산지 | 지중해 연안, 중국, 북아메리카
| 추출 | 복숭아씨의 핵
| 성분 | 올레산과 리놀레산이 풍부하며 비타민 A, E, B군(B1, B2, B6)을 다량 함유하고 있다.
| 사용감 | 약간의 점성이 있다.
| 효과 | 보존성이 좋으며 모든 피부유형에 적합하다. 연화와 항염 효과가 있고 피부를 보호하고 영양을 공급한다. 특히 노화, 건성과 민감성 피부에 마사지 오일로 적합하다.
| 주의점 | 가격이 비싼 편이고 아몬드 오일을 복숭아씨 오일로 대체하는 경우가 있어 구입 시 주의한다.

대두유(Soya Oil)

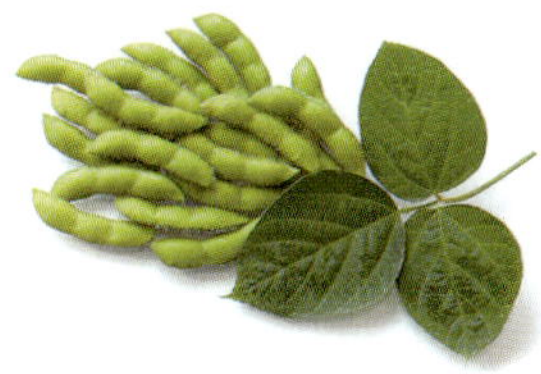

| 학명 *Glycine max*

| 과명 콩과(Fabaceae)

| 원산지 남아메리카, 아메리카, 아시아

| 추출 콩

| 성분 리놀레산, 올레산이 풍부하며, 팔미트산, 리놀렌산, 스테아르산, 팔미톨레익산을 함유하고 있다. 다른 오일에 비해 비타민 성분이 적고, 소량의 비타민 C가 함유되어 있다.

| 특징 노란색

| 사용감 가볍다.

| 효과 모든 피부타입에 적합하다.

| 주의점 피부반응을 일으킬 수 있으며 쉽게 산화된다.

호두씨 오일(Walnut Oil)

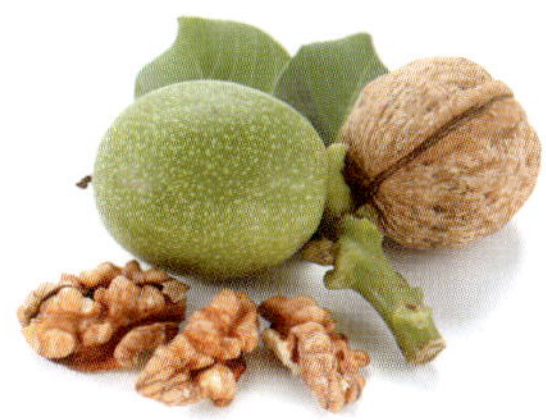

| 학명 *Juglans regia*

| 과명 가래나무과(Juglandaceae)

| 원산지 유럽

| 추출 호두의 견과

| 성분 리놀레산, 올레산, 팔미트산, 스테아르산 등 필수지방산과 영양성분이 풍부하다.

| 특징 냉압착유는 진한 노란 갈색이나 정제유는 색이 옅고 향이 거의 없다.

| 사용감 사용감은 중간 정도

| 효과 주로 냉압착법으로 추출되어 필수지방산이 풍부하고 연화 작용을 한다. 건성, 노화, 예민한 피부에 좋다. 습진과 두피 관리에 효과적이다.

| 주의점 강한 견과류향이 나는 것도 있다. 고가이므로 다른 캐리어 오일과 블랜딩하여 사용한다.

시어 버터(Shea Butter)

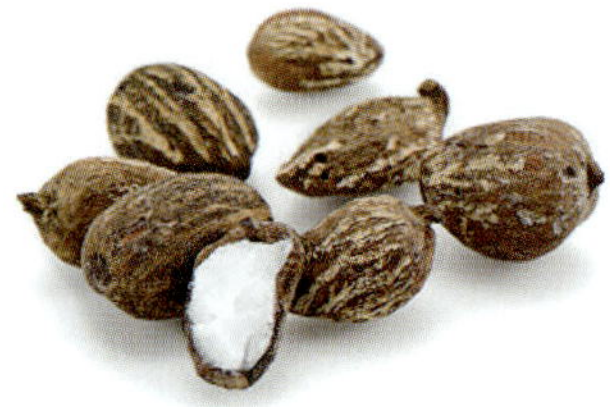

| 학명 | *Butyrospermum parkii*
| 과명 | 사포타과(Sapotaceae)
| 원산지 | 서부 및 중앙 아프리카
| 추출 | 카리테나무의 견과
| 성분 | 스테아르산과 올레산이 지방산의 85~90%를 차지하고 팔미트산, 리놀레산 아라키돈산 등이 함유되어 있다.
| 특징 | 비정제의 경우 약간 회백색이며 특유의 향이 있으나 정제할수록 백색에 가까운 무향의 고체 지방산 오일이다.
| 사용감 | 가볍다.
| 효과 | 항염 및 상처 치유효과가 있어서 흉터나 임신선, 습진, 작은 상처 등에 도움이 된다. 천연 자외선 차단효과가 있어 화장품업계에서 많이 활용한다.

코코아 버터(Cocoa Butter)

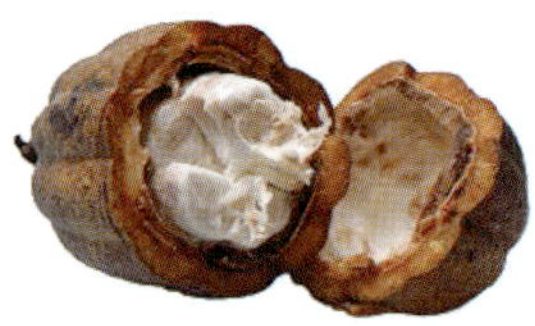

| 학명 | *Theobroma cacao*
| 과명 | 아욱과(Malvaceae)
| 원산지 | 서부 아프리카
| 추출 | 카카오의 콩
| 성분 | 올레산, 팔미트산, 비타민 E와 코코아 매스 폴리페놀(CMP)이 풍부하다.
| 특징 | 단단한 노란색의 고형 지방유로 녹는점은 34~38도이고 특유의 향이 강하다.
| 사용감 | 체온에 잘 녹는다.
| 효과 | 부드러운 향과 감촉으로 화장품 재료에 많이 쓰인다.
| 주의점 | 피부를 덮어 모공을 막을 수 있으므로 피부자극이 될 수 있다.
| 비고 | 코코아 버터에는 천연 산화방지제가 들어 있어 산패를 막아주므로 매우 안정적인 유지류의 하나로 꼽힌다. 2~5년 정도 장기 보관이 가능하다.

아르간 오일(Argan Kernel Oil)

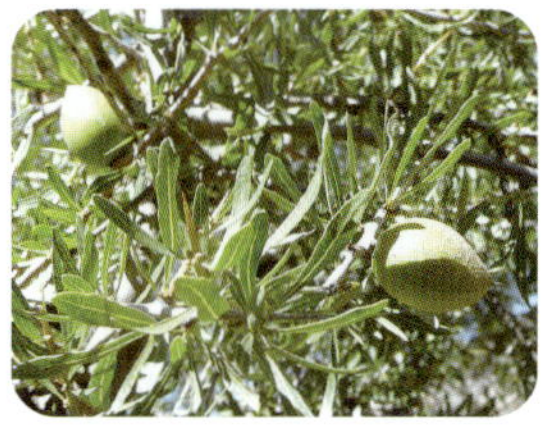

| 학명 *Argania spinosa*

| 과명 사포타과(Sapotaceae)

| 원산지 모로코 남서부

| 추출 아르간열매의 핵

| 성분 올레인산 45~50%, 리놀렌산이 30~36% 차지하고 카로틴, 비타민 E 등이 함유되어 있다.

| 특징 비교적 엷은 노란색이다.

| 사용감 가볍고 흡수가 잘되며 유분감이 적다.

| 효과 예로부터 화상 치료 열매로 사용될 만큼 열 보호 효과가 큰 아르간 오일은 활성산소를 제거하고 피부와 세포기능 저하를 막아주며 피부 탄력을 증가시켜 노화를 예방하는데 도움이 된다.. 건조함을 방지하고 수분을 공급하며 피부 트러블이나 여드름을 예방하거나 완화하고 모발을 보호하고 신진대사를 촉진한다. 지속적으로 사용하면 피부에 영양을 공급하고 탄력유지에 도움이 된다.

| 비고 아르가니아 나무의 원산지인 모로코의 남서부 에사위르와 아가디르 지방은 유네스코 자연유산으로 지정되어 보호되고 있다.

인퓨즈드 오일(침출유, Infused Oil)

인퓨즈드 오일은 허브를 식물성유(캐리어 오일)에 넣고 일정 기간 가온하여 각 허브 고유의 유용한 지용성 성분을 우려낸 침출유이다. 베이스 오일로 사용한 캐리어 오일의 성분과 함께 시너지 효과를 기대할 수 있다. 주로 저장성이 좋고, 경제적인 오일을 활용하며 보존성을 높이기 위해 윗점 오일이나 비타민 E를 첨가하기도 한다.

칼렌듈라 오일(Calendula Oil)

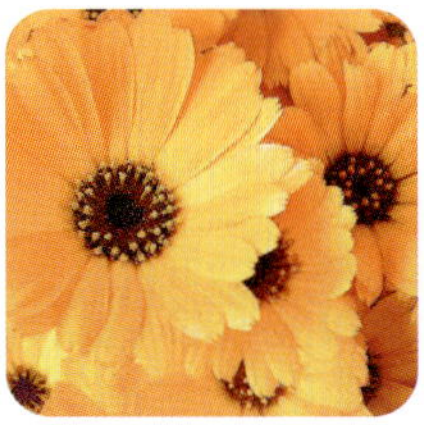
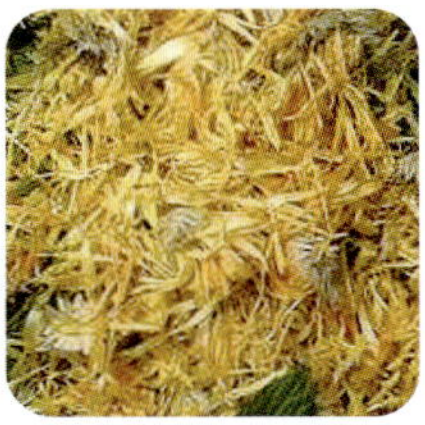

| 학명   *Calendula officinalis*

| 과명   국화과(Asteraceae)

| 원산지   유럽

| 추출   칼렌듈라의 꽃잎, 꽃송이

| 성분   스윗 아몬드 오일이나 해바라기 오일 등에 말린 꽃 전체나 꽃잎을 침출시킨 인퓨즈드 오일이다.

| 특징   노란색이 진하며 특유의 향이 있다.

| 효과   항염, 항균과 상처치유 작용이 있으므로 상처나 베인 곳, 피부질환(멍, 찰과상, 건선, 발진 등)과 햇빛에 의한 화상에 사용하면 좋다. 피부연화 작용을 하여 건조하거나 거친 피부에 효과적이다.

세인트 존스 워트 오일(St. John's Wort Oil)

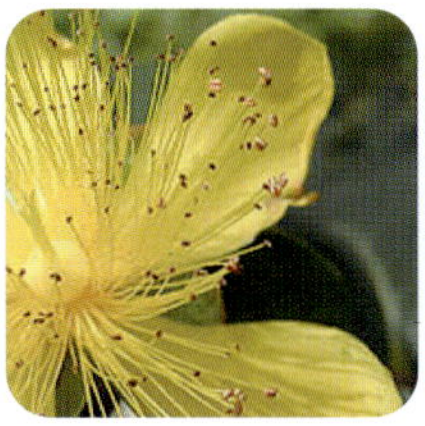
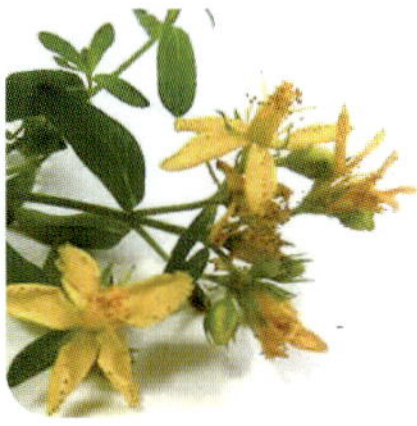

| 학명   *Hypericum perforatum*

| 과명   물레나물과(Clusiaceae)

| 원산지   유럽과 서아시아

| 추출   세인트 존스 워트의 꽃

| 성분   항바이러스 및 진통 효과가 기대되는 히페리신(hypericin)이 다량 함유된 노란색 세인트 존스 워트 꽃을 캐리어 오일에 침출시킨 인퓨즈드 오일이다.

| 특징   붉은색

| 효과   근육통, 관절염, 류머티즘, 신경통의 통증 완화에 도움이 되고, 가벼운 화상, 멍, 상처에도 쓰인다.

| 주의점   감광성이 있으므로 주의한다.

캐리어 오일의 선택기준

아로마테라피에서 사용하는 캐리어 오일의 조건은 다음과 같다.

- 식물에서 추출된 식물성 오일이어야 한다.
- 냉압착유, 즉 과도한 열을 가하지 않아 영양 성분이 보존된 오일이어야 한다.
- 안정적이어서 열이나 빛에 노출되어도 쉽게 변하지 않아야 한다.
- 직접 피부에 도포해도 안전해야 한다.
- 끈적임이 적고 부드러워야 한다(단, 아보카도 오일, 윗점 오일은 예외).
- 부드러운 마사지가 될 수 있도록 윤활성이 좋아야 한다.
- 강한 냄새가 없거나 적은 것으로 사용한다.
- 미네랄 오일과 식용유는 사용하지 않는다.

▶ 미네랄 오일을 사용하지 않는 이유

미네랄 오일은 석유에서 추출한 고도로 정제된 광물유로 오일의 70% 이상이 액상 페트롤라툼이다. 아기 피부의 수분 증발을 막아 주는 오일막을 형성해 베이비 오일로 많이 사용되는데 아기나 유아의 경우 피부에 지질이 풍부하기 때문에 광물유가 피부로 잘 흡수되지 않지만 나이가 들면서 지질이 빠져나간 성인은 미네랄 오일을 바르면 흡수되어 부작용을 일으킬 수 있다. 미네랄 오일의 코팅 효과는 피부호흡과 자연보습인자인 영양성분과 수분 흡수를 차단하여 피부의 자가 면역성을 저하시키며 피부의 독소배출 능력을 방해하므로 피부질환을 유발시킬 수 있다. 또한 정상적인 피부기능과 세포발육을 방해하여 피부의 조기노화를 촉진시킬 우려도 있다. 따라서 아로마테라피에서 캐리어 오일은 인체의 지질성분과 그 구조가 비슷하고 영양성분이 풍부한 천연 식물성 오일을 사용한다.

▶ 비정제 캐리어 오일

캐리어 오일은 생산과정에서 정제 정도에 따라 정제와 비정제 오일로 나뉘며, 시중에는 정제 오일이 일반적으로 유통되고 있다. 비정제 오일은 식물에서 추출한 천연의 상태로 특유의 색과 향이 있어 화장품 원료로 사용하기에 적합하지 않아 화장품 회사는 정제 오일을 선호하며, 이 때문에 오일 생산과정에서부터 비정제 오일보다는 정제 오일이 더 많이 생산되고 있다. 따라서 비정제 오일의 경우 그 생산과정이 단순함에도 불구하고 희귀성 때문에 가격이 더 비싼 경우가 많다. 그러나 식물 고유의 풍부한 영양소의 효과를 누리기 위해서는 비정제 오일을 사용하는 것이 바람직하다.

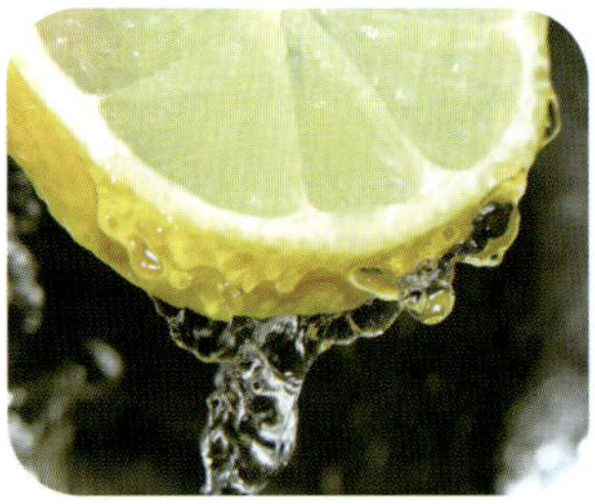

02 하이드로졸

하이드로졸(hydrosol)은 '수용성 용액'이라는 의미의 화학적 용어로 하이드로레이트(hydrolate) 또는 플로랄 워터(floral water)라고도 한다.

하이드로졸은 방향성 약용 식물의 꽃, 잎, 열매, 목재, 나뭇가지, 뿌리 등을 수증기 증류하는 과정에서 에센셜 오일과 함께 추출되는 공동 산출물로 증기로 사용된 물에 그 식물 특유의 수용성, 휘발성 향성분이 섞여 있어 어린이나 노약자, 향에 민감한 반려동물에게도 쓸 수 있는 수용액이다.

하이드로졸의 특성

- 하이드로졸에는 미량의 에센셜 오일 성분(1L당 약 0.2㎖)과 수용성 산, 에스테르, 알코올 및 기타 성분이 함유되어 있다.
- 대부분 맑은 액체 상태이며 색은 거의 무색에 가깝다.
- 에센셜 오일과 달리 비휘발성이기 때문에 자극적이지 않고 부드러워 어린이나 노약자, 임산부에게도 유용하게 사용할 수 있다.
- 대부분 피부와 유사한 약산성이므로 피부 적용 시 자극이 적고 피부의 pH 균형을 조절하며, 보습, 진정 효과가 있다.
- 몇 가지 하이드로졸을 혼합하거나 경우에 따라 에센셜 오일과 혼합 사용하여 시너지 효과를 볼 수 있다.
- 사용 목적에 따라 스프레이 용기로 분무하거나, 피부에 직접 도포, 냉온습포, 목욕물에 적당량을 더하여 사용한다.
- 하이드로졸은 서늘한 곳에서 차광 냉장보관하는 것이 가장 이상적이며 개봉 후 1년 이내에 사용하는 것이 좋다.

■ 사용 시 주의할 점

하이드로졸은 에센셜 오일과 함께 수증기 증류법으로만 생산된 것을 의미한다. 간혹 시중에서 증류수에 에센셜 오일을 희석하거나, 허브를 우린 물 또는 보존제를 넣어 판매하는 경우도 있으므로 구입 시 주의한다.

하이드로졸의 종류와 특징

종 류	특 징
카모마일 저먼	– 항염 및 가려움증에 효과가 있다. – 자극을 받은 민감한 피부에 사용한다. – 화상, 일광화상, 습진, 건선, 발진에 사용한다.
카모마일 로만	– 건성, 민감성 피부에 항염 효과가 있다. – 특히 어린이 아토피 완화에 효과가 사용한다. – 수렴 효과가 있다.
주니퍼 베리	– 해독 및 순환 촉진, 부종 완화 효과가 있다. – 수렴작용과 상쾌한 효과가 있어 지성 피부에 적합하다.
라벤더	– 벌레 물린 곳, 피부 진정 및 균형조절에 사용한다. – 지성, 민감성, 염증성 피부, 화상 피부 특히 일광화상에 진정 효과를 주며 땀띠에 사용한다.
멜리사	– 목욕 및 피부 세정에 사용한다. – 항바이러스성(포진, 발진) 피부질환 및 습진 증상 완화에 효과가 있다.
네롤리	– 피부 세정 및 균형조절 효과가 있다. – 거칠거나 건성 피부에 유연 효과가 있다. – 강한 수렴성이 있으므로 지성 피부용으로 적합하다. – 악건성 피부에는 사용을 자제한다.
페퍼민트	– 피부 세정 및 스킨 토너로 사용되며, 특히 여드름에 쿨링 효과가 좋다. – 목욕이나 구취제거용으로도 사용한다. – 방부, 가려움증 완화, 발적, 염증을 완화시킨다.
로즈	– 모든 피부에 수렴, 진정 효과가 있다. – 심신이 피로할 때 뿌려주면 긴장이 완화된다.
로즈마리	– 지성 피부, 복합성 피부의 수렴 효과가 있다. – 피부의 활력 증진, 피부 노폐물 배출을 돕는다. – 지친 발의 원기회복을 도와준다.
티트리	– 항진균, 항균, 항바이러스 및 항염 효과가 있다. – 자상, 찰상, 상처 소독에 사용한다. – 거담 및 코막힘에 사용한다.
위치하젤	– 항염, 소독 효과가 있다. – 항진균, 수렴, 항산화 효과가 있다. – 정맥류와 치질에 스프레이로 사용한다.

CHAPTER

4

아로마테라피 마사지

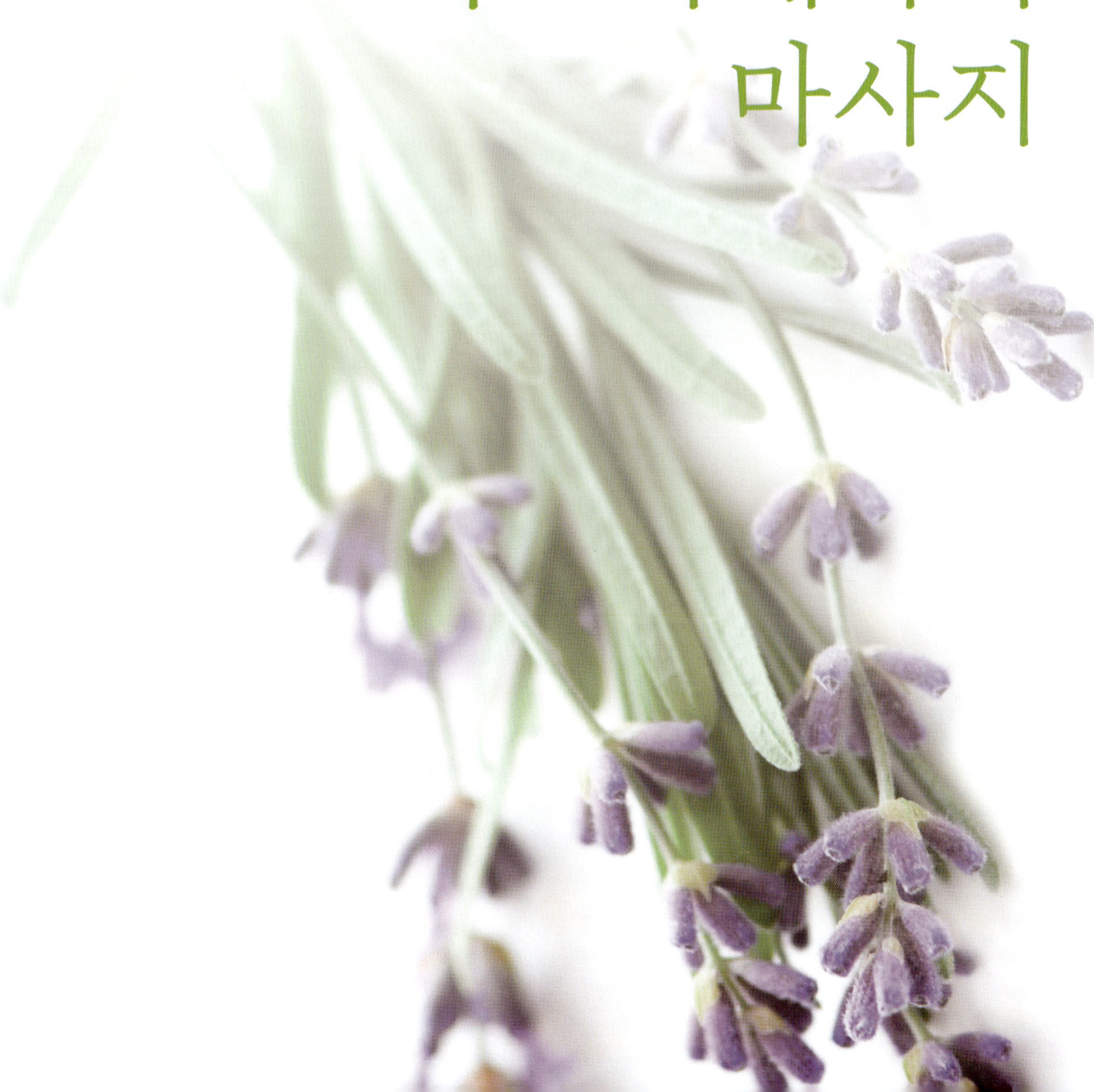

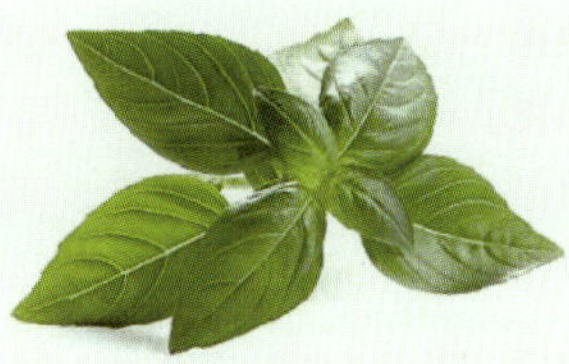

01 아로마테라피 마사지와 인체

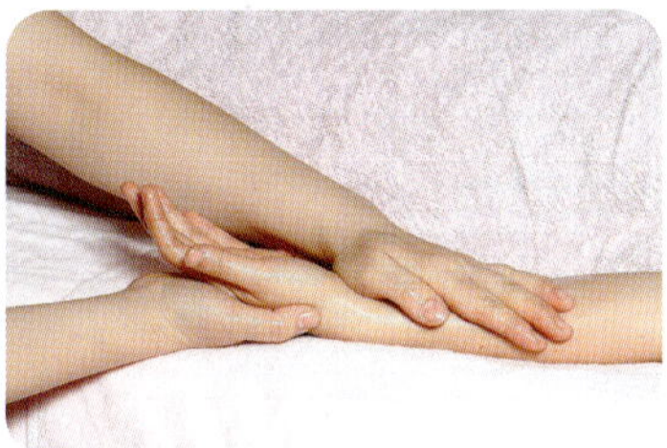

아로마테라피의 적용방법 중에서 마사지는 에센셜 오일의 효능을 극대화하여, 전인적인 건강을 향상시키기에 가장 효과적이고 빠른 방법이다. 따뜻한 마음과 함께하는 터치는 변화를 가져와 몸에 손이 닿는 순간부터 근육이 이완되고 편안함이 느껴지기 시작하고 테라피스트와 고객 모두가 이완을 경험할 수 있다.

아로마테라피 마사지는 에센셜 오일이 인체에 더 잘 흡수되어 충분한 효능을 발휘할 수 있도록 해부학적, 생리학적으로 디자인된 부드러운 마사지로 경락 또는 지압과는 다른 형태의 마사지이다. 아로마테라피 마사지는 몸의 자연치유를 도와주고 마음을 편안하게 해주며, 정서를 안정시켜 신체적, 정신적인 면뿐만 아니라 정서적으로도 긍정적인 변화를 가져오는 전인적인 치료요법이다.

아로마테라피 마사지의 효과

■ 마사지의 효과

마사지의 효과는 신체 구조와 관련된 생리학적인 것과 심리적인 것, 두 가지로 나눌 수 있다. 마사지를 받으면 피부와 근육을 자극하여 마사지를 받은 부분이 영향을 받을 뿐만 아니라 신경과 순환을 자극하여 몸 전체가 영향을 받게 된다. 신체에 미치는 마사지의 긍정적인 효과는 심리적으로 영향을 미치고, 반대로 심리적으로 자극하여 신체에 영향을 미치기도 한다.

■ 단기적인 생리적 효과

- 죽은 표피세포를 제거하고 순환을 개선함으로써 피부 톤과 색을 개선시킨다.
- 순환을 촉진시켜 영양과 산소를 공급하고 노폐물 배출을 촉진한다.

- 호흡을 더 깊게 하여 효율성을 높이고 편안하게 한다.
- 림프 배출을 돕고 부기를 감소시킨다.
- 근육의 피로, 통증, 뻣뻣함을 덜어주고 관절의 뻣뻣함을 완화시킨다.
- 전반적인 이완을 도모하고 수면을 돕는다.
- 마사지 방법에 따라 신경계를 이완 또는 자극시켜 준다.
- 소화와 노폐물 제거 속도를 빠르게 한다.

■ 장기적인 생리적 효과

- 피부 유연성을 개선시킨다.
- 순환을 개선시키고 면역력을 높여준다.
- 근육 유연성을 개선시킨다.
- 신경 소통을 개선시키고 신경계를 이완시킨다(예: 분노로 인한 근육경련 등을 예방).
- 호흡을 더 깊고 효율적으로 하게 도와주고 소화계 균형을 조절한다.
- 수면의 질을 향상시킨다.
- 높은 혈압을 낮춰준다.

■ 단기적인 심리적 효과

- 신체를 이완시켜 스트레스로 인한 긴장을 감소시킨다.
- 마음을 이완시켜 분노와 이로 인한 영향을 감소시킨다.
- 감정을 진정시키고 마음을 편안하게 한다.
- 감정적으로 밝게 하며 긍정적인 느낌을 증가시킨다.
- 전신의 피로를 감소시키고 에너지의 충전을 돕는다.

■ 장기적인 심리적 효과

• 신체적, 심리적 이완을 지속시킨다.

• 신체에 대한 이미지와 의식, 자신감을 개선시킨다.

• 신체적, 심리적 긴장으로 인한 에너지를 감소시켜 전체 에너지 레벨을 증가시킨다.

인체 시스템에 미치는 영향

인체의 각 시스템에 간접적으로 미치는 영향에 대해 알아본다.

■ 세포

마사지가 인체 각 시스템에 영향을 미치듯이, 세포 수준에서도 긍정적인 효과를 갖는다. 즉, 영양분과 산소, 수분을 공급하고 이산화탄소, 독소, 노폐물을 더욱 신속하고 효율적으로 제거한다. 또한 소화와 호흡이 개선되어 각 세포들이 최적 수준으로 활동하게 한다.

■ 피부

마사지는 피부에 활기를 주고, 고객을 진정 이완시킨다.

• 피부색 개선: 순환을 좋게 하여 혈색을 좋게 한다.

• 피부톤 개선: 쓰다듬기와 문지르기를 통해 피부 각질을 제거하고 세포 재생을 자극 촉진 한다.

• 피부유연성 개선: 피지 생성을 도와 피부가 유연하게 하고 건조를 예방한다.

■ 근육계

마사지는 근육에 직접적인 영향을 미친다. 마사지기법은 과도하게 사용한 근육에 생성된 젖산과 독소를 제거하여 피로와 뻣뻣함을 덜어준다. 순환을 개선시켜 근육으로 영양분, 산소를 공급하고 노폐물과 이산화탄소 제거가 빨라져 근육이 최적 수준으로 기능하게 도와준다. 이로써 근육을 이완 강화시켜 유연성과 운동성 범위를 개선시킨다. 또한 분노와 긴장으로 인한 근육경련을 감소시킨다.

■ 순환계

마사지기법으로 혈관 내의 혈액운동이 빨라져 순환이 개선된다. 영양분과 산소 공급과 노폐물 제거가 더 빨라져 신체가 더욱 효율적으로 기능하게 된다. 부드러운 마사지는 긴장을 감소시켜 이로 인해 높아진 혈압을 낮춰줄 수 있다.

■ 림프계

혈액과 달리 림프계는 림프를 전신으로 수송하는 펌프가 없다. 마사지는 림프계의 기능, 즉 노폐물을 제거하고 면역성의 증진을 돕는 데 매우 유용하다. 세포 내의 과도한 체액으로 인한 부종을 감소시키며 셀룰라이트를 줄여주고 림프 순환을 개선시킨다. 림프 드레니지는 림프의 순환을 돕는 마사지요법이다.

■ 신경계

마사지는 여러 가지 기법으로 구성되어 있어서 방법에 따라 자극시키기도 하고 이완시키기도 한다. 따라서 신경계에 미치는 마사지의 영향은 사용하는 테크닉과 목적에 따라 다르게 나타난다. 예를 들어 시합 전 운동선수에게 행하는 이완 마사지는 스트레스를 받은 사무직 종사자에게 행하는 이완 마사지 테크닉보다 더 자극적으로 시행한다. 자극적인 마사지는 신경을 상쾌하게 자극하고 신체에 활기를 북돋아주는 효과가 있고, 이완적인 마사지는 긴장과 스트레스를 완화시키고 신경을 진정시키며 심신의 이완을 촉진시키는 효과가 있다.

■ 골격계

근육계에 마사지를 해줌으로써 골격계에 긍정적인 연쇄 효과를 가져온다. 부드럽게 쓰다듬기는 근육의 유연성과 톤을 좋게 하여 관절부위의 뻣뻣함과 감소된 운동성을 개선시키고 관절과 뼈의 긴장을 덜어줌으로써 바른 자세를 갖게 한다.

■ 소화계

마사지는 소화 흡수를 촉진시켜 신체 기능이 활발히 일어나도록 한다. 순환 개선으로 영양분 공급과 노폐물과 독소 배출에 도움을 주며 간내 혈류량을 증가시켜 대사기능 개선에 도움을 준다. 또한 복부 근육을 강화시키고 연동운동을 돕고 변비나 헛배 부름을 예방한다.

■ 호흡계

마사지는 신체를 이완시켜 더 쉽고 깊게 호흡할 수 있게 한다. 이로써 더 많은 산소 흡수와 이산화탄소 제거가 가능해진다. 또한 호흡에 관련된 근육인 횡격막과 늑간 근육의 긴장을 덜어주므로 더욱 효율적으로 기능하게 된다.

■ 비뇨기계

전신의 노폐물 제거 기능을 개선시켜 뇨의 생산과 배설을 통해 신체의 독소와 과도한 수분을 제거하도록 도와준다.

마사지 테크닉과 효과

모든 마사지 동작은 마사지기법이 필요한 부위에 정확한 동작으로 시행되어야 하며, 대상자의 요구에 따라 적절하게 조절할 수 있어야 한다.

■ 쓰다듬기(effleurage, 경찰법)

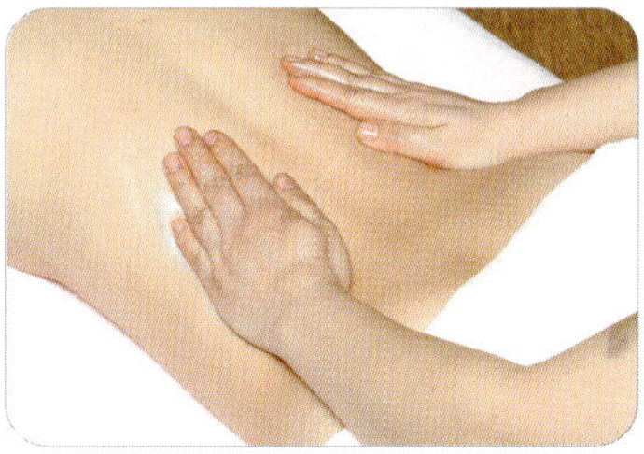

- 전반적으로 혈액순환을 강화하고 림프액의 흐름을 증가시켜 노폐물의 배출을 돕는다. 몸을 부드럽고 리듬감 있게 그리고 길고 넓게 행하여 이완 상태를 경험할 수 있도록 유도한다.
- 마사지의 처음과 끝에 시행하는 동작으로 다음 동작으로 부드럽게 연결 해준다.
- 아로마테라피스트의 터치에 익숙해지면서 고객의 긴장이 서서히 완화된다.
- 가볍게 쓰다듬기(light effleurage)는 신경계를 강화하고 긴장되고 뭉친 근육을 이완시켜 몸이 이완되도록 유도한다.
- 깊게 쓰다듬기(deep effleurage)는 혈액순환을 도와주고 림프순환을 증가 시키며 세포박리를 돕는다.
- 쓰다듬기 기법에는 이외에 회전하며 쓰다듬기(circling), 부채꼴로 밀기(fanning), 갈퀴질하기(raking) 등이 있다.

■ 주무르기(petrissage, 유날법)

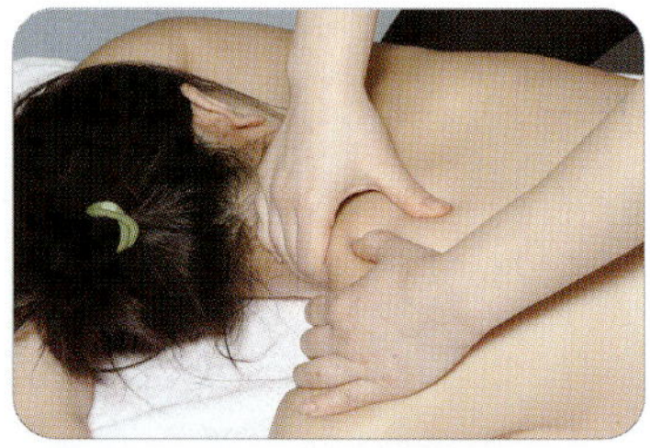

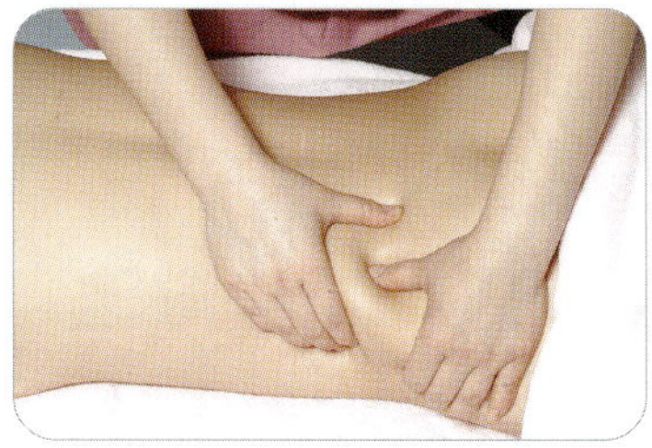

- 근육을 잡고 움직여 더 유연하게 해주는 마사지 동작이다.
- 혈액과 림프관의 순환을 촉진시켜 혈액순환을 강화하고 노폐물의 배출을 돕고 경직된 근육을 부드럽게 하고 이완시켜 쌓인 긴장과 피로를 풀어준다. 피부 깊숙이까지 자극을 가해 지방세포가 분해되도록 돕는다.
- 점진적으로 깊숙이 마사지하도록 하나, 너무 강한 마사지는 역효과를 낼 수도 있다.
- 반죽하듯 주무르기(kneading)는 살이 많은 부분을 스트레칭 시키거나 이완되도록 한다.
- 집기(picking)는 양손으로 살을 살짝 집었다가 놓는 동작으로 부드럽게 행한다.
- 비틀기(wringing)는 손바닥을 원하는 부위의 서로 반대편에 놓고 한쪽은 밀고 다른 한쪽은 당기는 기법으로 서서히 시행하고 흐름이 끊어지지 않도록 한다.
- 이외에 늘여 펴기(stretching), 엄지로 누르기(thumbing), 돌리기(rolling) 등이 있다.

■ 두드리기(percussion)

- 이 기법은 다른 마사지와는 달리 '이완'보다는 '자극'에 목적을 둔다.
- 근섬유의 수축을 도와 근육을 강화하고 짧은 시간 내에 가볍게 사용하여 혈관의 수축을 돕는다. 이 기법을 오랜 시간 사용하면 혈관이 확장되어 피부가 홍조를 띤다.
- 아로마테라피스트는 손의 긴장을 풀고 손목을 느슨하게 하여 생동감 넘치는 움직임으로 이 동작을 시행하도록 한다.

• 손날로 두드리기(hacking): 양손을 충분히 이완시킨 후 손날로 번갈아가며 두드린다. 손에 힘을 빼고 리듬감 있게 두드린다.

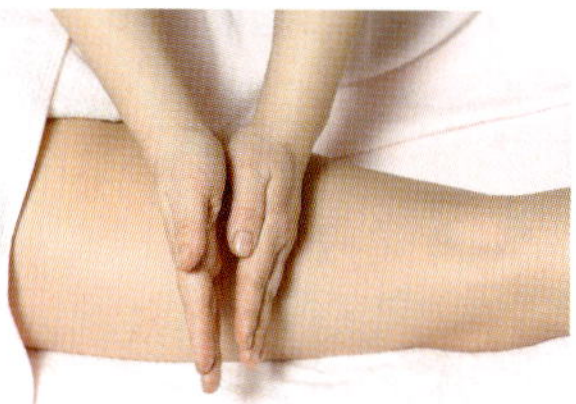

• 컵 모양으로 두드리기(cupping, 컵핑): 양손을 오무려 컵 모양으로 만들어 가볍게 두드리고, 손가락을 붙여 두드릴 때 가벼운 공기 빨아들이는 소리가 나도록 한다.

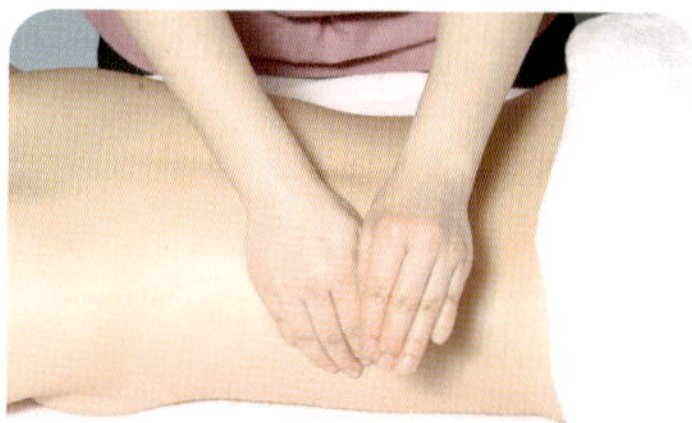

• 주먹으로 두드리기(beating): 가볍게 주먹을 쥐고 위아래로 리듬감 있게 두드린다.

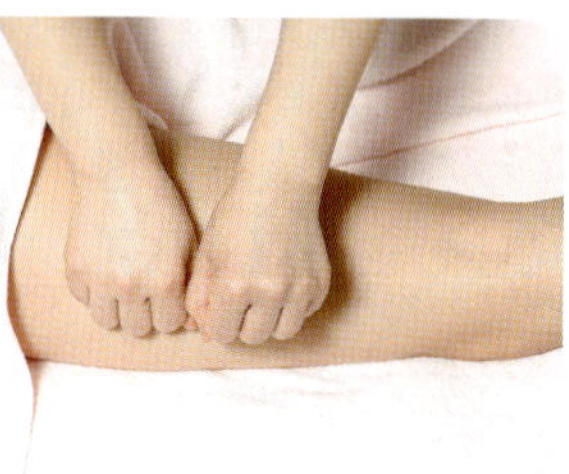

• 주먹 세워 두드리기(pounding): 주먹을 세워서 옆으로 번갈아 가며 리듬감 있게 두드린다.

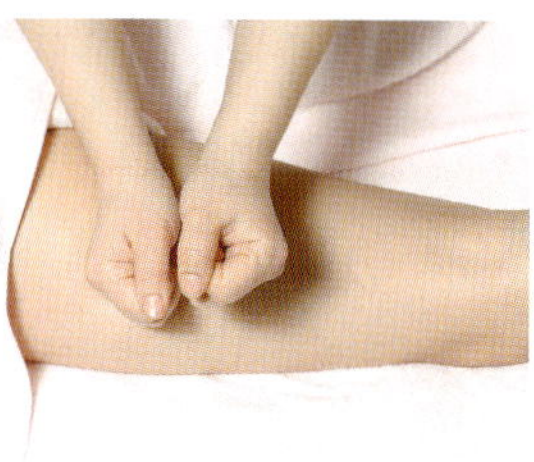

■ 진동하기(vibration, 진동법)

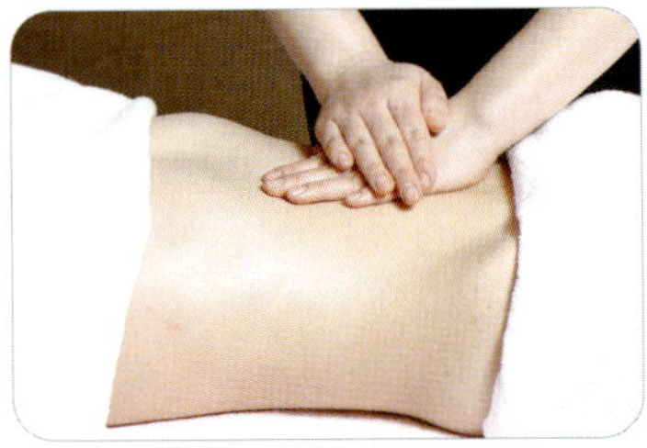

- 손으로 신체부위를 누르거나 잡은 상태에서 손 자체에 진동을 주어 대상자의 몸에 전달하는 기법이다.
- 신경의 흐름을 열어주고 강화시키며 몸을 이완시키고 긴장을 완화시킨다. 복부에 실시하면 내장기능 강화에 도움이 된다.

■ 마찰하기(friction, 마찰법)

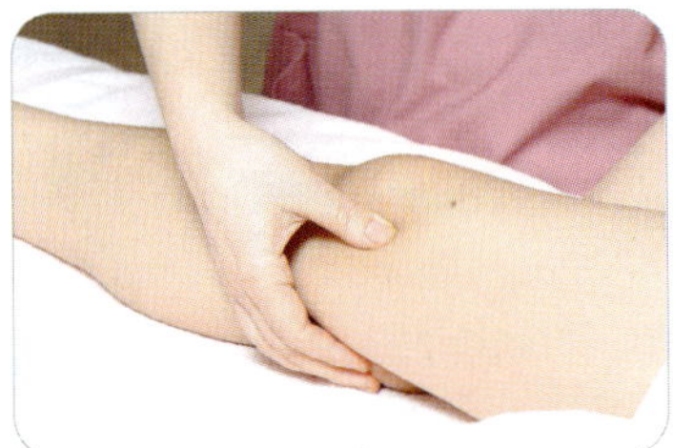

- 관절부위에 사용하는 기법으로 주로 손가락 끝으로 원모양으로 움직이면서 마사지하는 방법이다.
- 혈액 및 림프순환을 활성화시키며 신경을 자극하고 긴장된 근육을 이완시킨다.

■ 수동관절운동(passive joint movement)

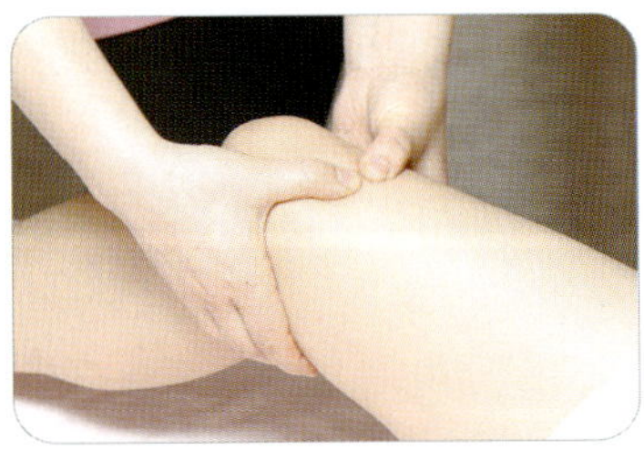

- 자연스런 관절운동으로 주로 관절(주로 무릎, 팔꿈치, 어깨)을 잡아 신체를 이완시키는 기법이다.
- 운동성을 증진시키고 긴장을 이완시킨다.

■ 신경근 자극법(neuromuscular)

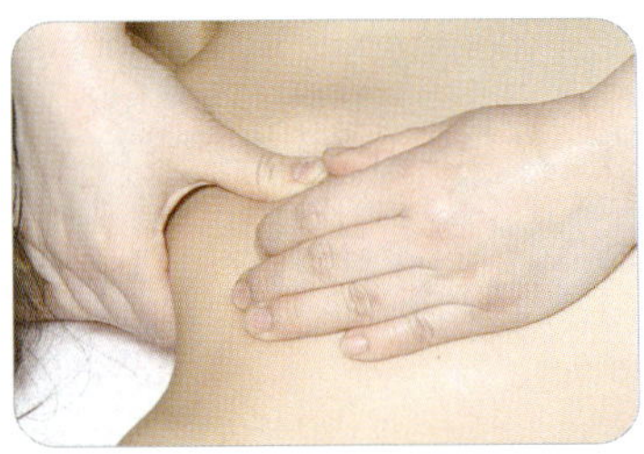

- 반응기관에 공급되는 신경을 강화한다.
- 세포재생을 강화하고 신경계의 막힌 곳을 열어준다.
- 근육계의 경련을 이완시킨다.
- 피부와 근육의 피로를 풀어준다.

■ 압력주기(pressures)

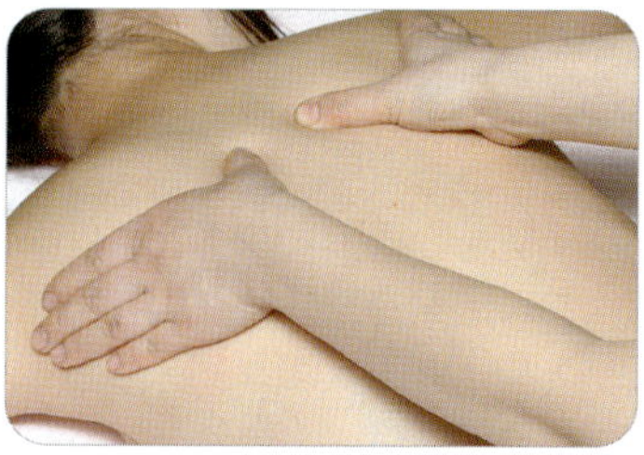

- 신경계를 강화하고 에너지의 막힘을 뚫어준다.
- 긴장을 완화시켜서 신경계의 흐름을 원활히 한다.
- 주로 엄지손가락을 이용하여 리듬감 있게 행한다.
- 신경, 근육, 힘줄과 인대에 압력을 가하는 방법으로 압을 2분 정도 주다가 다시 반복한다.
- 주로 당기거나 뭉쳐 있는 부위를 푸는 데 효과적으로 사용되며 통증을 완화시킨다.

■ 림프 드레니지(lymphatic drainage, 림프 배액법)

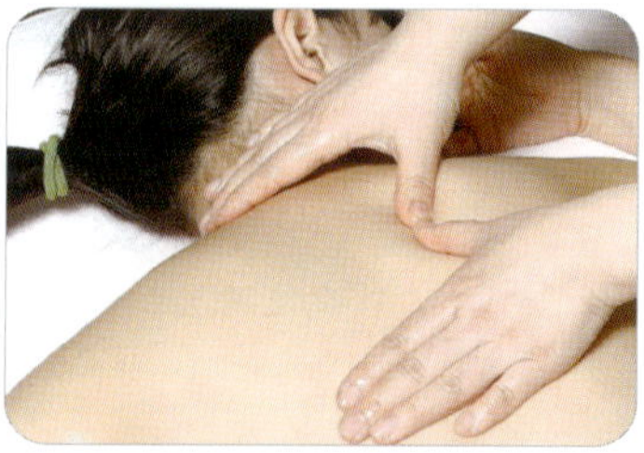

- 림프선에 압력을 가하여 림프 배출을 도와주는 마사지 테크닉이다.
- 림프계의 기능이 저조하면 수분과 독소가 쌓여 몸이 푸석하거나 붓는 증상을 보인다. 림프 드레니지는 림프절에서 독소가 분해되고 피부에 영양을 공급하고 노폐물을 배출하는 작용을 강화한다.
- 주로 엄지손가락을 이용하여 피부에 대고 원을 그리는 느낌으로 제자리에서 부드럽고 가볍게 누른다.
- 림프종, 심한 염증, 급성 혈전증, 악성 종양, 심장병, 급성 전염병, 초기 임산부 등에는 림프 드레니지를 하지 않는다.

금기증(contra-indications)

금기증은 현재 고객의 증상에 적용하는 특정 대체보완요법이 오히려 고객의 심신에 해가 될 수 있는 상황을 말한다. 에센셜 오일은 정확한 기준에 따라 사용할 경우 매우 안전하지만 고객에게 금기증상과 알러지가 있는지 반드시 확인하고, 각 에센셜 오일의 안전기준에 따라 적용하여야 한다.

■ 담당의사의 사전동의가 필요한 금기증(with medical, GP or specialist permission)

아래 증상의 고객에 대해 담당의사의 사전 승인을 받은 후 아로마테라피를 시행하는 것이 바람직하다. 승인을 얻기 어려운 경우, 아로마테라피 적용과 그 효과에 대한 자세한 설명을 들었고 고객의 동의하에 담당의사 승인없이 진행한다는 뜻으로 상담지에 고객의 사인을 반드시 받도록 한다.

<table>
<tr><th colspan="2">담당의사의 사전동의가 필요한 금기증</th></tr>
<tr><td>• 임신
• 심혈관질환(혈전증, 고혈압, 저혈압, 심장질환)
• 혈우병
• 의사 또는 다른 대체요법사의 치료를 받고 있는 경우
• 부종
• 골다공증, 관절염
• 신경 정신적 장애
• 간질
• 수술 직후
• 당뇨
• 천식
• 신경계 장애(다발성 경화증, 파킨슨씨병, 운동신경원질환)</td><td>• 안면신경마비
• 신경압박(좌골신경통)
• 신경계 염증
• 암
• 뇌성마비
• 신장염
• 호르몬 이식
• 진단불명통증
• 처방약 복용 중
• 급성 류머티즘
• 경추척추염
• 목뼈 손상
• 디스크</td></tr>
</table>

■ 테라피를 제한하는 금기증(contraindications that restrict treatment)

아래 증상에 해당되는 고객에 대해 반드시 상태를 확인하고 아로마테라피 적용 여부를 정하 는 것이 바람직하다. 해당 상태가 개선 된 후에 적용할 것인가 또는 그 부위를 피해서 적용할 것인가를 결정한다.

테라피를 제한 하는 금기증	시간적 금기증	부분적 금기증
열	0	
전염병	0	
음주 또는 환각제 복용	0	
설사와 구토	0	
피부병		0
진단되지 않은 혹이나 멍울		0
부분적 부종		0
염증		0
생리 기간(처음 며칠)	0	0
정맥류		0
임신(복부)	0	0
베인 상처		0
멍	0	
모유 수유		0
찰과상		0
흉터조직(대수술 2년 이내, 작은 흉터 6개월 이내)	0	
화상		0
혈종		0
최근 골절상(최소 3개월)	0	0
위궤양		0
탈장	0	0
과식 직후		0
과민성 피부		

02 아로마테라피 트리트먼트

전문 아로마테라피스트로 활동할 때는 전문가로서의 자세를 갖추고 윤리기준을 준수해야 하며 안전하고 쾌적한 환경에서 고객의 건강증진에 기여하여야 한다.

아로마테라피 마사지의 필요요소

- 아로마테라피 전문가로서의 지식과 경험
- 편안하고 긍정적인 마음, 주의력과 세심한 배려
- 마사지 테크닉
- 에센셜 오일과 베이스 오일
- 편안한 환경
- 피시술자

아로마테라피 마사지의 장점

- 근육 긴장을 이완하고 근육통 완화
- 신진대사 증진과 그 노폐물 제거
- 신경계 진정 효과
- 스트레스 해소
- 혈액순환 개선
- 소화기계와 내장의 기능 강화
- 유연성과 운동력 강화

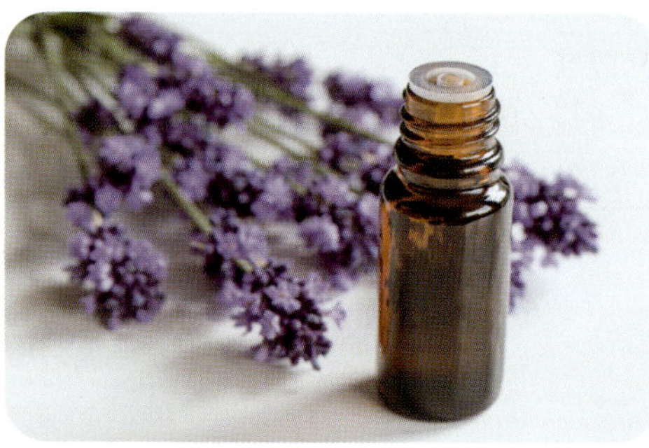

- 만성통증 감소
- 피로회복
- 기분을 상쾌하게 하고 면역기능 강화

윤리기준

전문 아로마테라피스트(professional aromatherapist)는 아래와 같은 윤리기준(ethics)을 준수하여야 한다.

- 아로마테라피스트는 고객과 논의한 내용을 타인에게 누설하지 않는다.
- 모든 아로마테라피 마사지는 전문가의 자격 내에서 행해야 한다.
- 의학적인 진단 또는 치료를 하거나 권유해서는 안 된다.
- 모든 아로마테라피 적용에 있어서 성실하게 권유해야 한다.
- 다른 테라피스트 또는 의료인들을 존중해야 한다.
- 고객의 기밀은 반드시 지켜야 한다.

전문 아로마테라피스트의 자세(professionalism)

■ 자격(qualifications)

어떤 자격을 갖춘 전문가인지를 밝힌다.

■ 외모(appearance)

용모는 단정하고 청결을 유지하여야 한다. 머리는 단정하게, 손은 깨끗하고 부드럽게, 손톱은 깔끔하게 정리한다. 마사지 시에는 악세사리를 착용하지 않는다.

■ **사전준비(preparation of treatment area and client)**

고객의 프라이버시를 존중하고, 임상에 임할 장소는 따뜻하고 편안하게 하고, 모든 준비물과 타월 등은 깨끗한 것으로 준비한다.

■ **기록과 기밀유지(record keeping and client confidentiality)**

아로마테라피를 시작하기 전에 상담기록지를 작성한다. 매회 아로마테라피를 시행하기 전에 모든 기록을 읽어보고 필요한 정보는 추가한다. 고객에 대한 정보는 다른 사람이 볼 수 없는 곳에 잘 보관한다.

■ **주의사항 확인(to check contraindication)**

고객이 의학적 치료(약 복용 등)를 받고 있거나 병원에 통원 치료 중인지를 확인한다. 금기증 여부를 반드시 확인한다.

■ **사전인증(consent)**

고객의 건강상태에 따라 담당의사의 승인을 위한 동의서 또는 소견서를 받는다. 고객의 상황에 따라 상담사, 다른 치료사, 요양기관의 장이나 사회 복지시설의 담당자에게 의뢰하기도 한다.

■ **동의(for insurance purpose)**

아로마테라피를 적용하기에 앞서 상담과정에서 반드시 충분한 정보를 제공하고 고객의 동의를 의미하는 서명을 받아야 한다.

상담(consultation)

아로마테라피스트는 아로마테라피를 시행하기 전에 고객의 요구가 무엇인지 아로마테라피에 대한 기대효과가 어떤 것인지 상담기록지를 작성하면서 파악한다.

신체적 질환, 심리적 문제(스트레스, 우울증)나 단순한 심신의 이완 등 고객이 원하는 바를 정확하게 파악하고 아로마테라피를 진행한다. 이 상담과정을 통해 고객은 마음을 편안하게 이완시킬 수 있고 아로마테라피스트와 고객 간에 신뢰가 형성되어 간다.

■ 상담과정의 목표

- 고객이 기대하는 바가 무엇인지 파악한다.
- 어떤 금기증이 있는지 확인한다.
- 아로마테라피 적용기법을 설명하고 이에 대한 효과를 설명한다.
- 고객에 맞는 오일을 선택한다.
- 상담기록서를 작성하며 치유계획에 대한 동의를 받는다.
- 아로마테라피를 진행 전후의 반응을 확인하고, 주의사항을 설명한다.

■ 상담기록지

첨부한 아로마테라피 상담기록지를 참조

- 개인자료(이름, 주소, 전화번호, 생년월일)를 적는다.
- 건강력(현재 건강상태, 앓았던 질환, 가족력, 수술이력, 알러지, 금기증, 복용하고 있는 약 등)을 파악한다.
- 생활습관(식습관, 흡연과 음주량, 수면문제 등)을 파악한다.

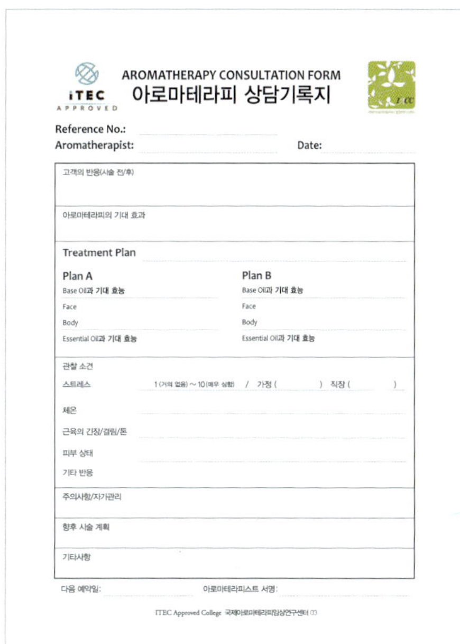

ITEC APPROVED

AROMATHERAPY CONSULTATION FORM
아로마테라피 상담기록지

Reference No.:
Aromatherapist: Date:

고객의 반응(시술 전/후)

아로마테라피의 기대 효과

Treatment Plan

Plan A	Plan B
Base Oil과 기대 효능	Base Oil과 기대 효능
Face	Face
Body	Body
Essential Oil과 기대 효능	Essential Oil과 기대 효능

관찰 소견
스트레스 1(거의 없음) ~ 10(매우 심함) / 가정 ( ) 직장 ( )
체온
근육의 긴장/결림/톤
피부 상태
기타 반응

주의사항/자가관리

향후 시술 계획

기타사항

다음 예약일: 아로마테라피스트 서명:

ITEC Approved College 국제아로마테라피임상연구센터 (미)

■ 상담에 필요한 요소

- 편안하고 조용한 분위기의 공간
- 밝고 긍정적인 언어, 표정과 자세
- 고객과 같은 높이의 의자
- 좋은 커뮤니케이션 기술
- 신뢰
- 프로페셔널리즘, 자신감과 의욕
- 기밀 유지
- 금기증 확인
- 고객의 생활습관과 프로파일
- 고객의 종교, 도덕관과 사회적 신념을 감안한 치유 프로그램 계획
- 프로그램에 대한 동의(적용법, 사용할 오일)와 확인서명(미성년자 또는 장애가 있는 경우는 보호자의 동의)
- 이상반응에 대한 설명과 프로그램 평가와 진행상황 리뷰
- 아로마테라피의 효과 설명

■ 상담기법

아로마테라피스트와 대면 시 대부분의 고객이 약간의 긴장, 당황, 부끄러움을 나타내거나 방문 이유를 설명하기 불편해 하기도 한다. 어떻게 하면 효과적으로 상담을 이끌 수 있는지 알아본다.

일반적인 질문으로 시작한다.

편안한 분위기를 조성하고 쉽게 대답할 수 있는 질문으로 시작한다. 예를 들면 이름, 주소, 생년월일 등 쉬운 질문에 대답하면서 아로마테라피스트의 수용하려는 자세와 표정에 익숙해지면 가족력, 심신의 질환 등의 개인적인 문제에 대해 이야기하게 된다.

주관식 질문을 한다.

고객이 자유롭게 의사를 표현하도록 개방형 질문을 한다. 폐쇄형 질문은 '예', '아니오' 로 아로마테라피스트가 제시한 범위 내에서 단답형 대답이 나올 가능성이 크다.

예) 아로마테라피 마사지에 어떤 효과를 기대하시나요?
건강식품을 섭취하십니까?

신뢰감을 준다.

신뢰를 얻을 수 있도록 바디랭귀지를 이용해 격려하고 반응을 얻도록 한다. 상대방에게 눈을 맞추어 대화가 흥미로움을 표현하고 미소를 짓는다. 먼 곳을 쳐다보면 불필요한 긴장감을 주거나 흥미가 없다는 표현으로 이해될 수 있다. 아로마테라피스트는 고객(가족, 친구, 나 자신)의 신체적, 정신적, 정서적 건강증진을 위해 존재함을 명심해야 한다.

남녀노소에 대해 모두 공명정대하게 응대하여야 한다.

아로마테라피스트가 고객의 성, 직업 등에 따라 응대태도가 다르다면 신뢰감이 상실될 뿐만 아니라 전문가로서의 자세가 아니다.

사용할 에센셜 오일에 대해 고객의 반응을 고려한다.

선택한 오일의 치료 효과나 특장점 등의 요점을 설명하고 향을 맡아보게 하여 가장 적절한 오일을 선택한다. 뛰어난 효능의 오일이라 할지라도 각 개인의 부정적인 기억과 연관되어 있거나 향에 대한 선호도가 매우 낮을 경우 치료효능이 떨어지므로, 같은 효능을 가진 다른 오일로 대체한다. 이 과정에서 가장 효과적인 오일 선택이 이루어지고 고객의 입장에서는 본인의 의견이 존중되고 배려받고 있음을 느끼게 된다.

고객의 카운셀러가 되려고 하지 않는다.

상담과정 또는 마사지 과정에서 고객이 편안하게 이완되고 신뢰가 구축되면 흔히 카운셀링을 받고 싶어한다. 그 사람이 가진 문제 또는 생각에 대해 이야기하고 거기에 대한 조언을 원하기도 한다. 간단한 의견교환은 가능하나 결혼, 돈, 종교, 정치, 이민 등의 심각한 문제에 대해서는 깊이 논의하지 않는 것이 바람직하다. 고객의 프라이버시는 항상 존중되어야 한다.

마사지 장소에 필요한 요소

■ **조명**(lighting)

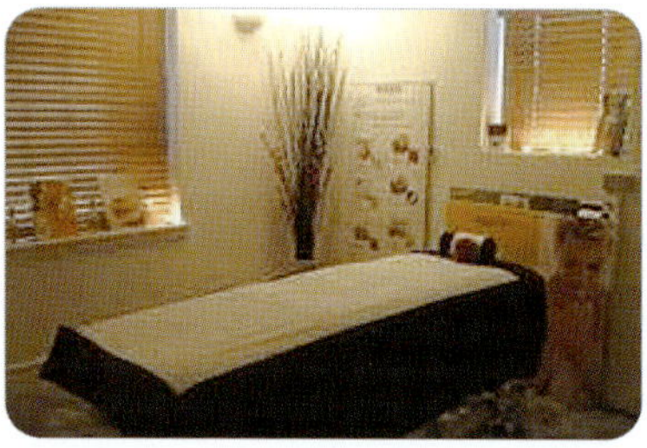

조명은 부드럽고 너무 강하지 않은 것으로 한다. 너무 화려하거나 눈부신 조명은 이완에 방해가 될 수도 있다.

■ **환기**(ventilation)

치료실은 환기가 잘되는 곳이 좋다. 정기적으로 방 안을 환기시켜서 신선한 공기로 바꿔주고 이전에 시술했던 아로마의 향기가 남아 강한 영향을 미치지 않도록 한다.

■ **온도**(temperature of treatment area)

실내온도는 아늑할 정도의 따뜻함이 좋다.

■ **인테리어**(dácor and colours)

치료실의 색깔과 장식은 따뜻한 느낌이 나게 한다. 너무 차가운 분위기나 병원 느낌이 나지 않도록 주의한다.

■ **프라이버시**(privacy)

치료실은 고객이 편히 쉴 수 있도록 프라이버시를 지켜 줄 수 있는 곳이어야 한다.

■ **분위기와 소음**(atmosphere and noise level)

이완(relax)할 수 있는 분위기가 아로마 치료에 매우 중요하다. 이완에 좋은 음악을 이용하면 더욱 좋은 효과가 난다. 전화나 핸드폰 등 치료 도중에 다른 소음이 발생하지 않도록 주의한다.

■ 마사지실에 필요한 기본 준비물

마사지 테이블 [massage table]:

특대형 타올 1개, 대형 타올 2개, 중형 타올 3개, 작은 쿠션 또는 베개 2개

테라피 테이블 [therapy table]:

- 위생용품: 향균 물티슈, 키친타올, 뚜껑달린 휴지통, 소독용 알콜, 여분의 타올, 세탁물 바구니
- 블랜딩셋트: 오일박스(에센셜 오일, 캐리어 오일), 비이커 2개, 유리막대 2개, 라벨, 오일병 2개(바디용 30mℓ, 얼굴용 5mℓ), 소형 쟁반 2개(블랜딩 도구용, 블랜딩 오일용)
- 상담기록지, 클립보드, 필기도구, 안내브로셔
- 테이블커버
- 고객용: 물, 머리끈, 보석함, 가운, 슬리퍼

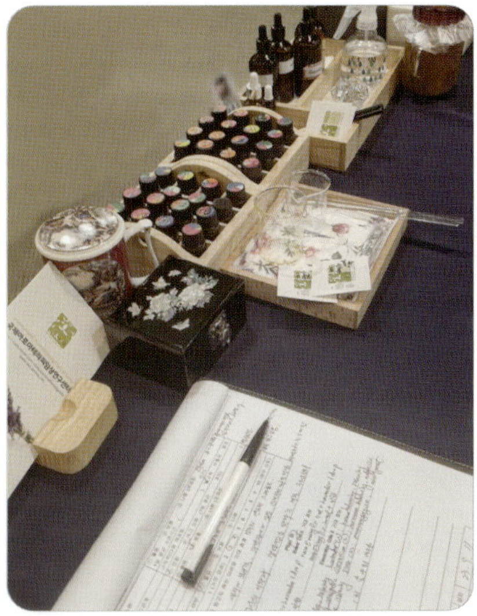

건강상의 안전과 위생

아로마테라피 마사지는 대면 치료요법이므로 고객과 아로마테라피스트 간에 긴밀한 접촉을 하게 되기 때문에 항상 교차 감염에 특히 주의하여야 한다. 건강과 안전을 확실하게 하기 위해 아래 사항에 대해 유의하여야 한다.

■ 아로마 치료실

- 진료실은 항상 깨끗하게 정돈하고 모든 기구는 정기적으로 소독한다.
- 바닥은 미끄럽지 않은 소재로 한다.
- 치료실 가까이에 세면대를 설치해야 한다.
- 항상 깨끗한 타올이 준비되어야 하고, 뚜껑 달린 휴지통을 설치한다.

- 치료실에 구급약품통을 상비한다.
- 치료실의 온도는 알맞게 유지하고, 공기순환이 잘되어야 한다.
- 오일의 유효기간을 확인하고 정기적으로 재고를 관리한다.

■ 고객 응대

- 상담기록지를 작성하고 고객이 금기증에 해당되는지 반드시 확인한다.
- 어떤 아로마테라피를 어떻게 적용할 것인지 설명한다.
- 전염 가능성이 있는 질환이 있는지 반드시 확인한다.
- 아로마 마사지를 하기 전에 모든 귀금속(결혼반지는 제외)은 빼서 보관한다.
- 시술 전에 향수와 화장품의 향이 너무 강한 것을 사용하지 않도록 권한다.
- 고객의 머리가 길 경우 사전에 양해를 구하고 핀 등으로 고정한다.

■ 아로마테라피스트

- 전문가로서 항상 산뜻하고 깔끔한 옷차림을 한다.
- 손에 상처가 있을 때는 방수 밴드에이드를 붙인다.
- 사용도구를 옮길 때는 정확한 테크닉을 사용한다.
- 아로마 마사지를 시행할 때 자신감 있게 정확한 동작과 자세를 취한다.
- 교차감염을 방지하기 위해 치료 전과 후에 반드시 손을 씻는다.
- 기본 응급처치법을 익혀 둔다.
- 금기증을 확인하여 의료진의 사전동의를 구하거나, 고객의 상태에 따라 적절하게 적용한다.
- 액세서리, 향수, 매니큐어 등은 하지 않고 머리는 단정하게 한다.

아로마테라피 마사지 시 유의사항

■ 아로마테라피스트

- 아로마테라피 전문가의 이미지를 항상 유지한다.
- 심호흡을 통해 마음을 안정시키고 긴장을 푼다.
- 아로마 마사지를 하는 동안 이완된 자세로 행한다. 절대 긴장하거나 몸을 무리하게 사용하지 않는다.
- 아로마테라피가 끝난 후 고객의 반응을 살피고 변화나 느낌을 확인해서 다음 회기에 적절하게 반영한다.

■ 마사지 과정

- 모든 마사지는 심장 방향을 향해 위쪽으로 압력을 주며 행하고 복부는 시계 방향으로 마사지한다.
- 마사지가 진행되는 동안 반드시 한 손은 고객의 몸에 닿은 상태를 유지하여 고객이 편안하게 이완될 수 있도록 한다.
- 두드리기와 주무르기 등의 강한 동작은 뼈 위나 민감한 부위는 피한다.
- 마사지 동작은 가벼운 동작에서 강한 동작 순으로 행하되 천천히 리듬감있게 진행한다.
- 의사의 동의를 받은 금기 증상이 있는 고객은 가볍고 부드러운 동작 위주로 마사지한다.
- 항상 마사지의 시작과 끝에는 쓰다듬기를 한다.
- 마사지를 하는 부위 외에는 타월로 덮고 머리와 무릎에는 작은 쿠션을 받쳐 준다.
- 마사지 베드에 눕거나 일어날 때 불편함이 없도록 배려한다.
- 항상 고객을 존중하고 요구사항이 있거나 불편할 경우 표현하도록 배려한다.
- 기본 마사지 기법 외에 고객요구에 따라 필요한 기법을 적절히 시행한다.
- 필요시 마사지 전에 고객의 손과 발을 항균물티슈로 닦는다.

마사지 전후에 해야 할 일

■ 마사지 전(before the massage)

- 상담기록서를 작성하면서 고객에게 어떤 아로마테라피 적용방법이 적당한지를 연구하고 금기증이 있는지 확인한다.
- 아로마테라피에 대한 고객의 요구사항을 파악한다.
- 아로마테라피 적용방법과 소요 시간 등에 대해 설명한다.
- 사용할 오일이 고객의 선호도에 맞는지 향 테스트로 확인한다.
- 치료실 내에 필요한 물품이 제자리에 갖춰져 있는지 확인한다.
- 전화기를 끄거나 매너모드로 바꿔 놓아 방해되지 않도록 한다.

■ 마사지 후(after treatment)

- 끝난 후 손의 잔여 오일을 깨끗이 씻어내는 동안 고객이 쉴 수 있도록 배려한다.
- 고객이 마사지 베드에서 일어날 때 가볍게 팔을 잡아 도와준다.
- 생수를 한 잔 권한다.
- 치료 후 주의사항에 대해 설명한다.
- 고객 반응(심리적, 신체적)을 참고하여 적절하게 조절한다.
- 다음 예약에 대한 약속 일정을 정한다.
- 사용한 에센셜 오일은 라벨을 붙인다.
- 에센셜 오일과 시행일자 그리고 결과 등을 정확하게 기록한다.

■ 치료 후 주의사항과 자기관리

아로마요법을 시행한 후에는 고객의 신체적, 심리적, 정서적 건강을 위해 필요한 사항에 대해 주의사항을 알려주어야 한다. 대상자와 그 가족들의 건강과 사회적 안녕감을 향상시키고 스트레스를 완화시키기 위해 필요한 생활습관에 대해 알려주고 가정에서 사용할 수 있는 아로마테라피 적용법에 대해 설명한다.

- 필요한 생활습관을 알려주고 그 중에서 실천 가능한 사항에 대해 함께 논의한다. 프로그램이 진행되는 동안 실천 여부를 확인하고 격려한다.
- 자극제 주의 - 알코올, 차, 커피, 처방 받지 않은 의약품
- 건강한 식생활
- 규칙적인 운동
- 신선한 공기
- 충분한 휴식과 취미생활
- 아로마테라피 적용법
- 수면패턴 조절
- 시간관리
- 릴렉스 기법
- 신선한 물
- 보완대체요법

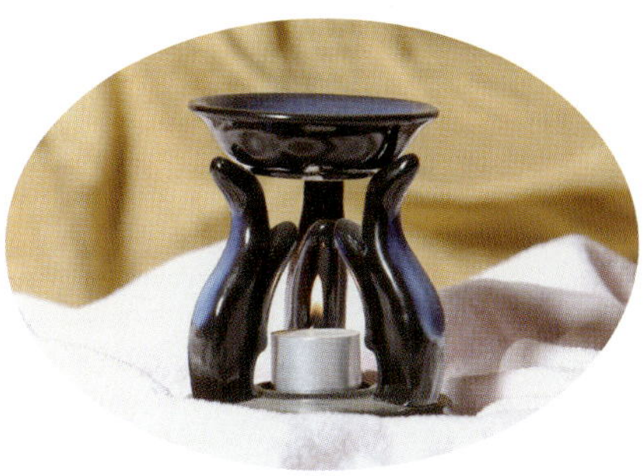

03 아로마테라피 마사지 실제

아로마테라피 마사지 자세

■ 이상적인 마사지(good massage)

- 아로마테라피스트는 효과적이고 좋은 자세로 마사지를 시행해야 한다.
- 연속성(continuity): 시작부터 끝날 때까지 가능한 한 손이 피시술자의 몸에 닿아 있어야 한다.
- 리듬(rhythm): 이완은 천천히, 자극은 빠르게 리듬을 탄다.
- 깊이(depth): 마사지의 깊이는 고객의 신체적 상태와 필요에 따라 적절하게 사용한다.

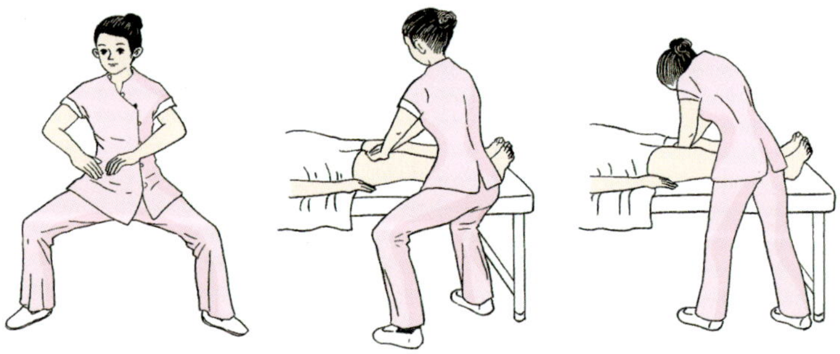

■ 손(hands)

손은 반드시 이완되고 따뜻해야 한다. 손이 긴장된 상태면 고객이 불편을 느낄 수 있다. 마사지 시작 전에 아래와 같은 사전운동으로 준비하도록 한다.

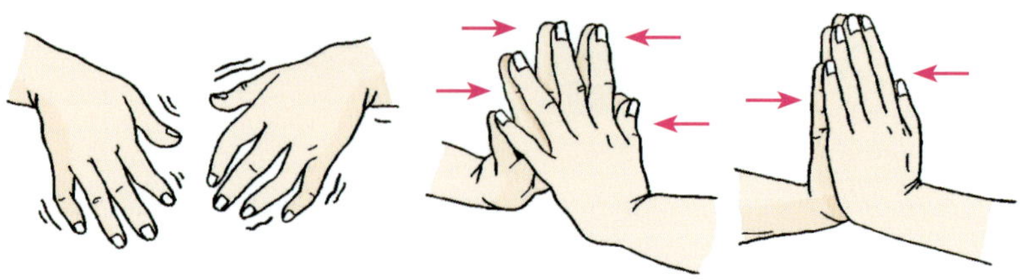

아로마테라피 마사지 준비

마사지 전에 타올로 고객의 몸이 커버되었는지, 고객이 편안한지를 확인하면서 타올 위에 손을 가볍게 얹는다.

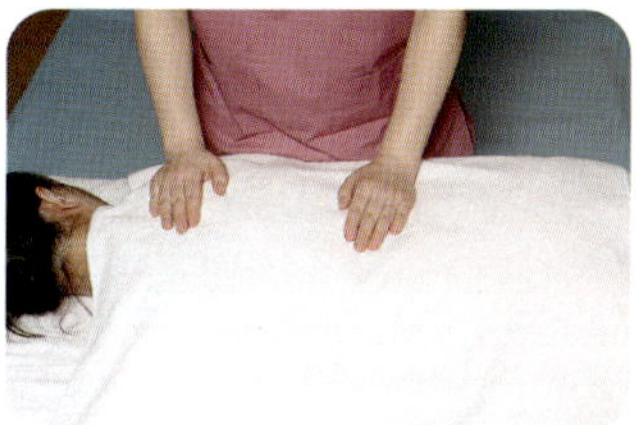

오일을 적당량 손에 붓고 양손에 가볍게 도포한다.

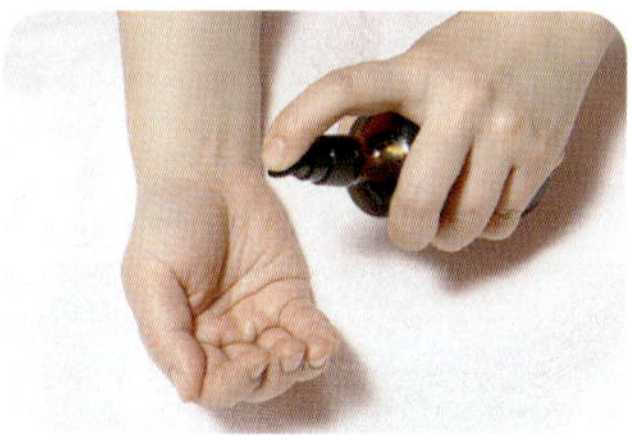

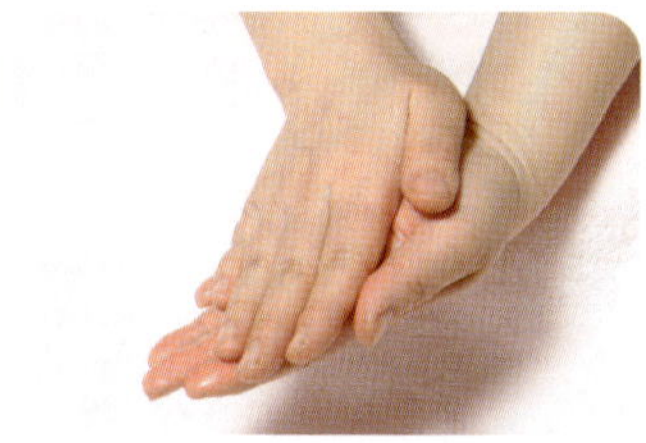

등 마사지(back massage)

1. 등 전체를 허리부터 어깨까지 길고 부드럽게 쓰다듬고 나서 다시 깊게 쓰다듬기를 한다.

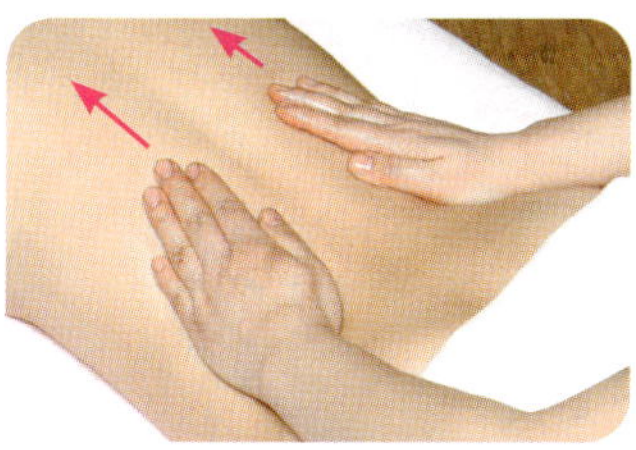

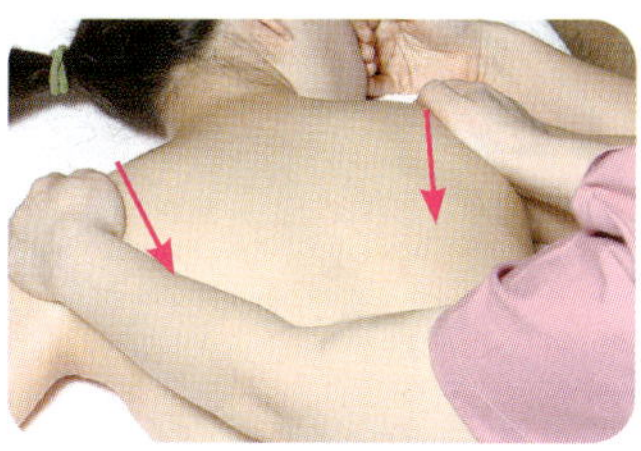

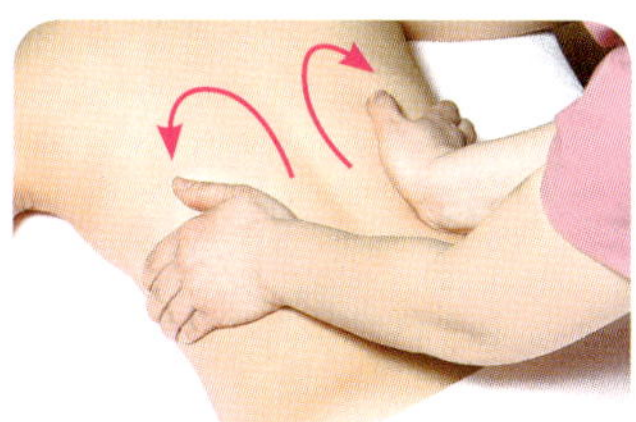

2. 등 전체를 양손을 교대로 회전하며 쓰다듬기를 한다.

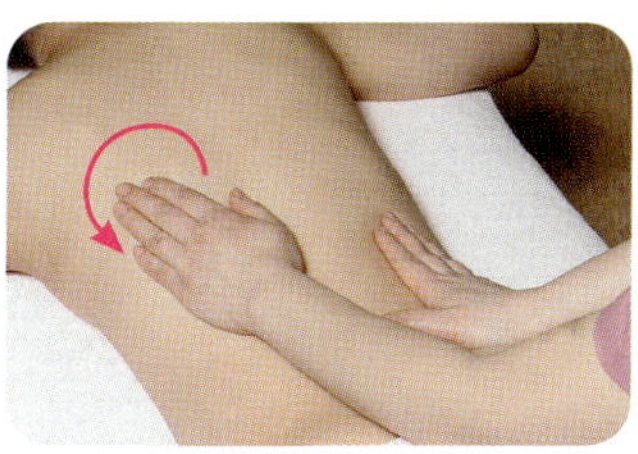

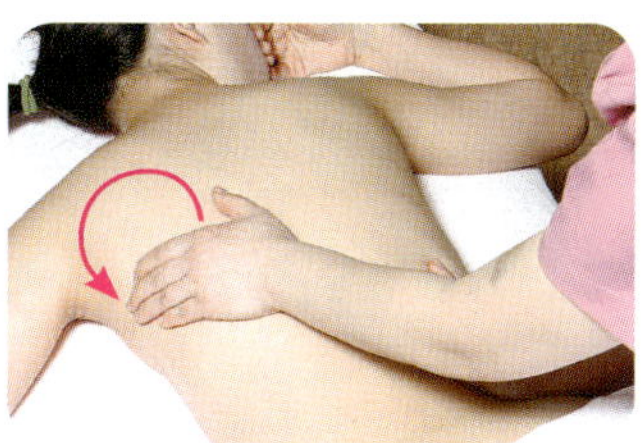

3. 척추의 한쪽 측면을 척추 끝까지 엄지로 압력과 이완을 주며 마사지하고, 반대쪽도 반복한다.

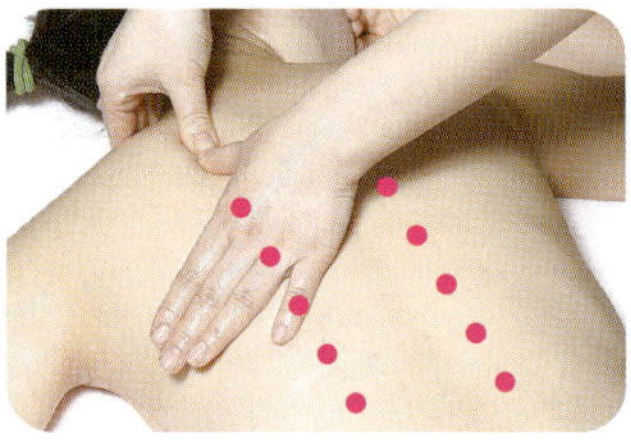

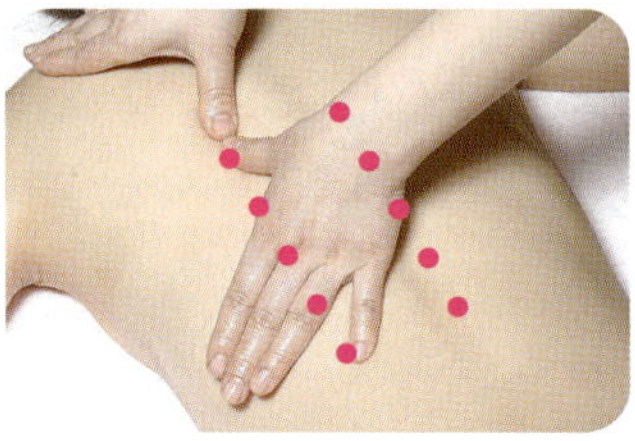

4. 척추의 한쪽 측면을 한쪽 엄지를 다른 손 엄지로 밀면서 내려간다. 반대쪽도 반복한다.

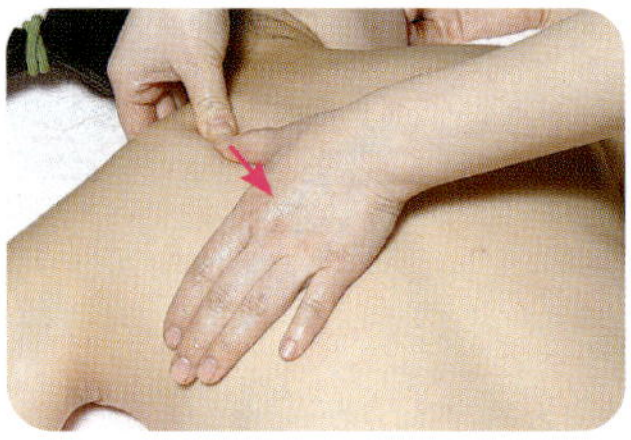

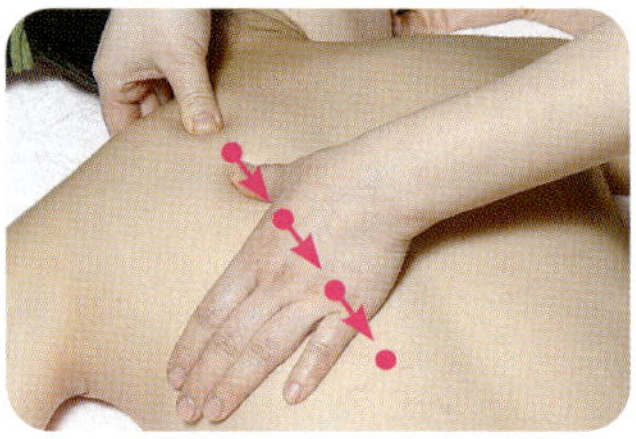

5. 척추의 양 측면을 목에서 척추 끝까지 부드럽게 진동법으로 마사지한다.

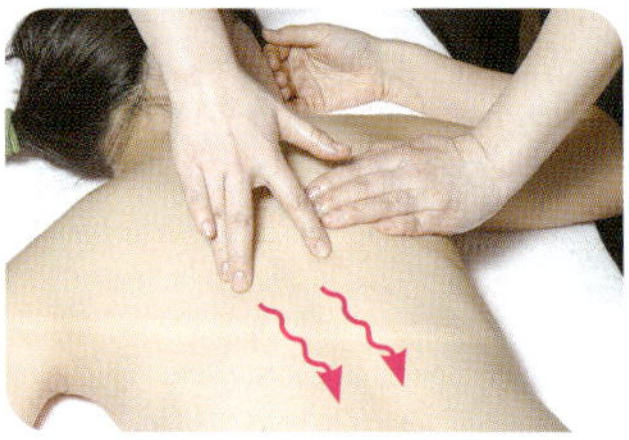

6. 등 전체를 부드럽게 쓰다듬는다.

7. 시술자의 반대쪽에 있는 고객의 허리와 엉덩이 윗부분을 주무르기 한다. 이어서 허리를 따라 비틀기를 하면서 올라간다. 어깨부위는 조금 세게 주무르고 난 후 손을 겹쳐서 견갑골 아래로 잡아당기듯이 밀어 내린다.

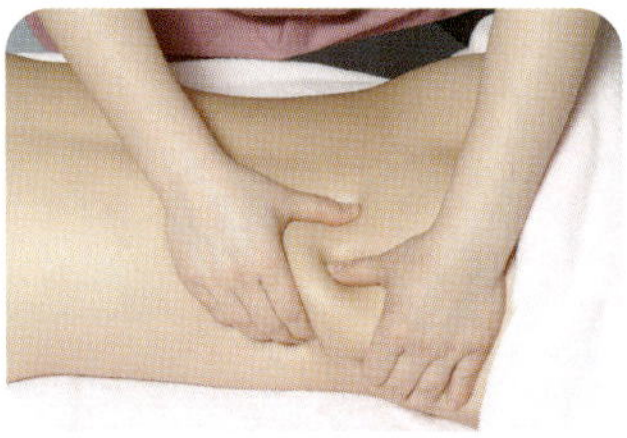

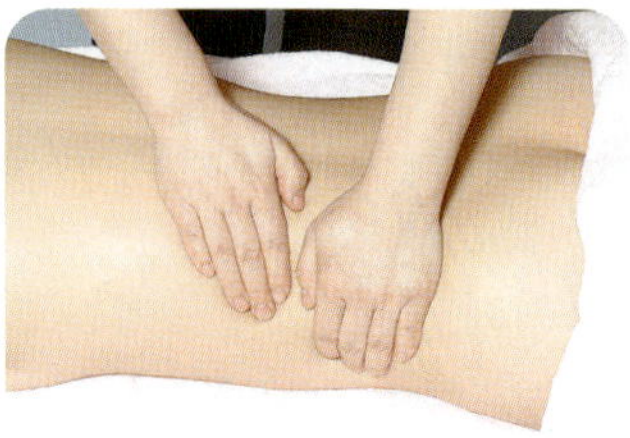

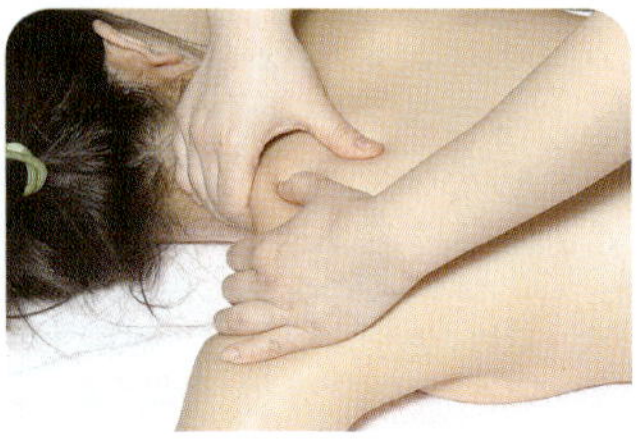

8. 견갑골 주위를 엄지로 가볍게 돌리며 마사지하고, 그 부위를 3회 풀어 준다.

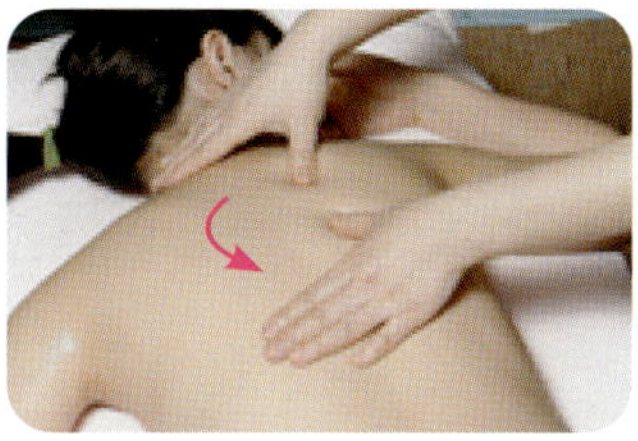

9. 반대쪽도 7, 8번과 같은 동작을 반복한다.

10. 두 손을 모아 어깨 양쪽과 견갑골을 옆으로 8자를 그리듯 리듬감 있게 마사지한다. 위쪽으로 올릴 때는 조금 강하게 하고 뼈 위를 지날 때는 힘을 빼고 부드럽게 이동한다.

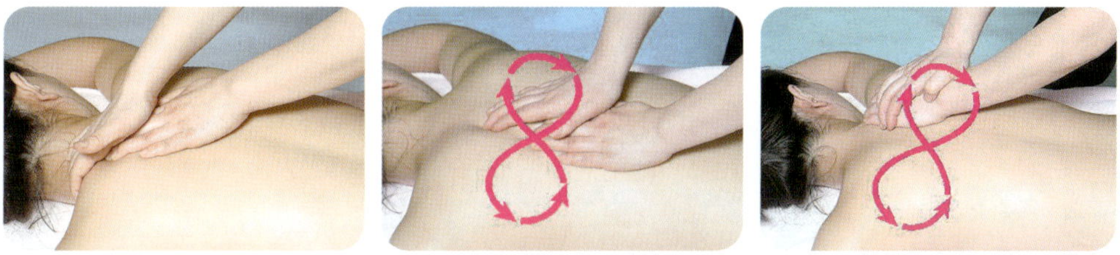

11. 꼬리뼈의 윗부분을 말발굽 모양으로 엄지로 둥글게 누르면서 문지르고 그 부위를 부드럽게 엄지로 풀어준다.

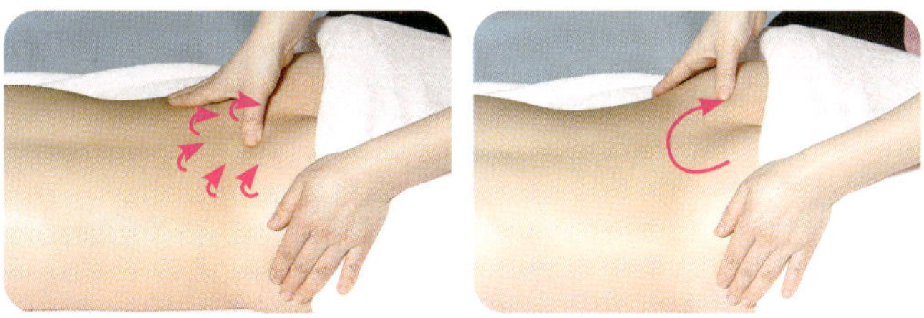

12. 두 손을 겹쳐 꼬리뼈 위에서 진동을 준다.

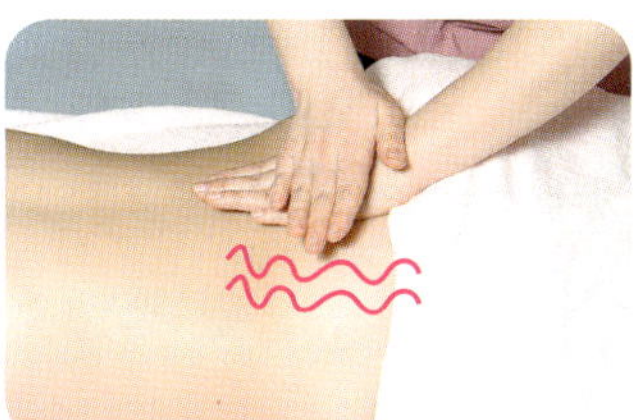

13. 척추를 중심으로 양옆을 엄지로 누른 후 옆으로 이동하여 둥글게 원을 그리며 쓰다듬고 올라가기를 반복하면서 어깨까지 마사지 한다.

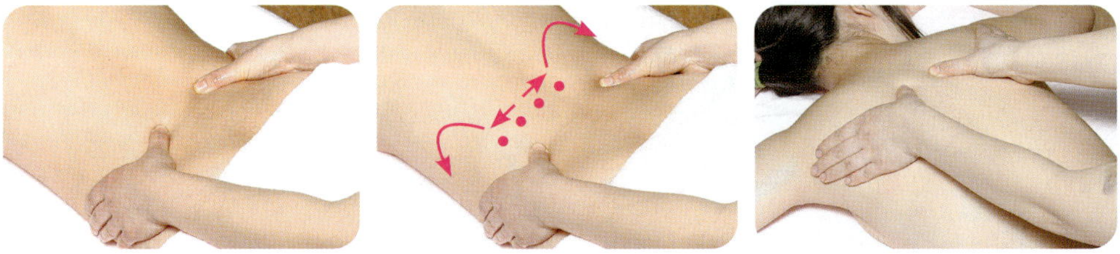

14. 목을 부드럽게 주무르기하고, 양쪽으로 살짝 당기듯 늘려준다.

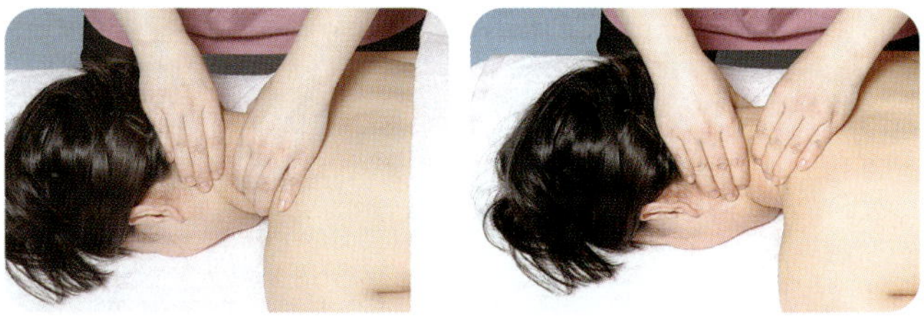

15. 한 손은 펴서 척추부위를 부드럽게 밀고, 다른 손의 검지와 중지로 척추 옆을 부드럽게 밀면서 어깨 아래까지 진동법으로 마사지한다.

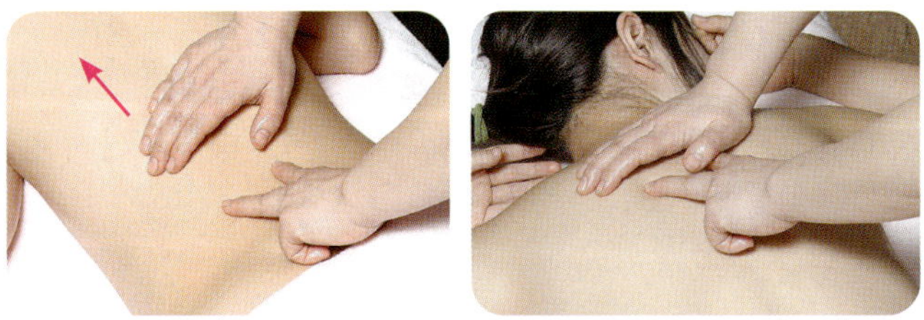

16. 등 전체를 세 부분(허리, 겨드랑이 아래, 어깨)으로 나누어 대각선 방향으로 천천히 늘여 펴준다. 반대쪽도 같은 동작을 시행한 후 마지막에 목과 허리 방향으로 늘여 펴 준다.

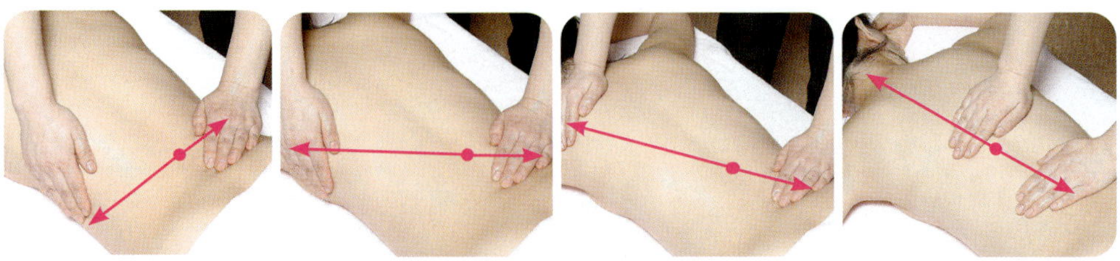

17. 머리 위쪽에 서서 허리 방향으로 길고 부드럽게 쓰다듬기한다.

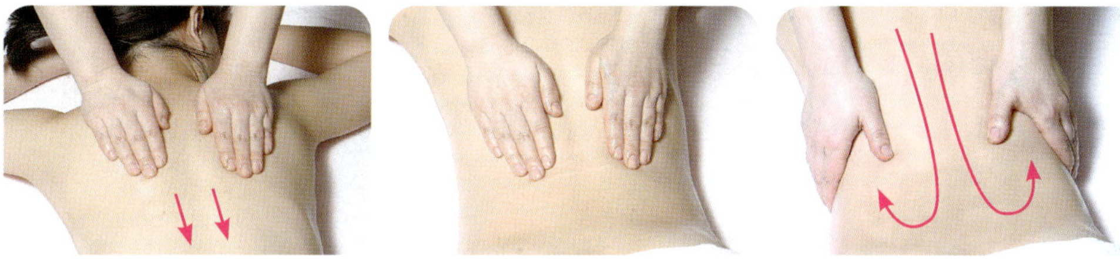

18. 등 전체를 허리부터 어깨까지 길고 부드럽게 쓰다듬고 나서 다시 깊게 쓰다듬기를 하며 마무리한다.

다리 뒷부분 마사지(back of the legs massage)

1. 다리 뒷부분 전체를 발목부터 허벅지까지 길고 부드럽게 쓰다듬기, 깊게 쓰다듬기와 회전하며 쓰다듬기를 한다.

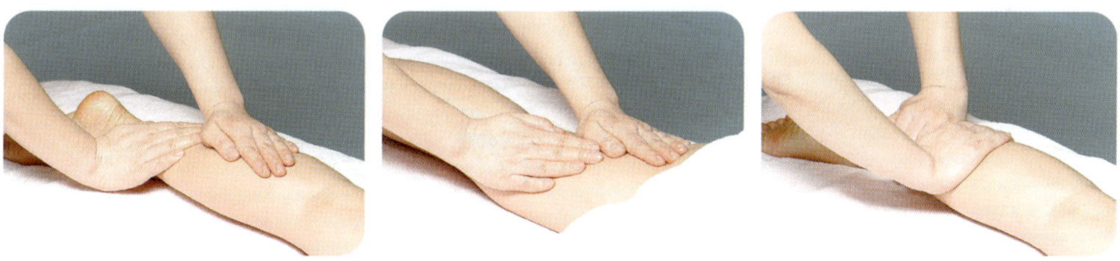

2. 아킬레스건을 잡고 엄지로 부드럽게 마사지한다.

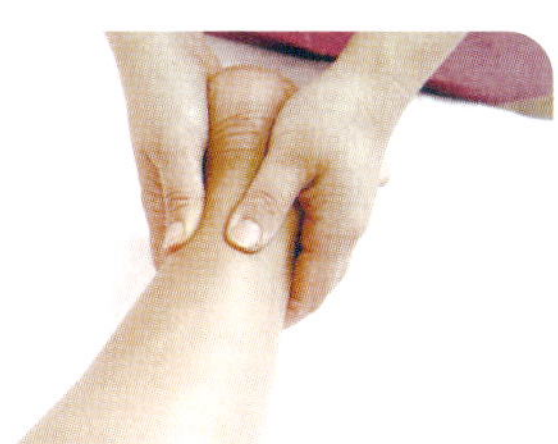

3. 발목에서 무릎 바로 뒤까지 엄지로 둥글게 원을 그리며 마사지한다.

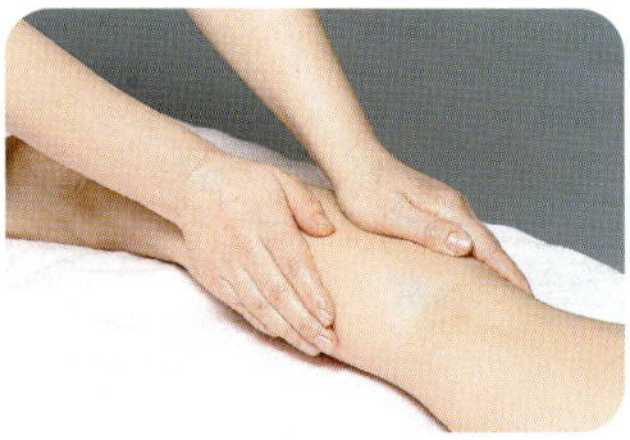

4. 종아리를 엄지로 마사지하기, 주무르기, 양손으로 잡았다 풀기, 비틀기 순으로 마사지한다.

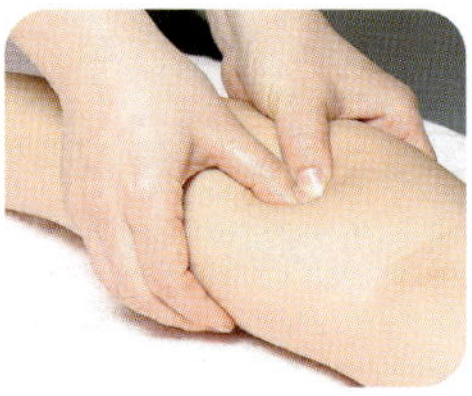

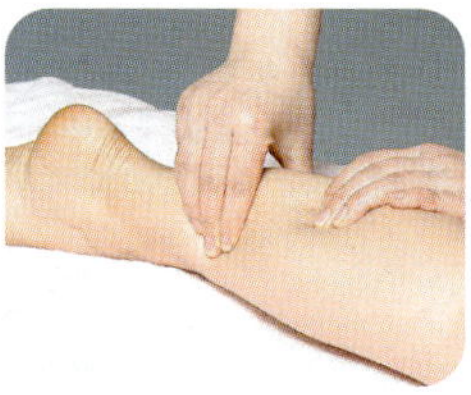

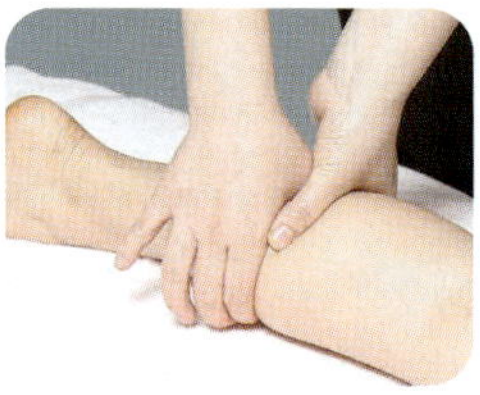

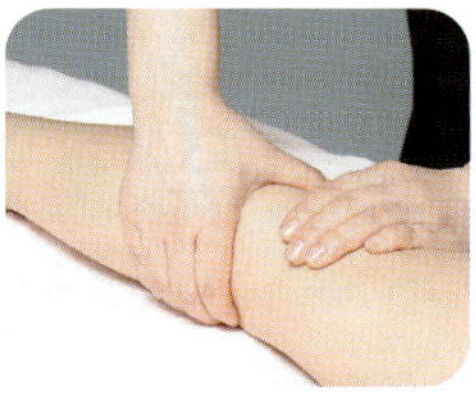

5. 다리 마사지 중간에 부드럽게 쓰다듬기를 한다.

6. 무릎 뒷부분을 엄지로 둥글게 마사지한 후 부드럽게 풀어준다.

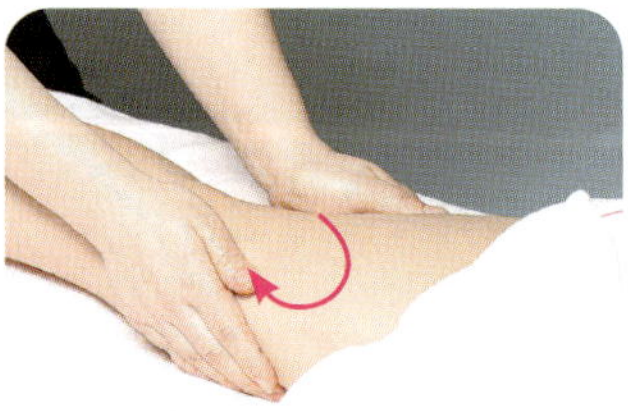

7. 무릎 뒤에서 대퇴부까지 둥글게 원을 그리며 쓰다듬는다.

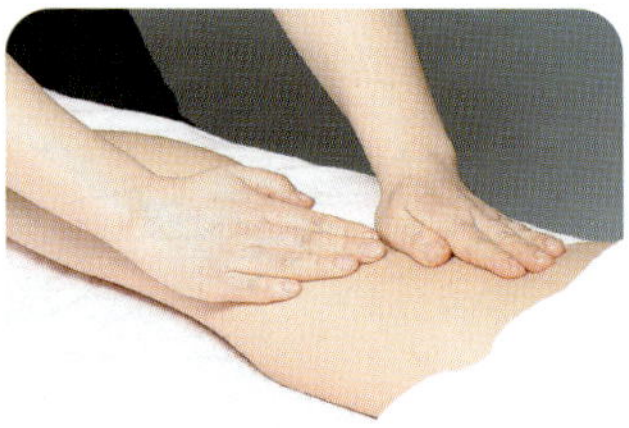

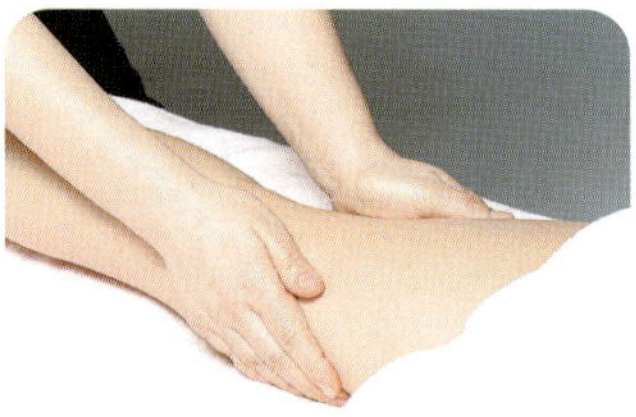

8. 대퇴부에 주무르기, 양손으로 잡았다 풀기, 비틀기 순서로 마사지한다.

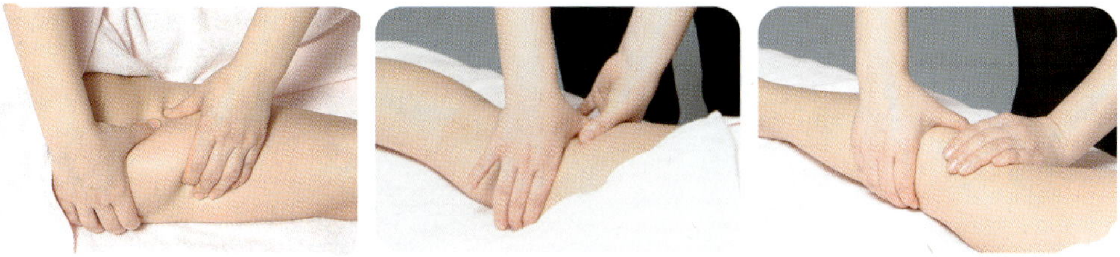

9. 다리 뒷부분 전체를 길게 쓰다듬기를 하며 마무리한다.

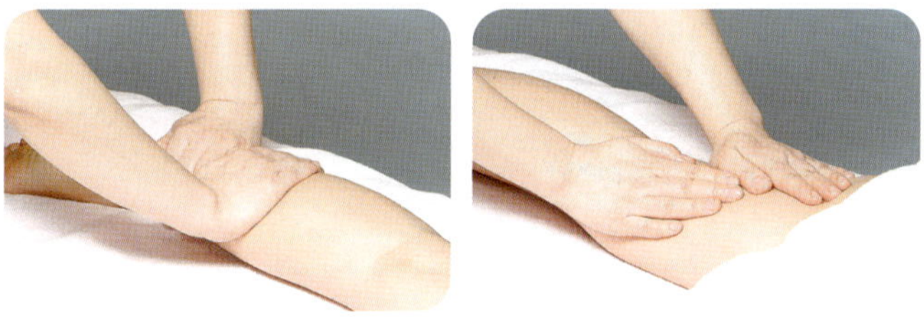

다리 앞부분 마사지(front of the legs massage)

1. 양손으로 한쪽 발을 발끝에서부터 발목까지 길고 부드럽게 쓰다듬는다.

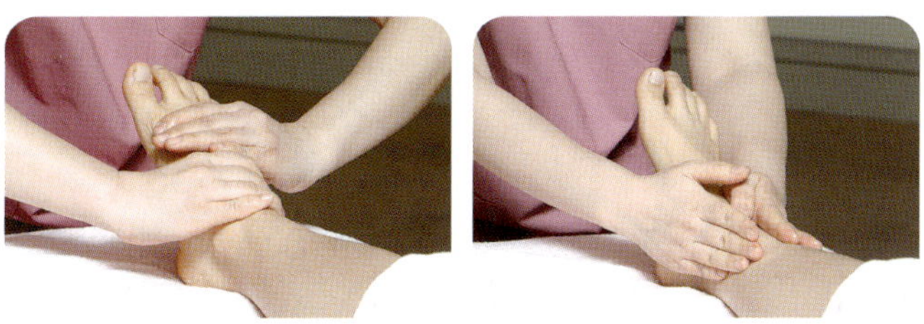

2. 발등의 힘줄 사이의 오목한 골을 발등 방향으로(약지부터 엄지발가락 방향으로) 마사지한다.

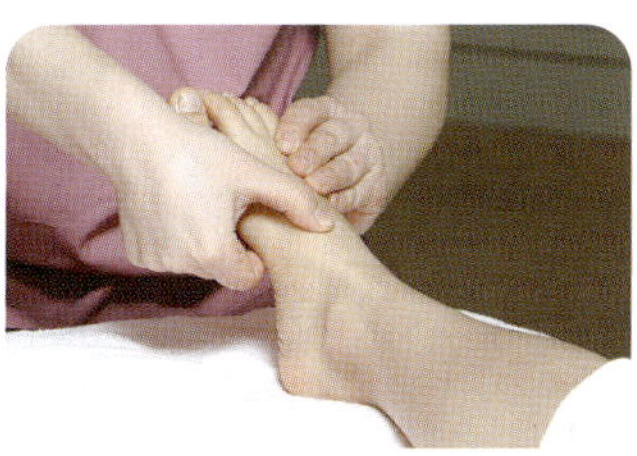

3. 한 손으로 발등을 잡고 다른 손으로 발가락을 약지부터 엄지발가락까지 마사지하고 부드럽게 양쪽 방향으로 돌린 후 발가락 끝을 위로 조금 세게 당겨준다.

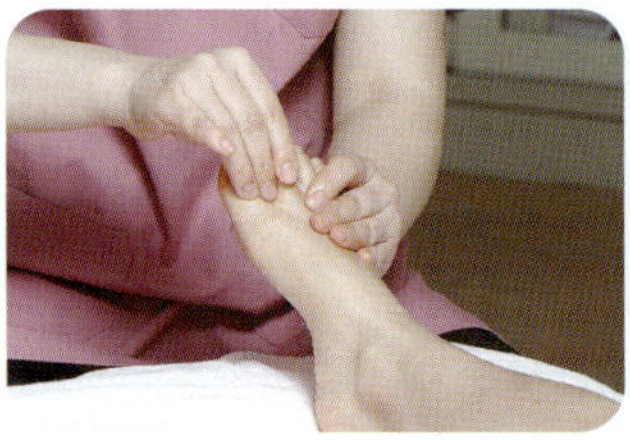
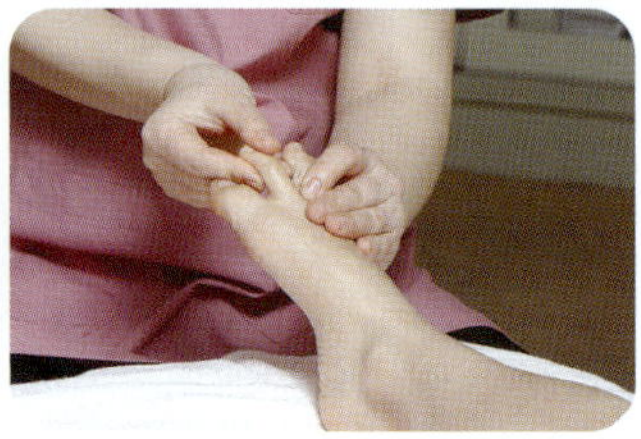

4. 발가락을 집어올리듯 마사지하고 전체를 부드럽게 쓸어 올린다.

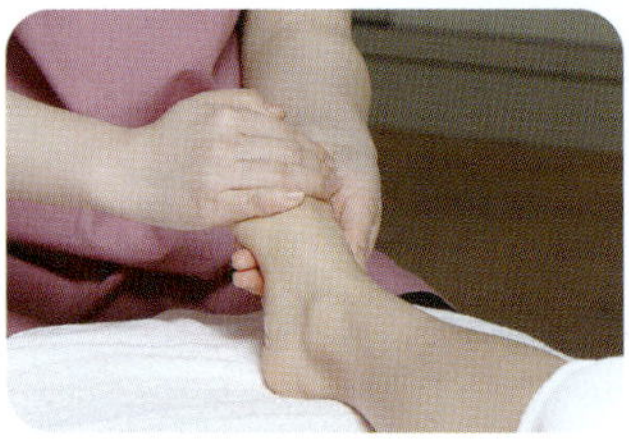

5. 발바닥 윗부분에서 아랫방향으로 양쪽 엄지로 마주치며 문지른다.

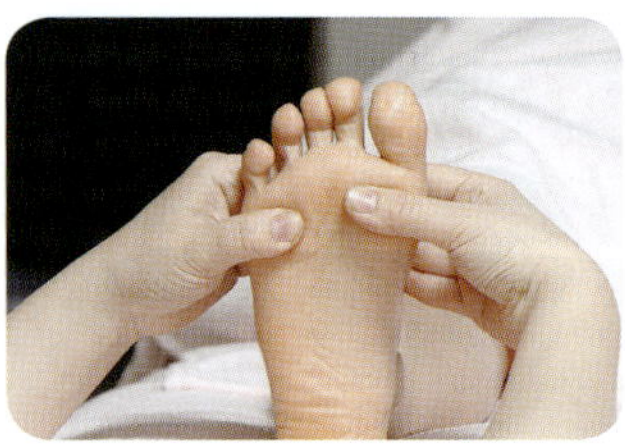
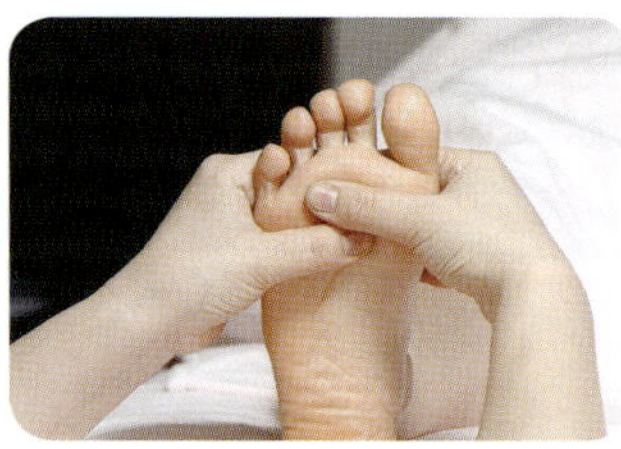

6. 양쪽 발목에 손바닥을 대고 가볍게 진동시킨다.

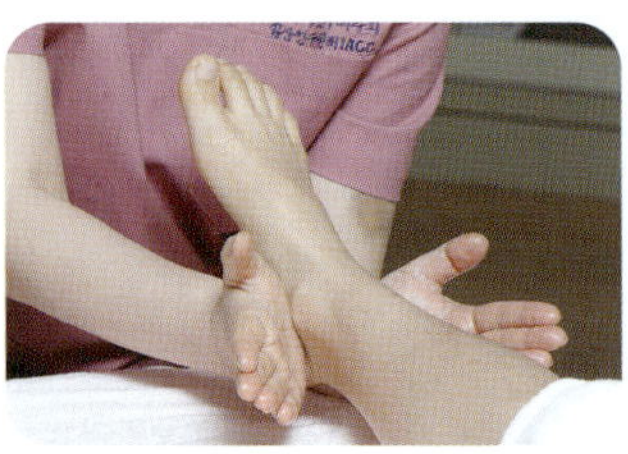

7. 한 손은 발 윗부분을, 다른 손은 발 아랫부분을 잡고 교대로 굴곡과 신전을 하며 스트레칭 한다.

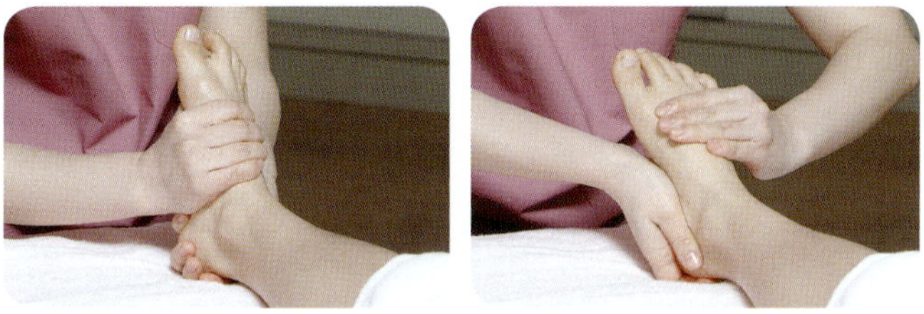

8. 발목 부위를 잡고 발목 관절을 좌우로 돌린다.

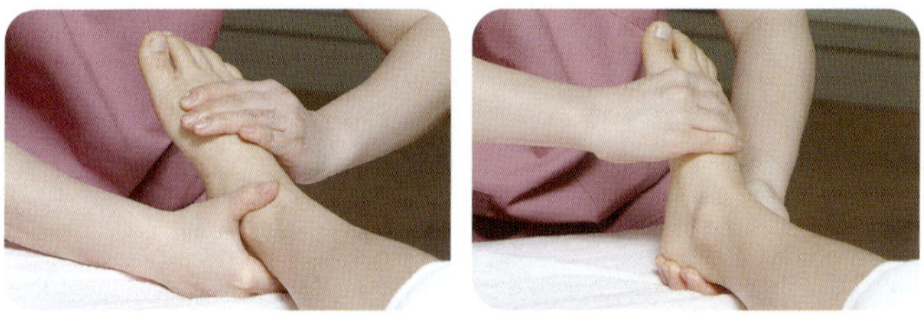

9. 양손으로 발끝에서부터 발목까지 길고 부드럽게 쓰다듬는다.

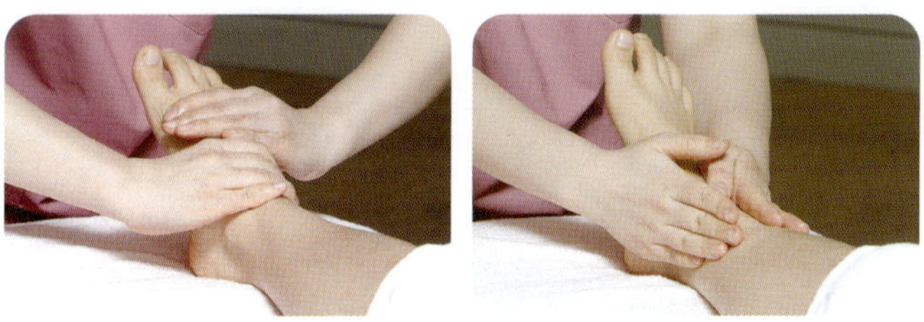

10. 발목부터 무릎 아래까지 둥글게 회전하며 쓰다듬기를 한다.

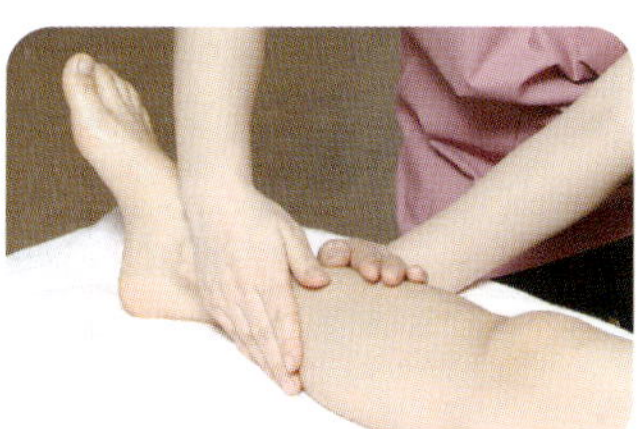

11. 종아리 양옆 근육을 발목에서 무릎까지 양손 엄지로 작은 원을 그리며 마사지한다.

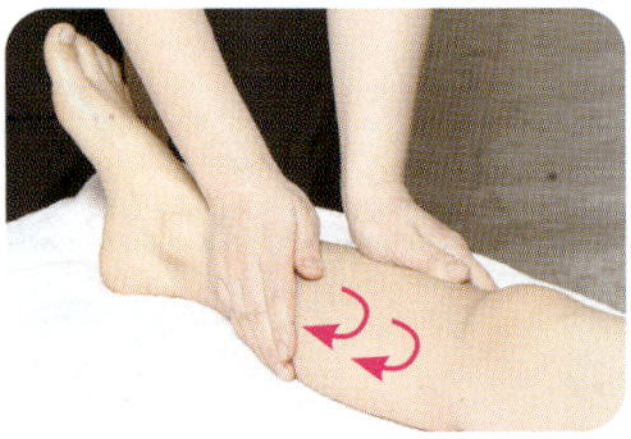

12. 종아리 양옆 근육을 반죽하듯 주무르기, 양손으로 잡았다 풀기, 비틀기 순으로 마사지한다.

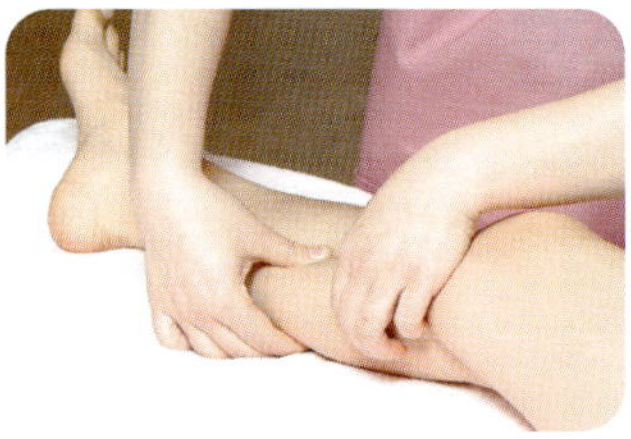

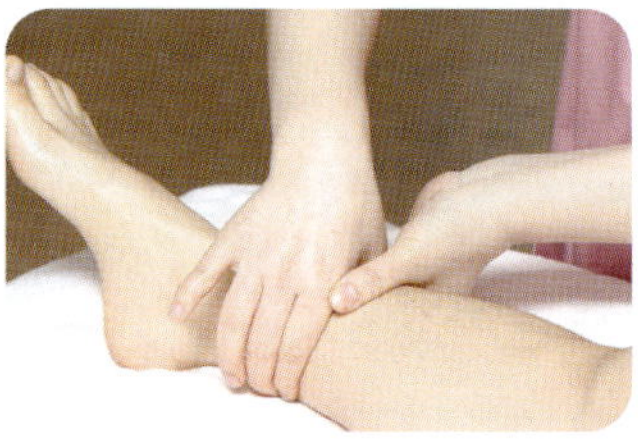

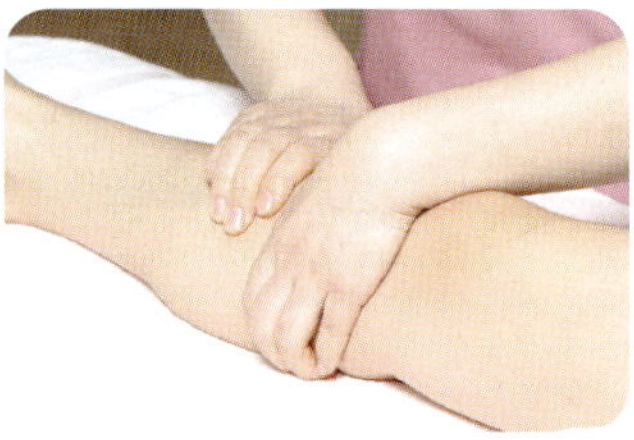

13. 무릎 주위를 엄지로 부드럽게 마사지하고, 양손으로 무릎아래를 받치고 살짝 들어 올렸다 내린다.

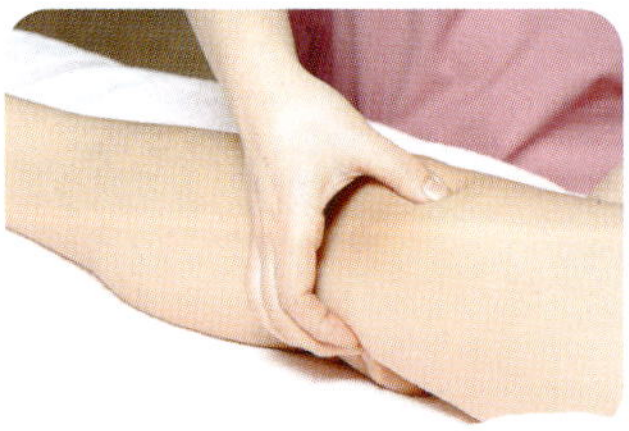

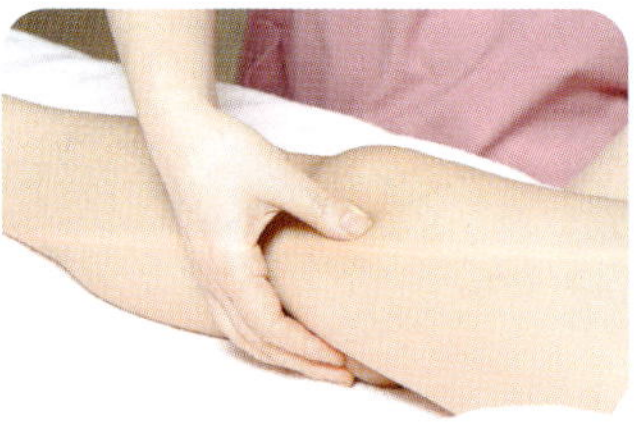

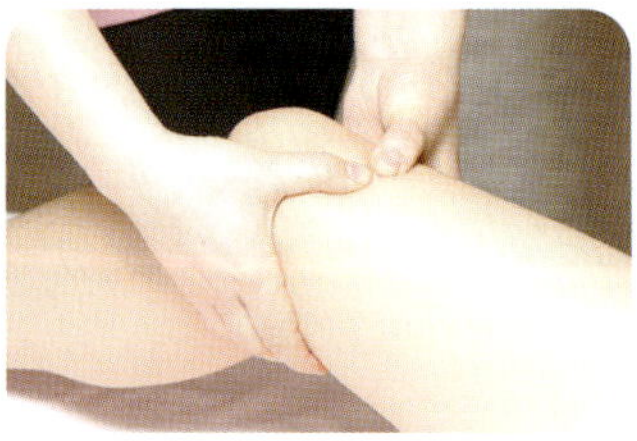

14. 무릎에서 대퇴부까지 부드럽게 쓰다듬는다.

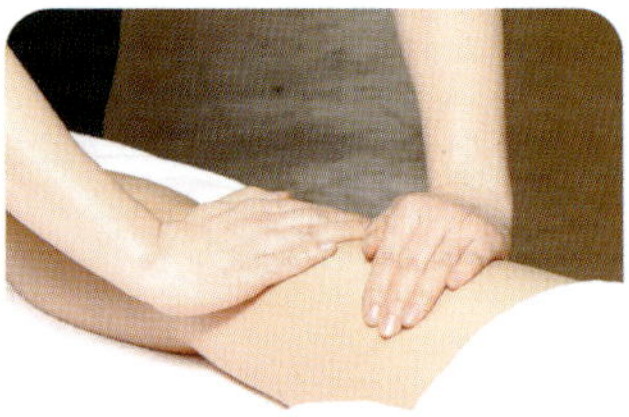

15. 대퇴부를 둥글게 원을 그리며 쓰다듬기를 하고, 주무르기, 양손으로 잡았다 풀기, 비틀기 순서로 마사지한다.

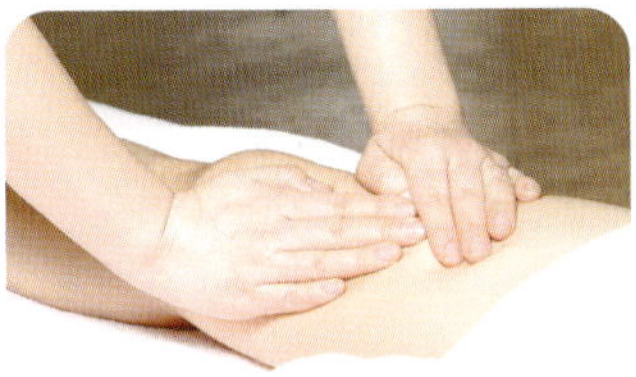
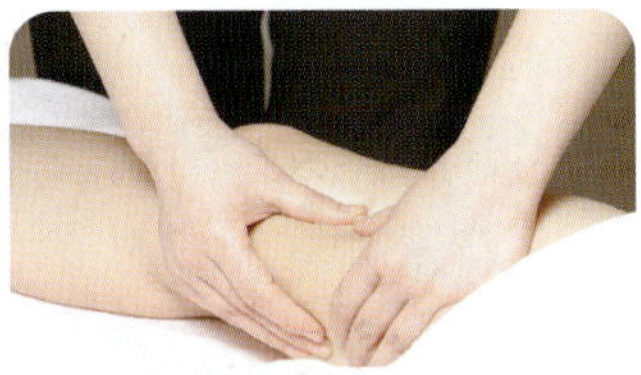
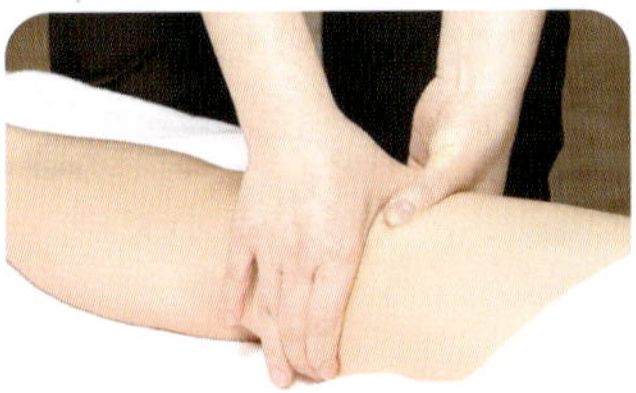
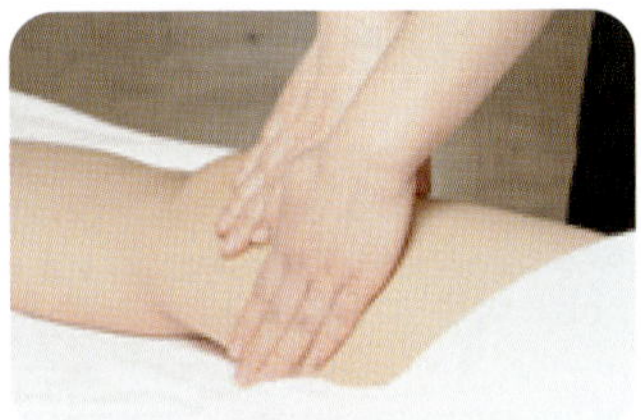

16. 다리 앞부분 전체를 발등부터 허벅지까지 길고 부드럽게 쓰다듬기를 하며 마무리한다.

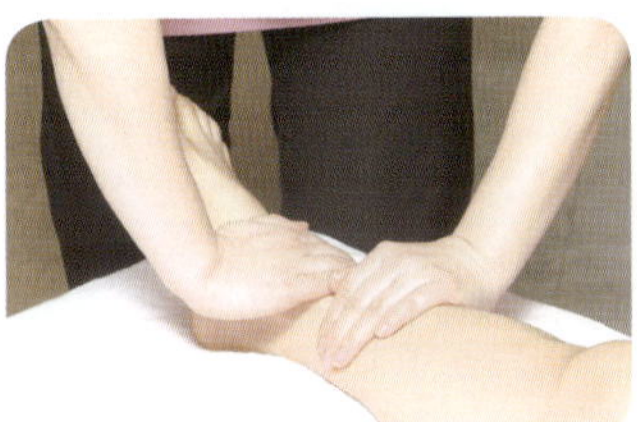
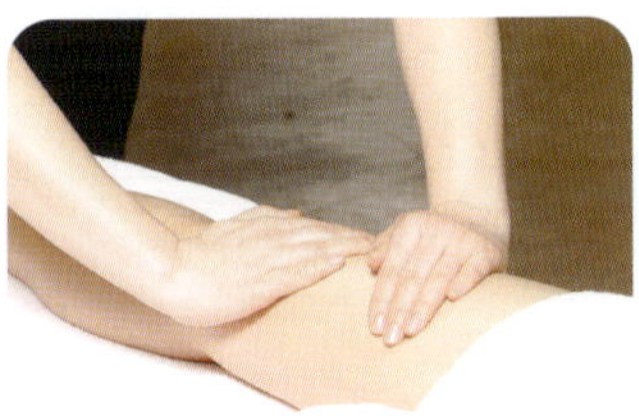

복부 마사지(abdomen massage)

1. 배 전체를 크게 원을 그리며 시계 방향으로 부드럽게 쓰다듬는다.

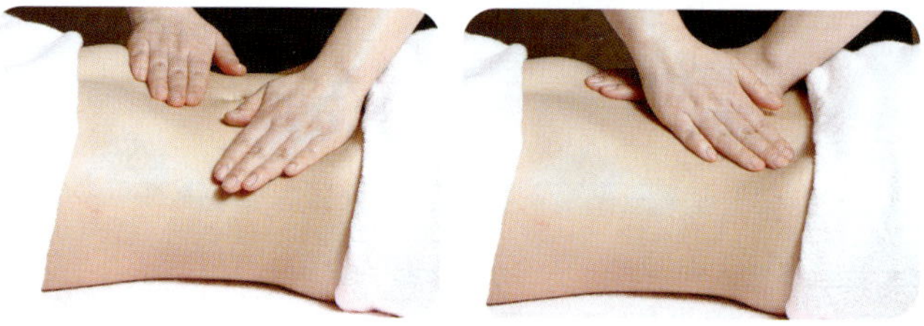

2. 상행결장, 횡행결장, 하행결장의 방향으로 몸 안의 불순물을 비우듯이 두 손을 겹쳐서 가볍게 눌러가며 주무르기와 회전하며 쓰다듬는다.

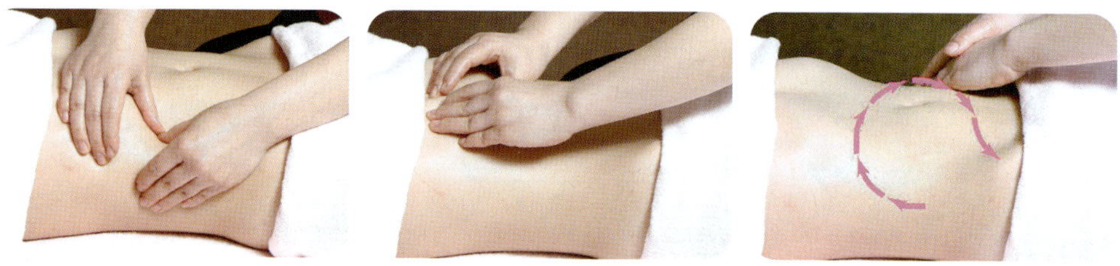

3. 배 전체를 시계 방향으로 원을 그리며 쓰다듬다가 한쪽 손을 컵 모양으로 만들어 배꼽을 덮은 상태로 부드럽게 돌리다가 살짝 올리고(3회) 진동을 준다.

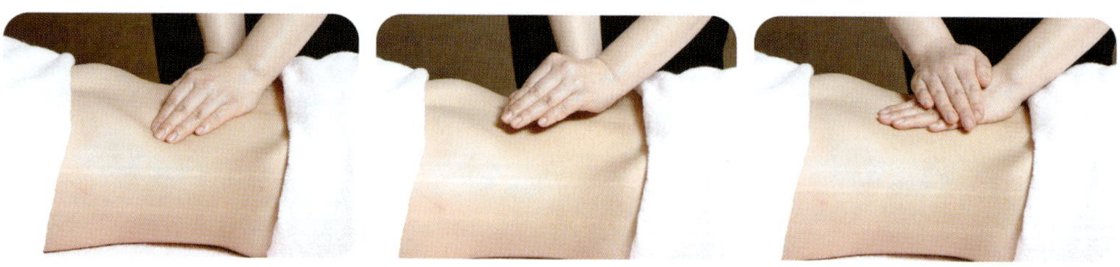

4. 흉부 가운데에서 시작해서 늑골 아래, 허리 뒤에서 다시 배꼽 아래쪽으로 끌어올리며(다이아몬드 모양) 길고 부드럽게 쓰다듬는다. 3회 반복

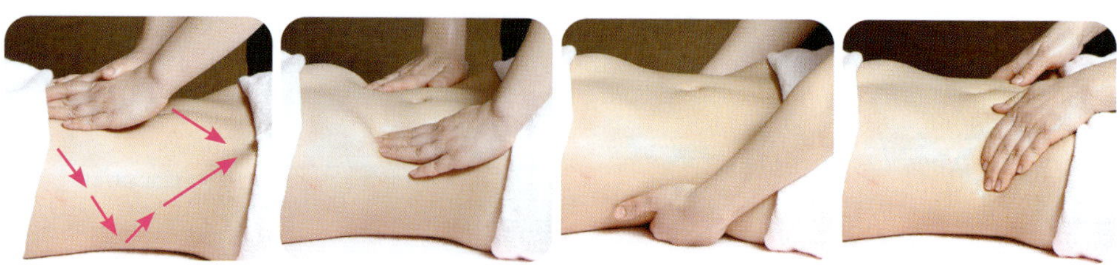

5. 오른쪽 허리 주무르기와 왼쪽 허리 주무르기를 한 후 바깥쪽 허리에서 반대허리 방향으로 두 손으로 번갈아 가며 근육을 끌어당긴다. 반대편에도 같은 동작으로 밀어준다. 24회 반복

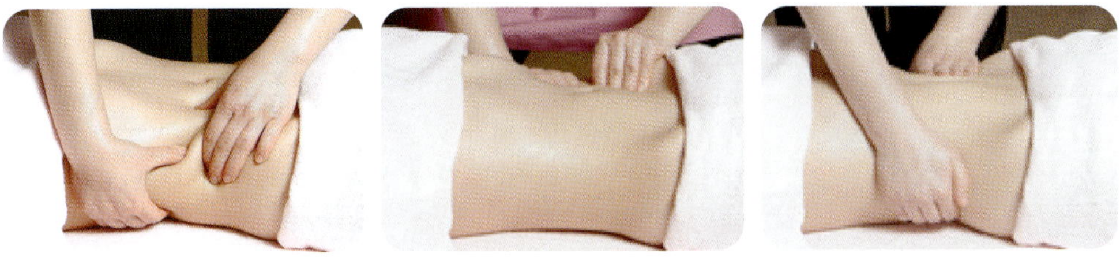

6. 배 전체를 다이아몬드 모양으로 마사지한다.

7. 등 뒤에 손을 깊게 넣어 허리를 끌어올리듯 당긴다.

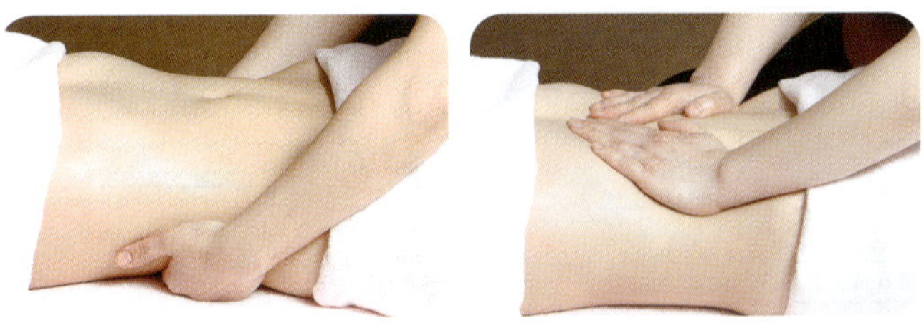

8. 배 전체를 크게 원을 그리며 시계 방향으로 부드럽게 쓰다듬기를 하며 마무리한다.

팔 마사지(arms massage)

1. 손에서 팔까지 길고 부드럽게 쓰다듬는다.

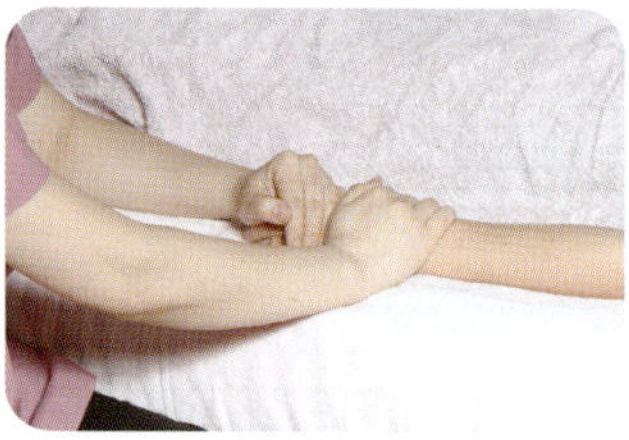
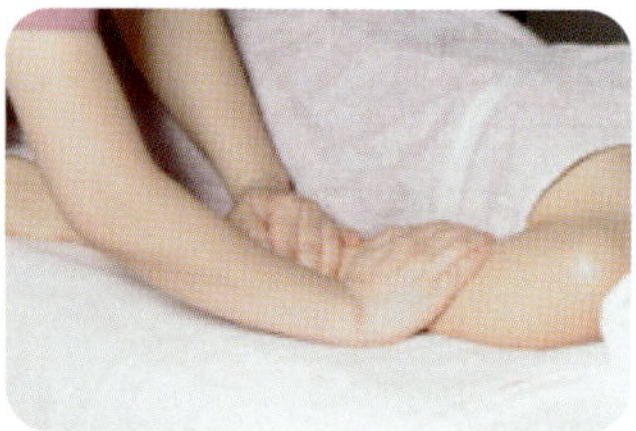

2. 손목을 주무른다.

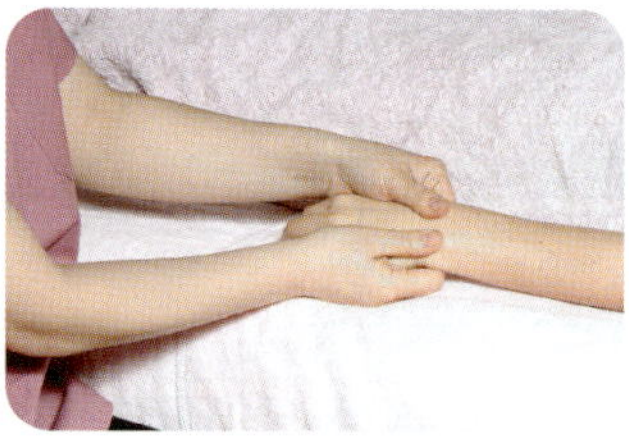

3. 손등의 뼈마디 사이의 오목한 골을(약지부터 엄지 방향으로) 손목 쪽으로 마사지한다.

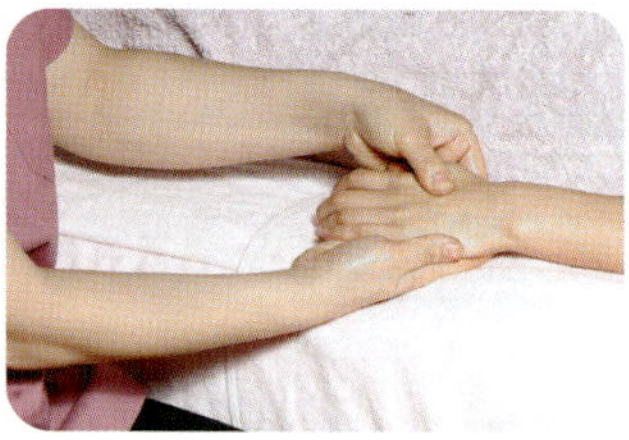

4. 손가락을 약지부터 엄지까지 마사지하고 부드럽게 양쪽 방향으로 돌린 후 손가락 끝을 위로 조금 세게 당겨준다.

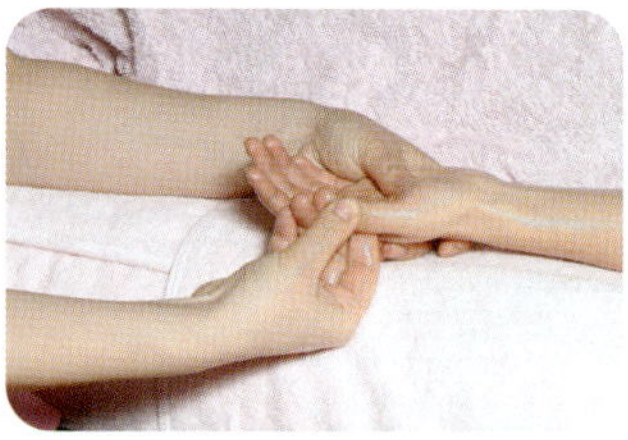
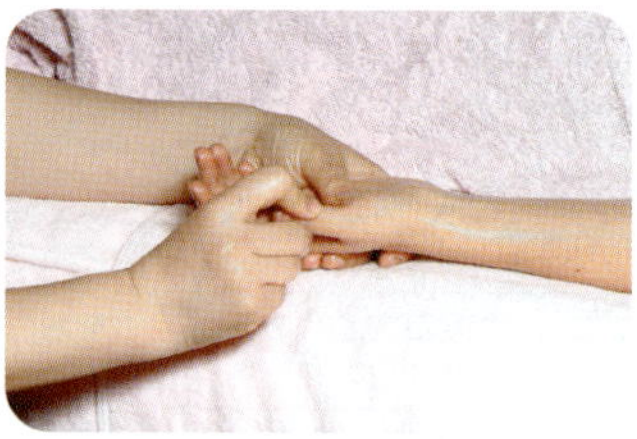

5. 손바닥 가운데를 양쪽 엄지로 마사지한 후 손바닥을 펴준다.

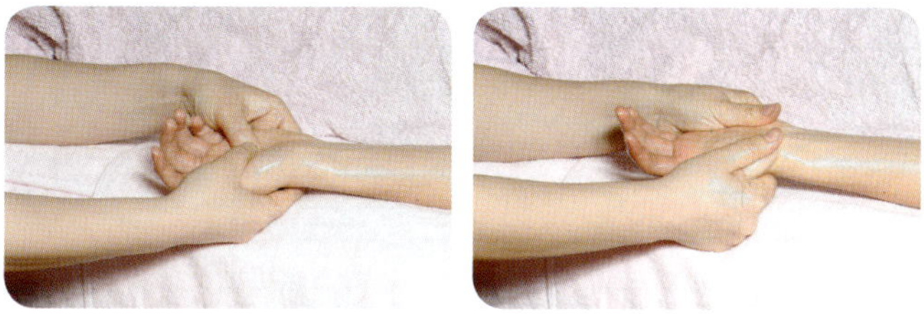

6. 손목을 가볍게 마사지한다.

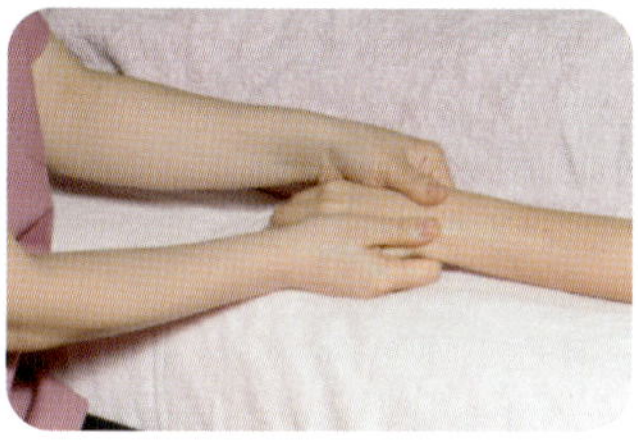

7. 한 손으로 손목을 가볍게 잡고 다른 손으로 손가락을 끼워 시계 방향으로 가볍게 돌려주고 다시 반대 방향으로 돌린다.

8. 손목을 잡고 굴곡과 신전운동을 시킨다.

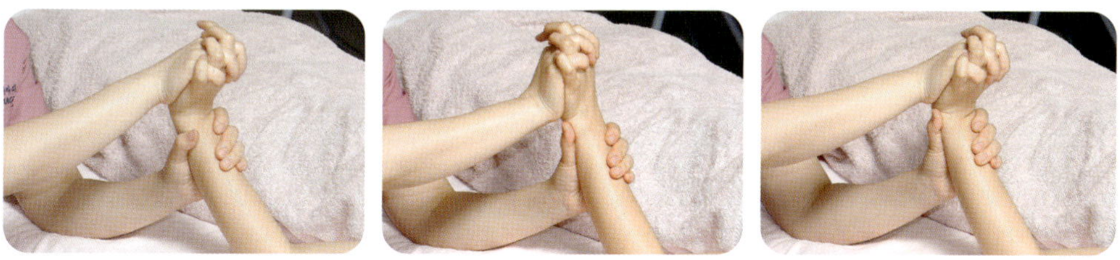

9. 손목에서 팔꿈치까지 길고 부드럽게 쓰다듬기하고, 반죽하듯이 주무르기, 양손으로 잡았다 풀기, 비틀기 순으로 마사지한다.

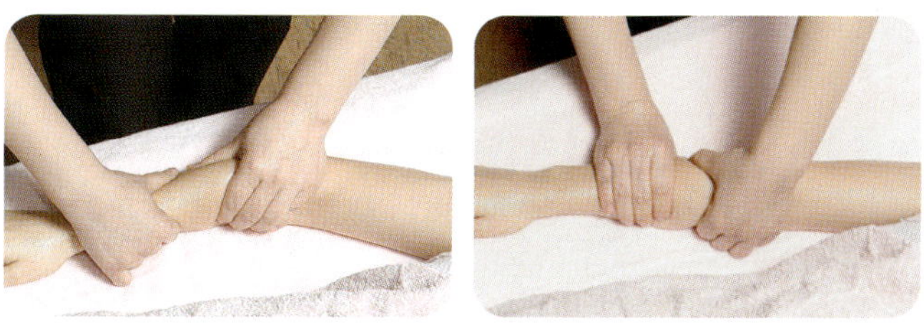

10. 팔꿈치 안쪽을 엄지로 둥글게 마사지한 후 부드럽게 풀어준다.

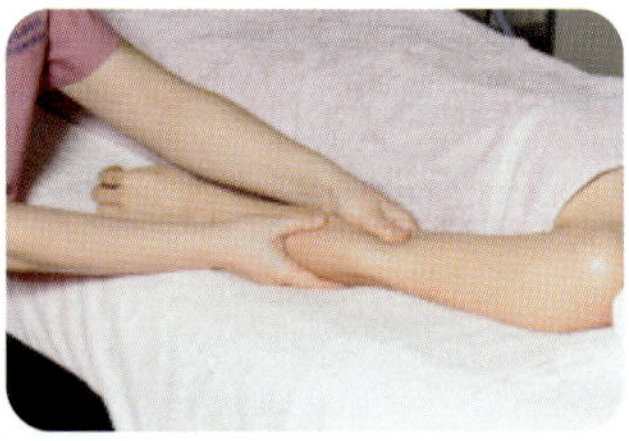

11. 팔꿈치 위에서 어깨 관절까지 부드럽게 쓰다듬는다.

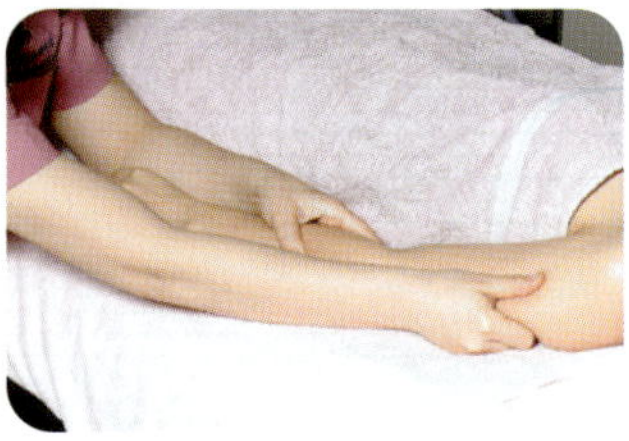

12. 한 손을 반대쪽 어깨 방향에 놓고 삼두근 바깥쪽에서 안쪽으로 길고 부드럽게 쓰다듬기, 반죽하듯 주무르기, 양손으로 잡았다 풀기, 비틀기순으로 마사지한다.

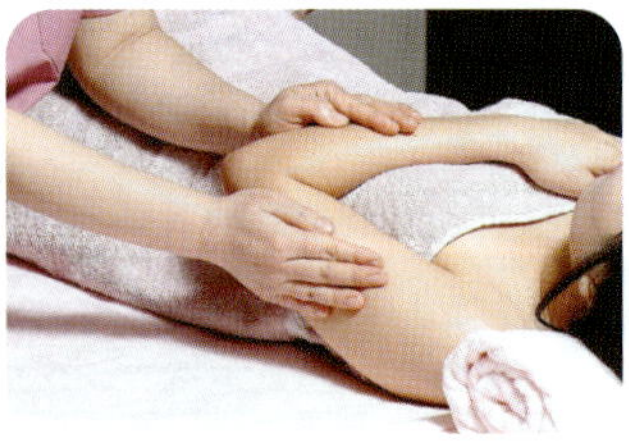

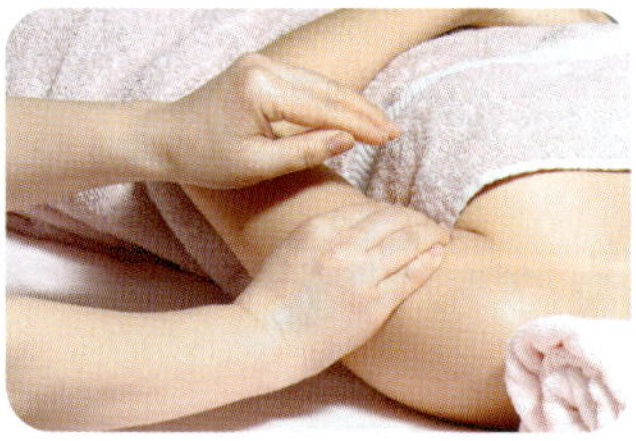

13. 손에서 팔까지 길고 부드럽게 쓰다듬기를 하며 마무리한다.

어깨와 얼굴 마사지(shoulder and face massage)

1. 목 앞 부분, 가슴 윗부분, 어깨, 등 윗부분과 목 뒤까지 부드럽고 길게 쓰다듬기를 한다.

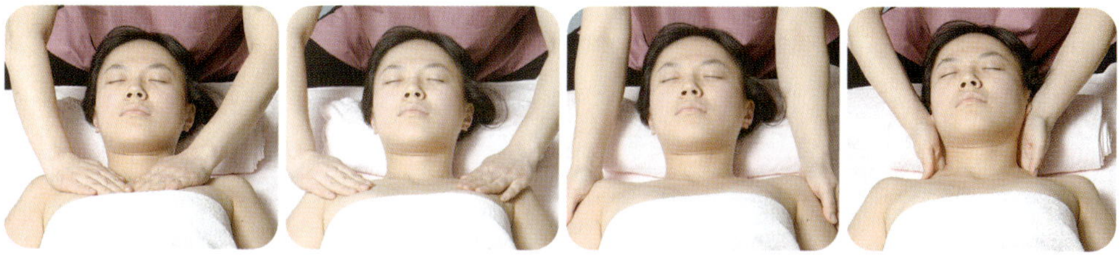

2. 어깨 옆과 뒷부분을 부드럽게 쓰다듬기를 한다.

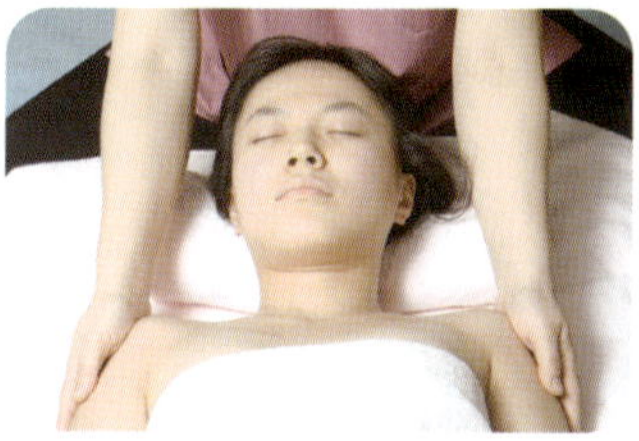

3. 가슴 윗부분, 어깨에서 어깨 뒷부분까지 양손을 이어지듯이 부드럽게 너클링(손가락 2번째 마디로) 한다.

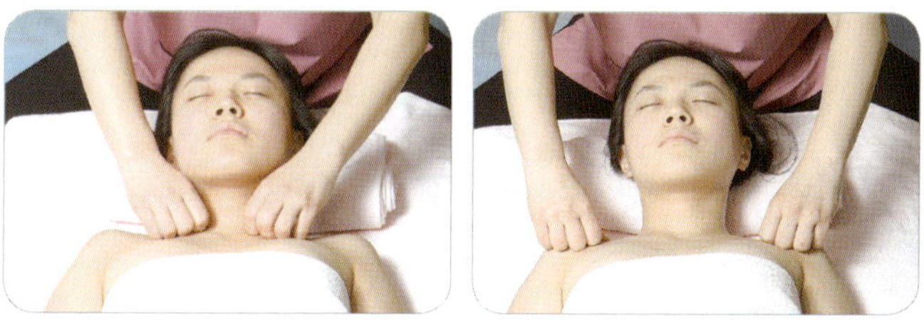

4. 어깨에서 목까지 엄지 주무르기와 손가락 주무르기를 한다.

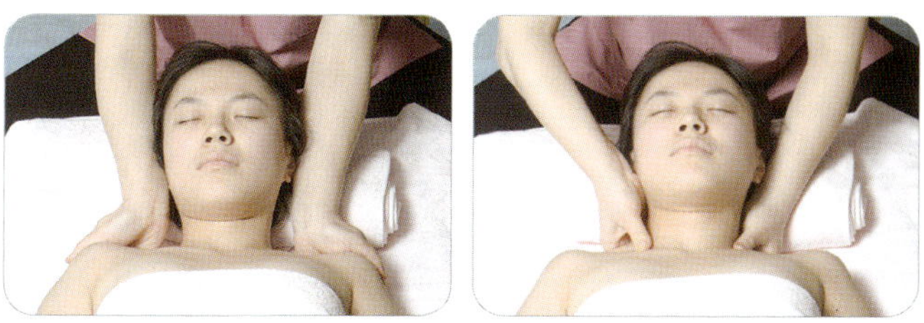

5. 고개를 옆으로 돌린 상태에서 한 손으로 머리를 고정하고 다른 손으로 귀 뒤쪽에서 쇄골부 위까지 가볍게 밀어내듯 마사지하고 겨드랑이로 빼준 후에 어깨에서 목 뒤까지 전체적으로 깊게 당기듯 마사지하며 올라온다. 반대쪽도 같은 동작을 반복한다. 3회 반복

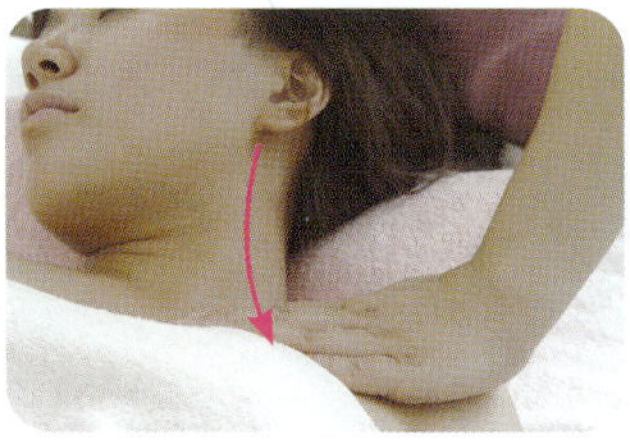 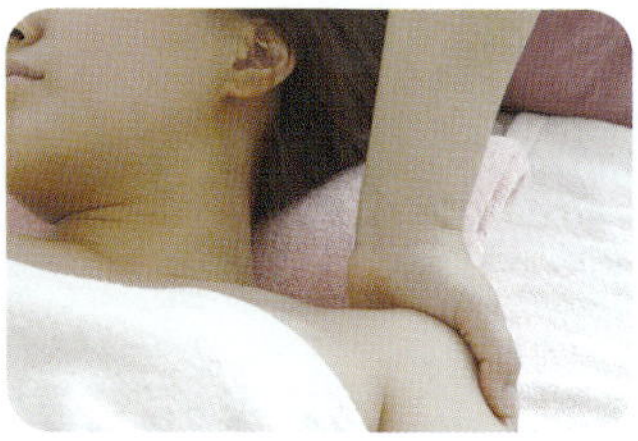 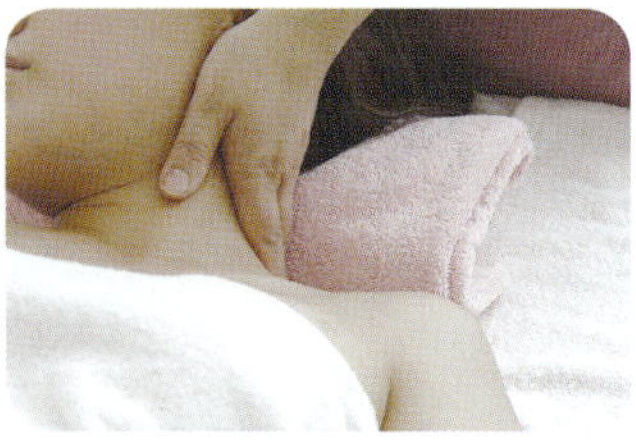

6. 목 앞부분, 가슴 윗부분, 어깨, 등 윗부분과 목 뒤까지 부드럽고 길게 쓰다듬기를 한다.

7. 양손을 가볍게 깍지를 끼고 턱, 인중, 볼, 이마 순으로 바깥쪽으로 부드럽게 쓸어준다. 2회 반복

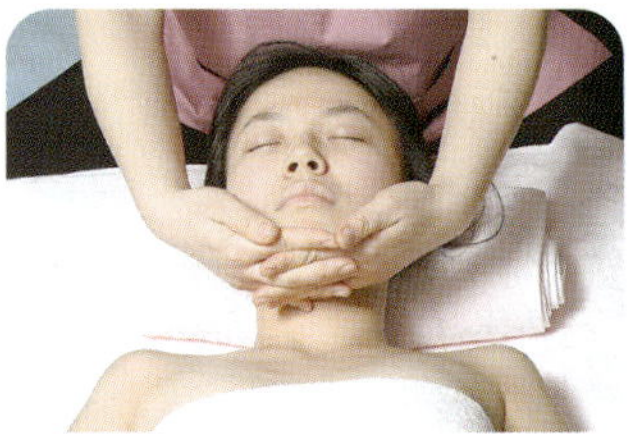

8. 이마 위에 손바닥을 펴서 바깥쪽으로 쓸어주고 머리쪽으로 쓸어준다. 2회 반복

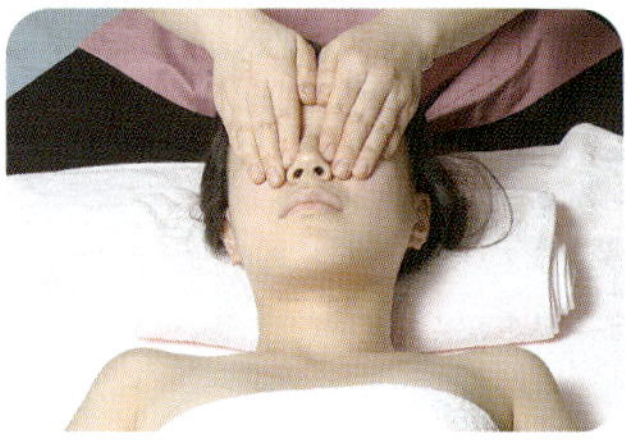

9. 이마를 3등분하여 가볍게 누르며 마사지한다.

10. 눈 주위(눈 위, 사이, 아래)를 손가락으로 가볍게 마사지한다.

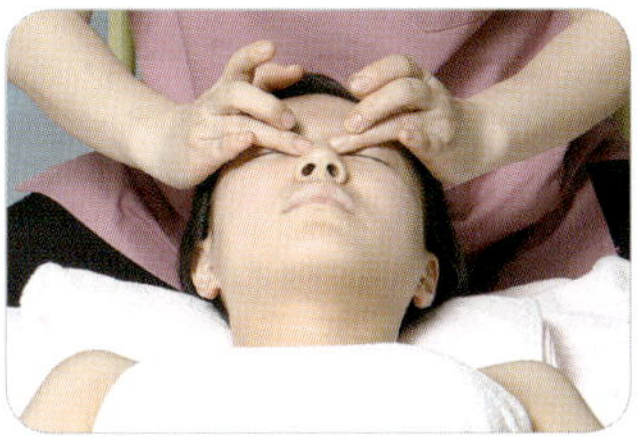

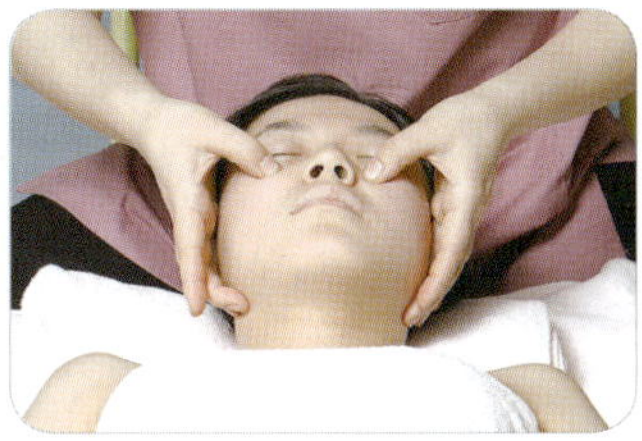

11. 코 양옆을 살짝 누른 후 양볼을 위로 당기듯이 잡았다 놓고, 볼을 가볍게 톡톡 두드리며 마사지한다.

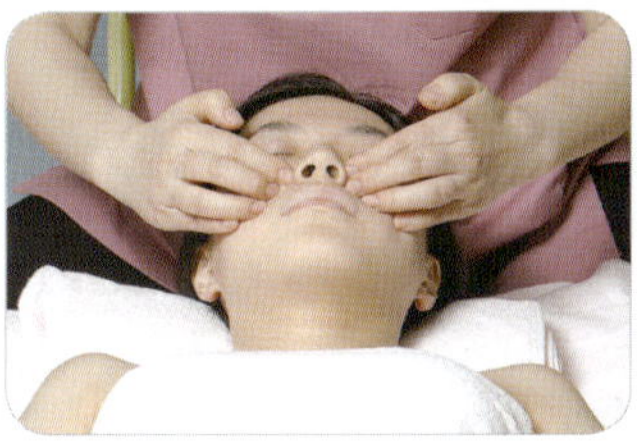

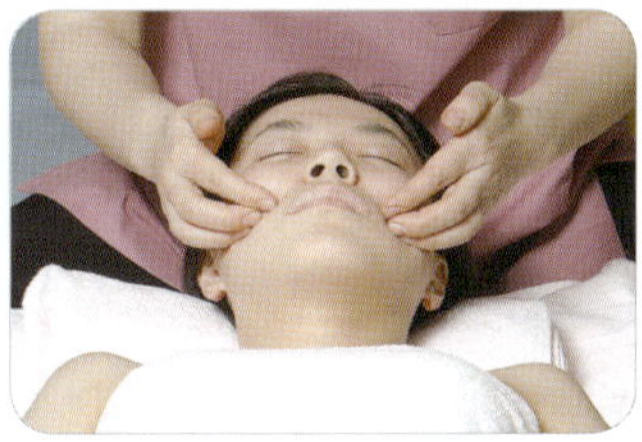

12. 인중을 가볍게 쓸어주고, 입꼬리, 턱중앙, 입꼬리 순으로 살짝 눌러준다.

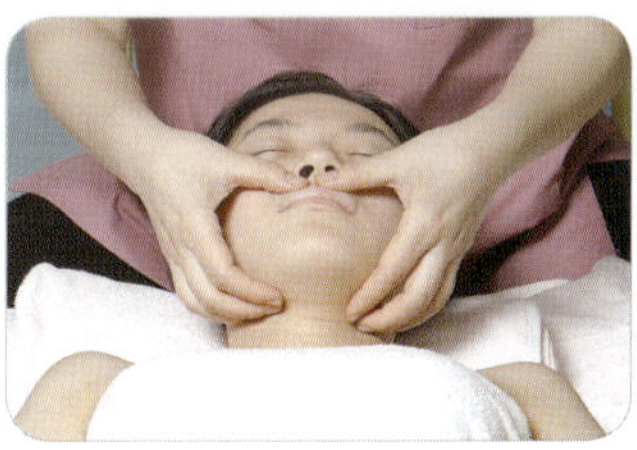

13. 턱을 전체 윤곽을 따라 양 엄지와 검지를 이용해서 리듬감 있게 주물러준다.

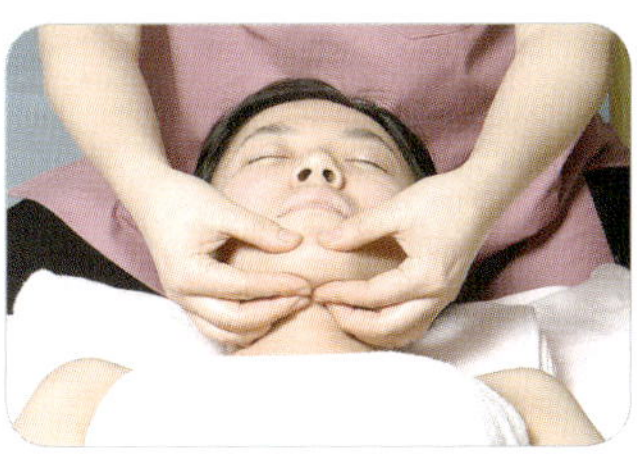

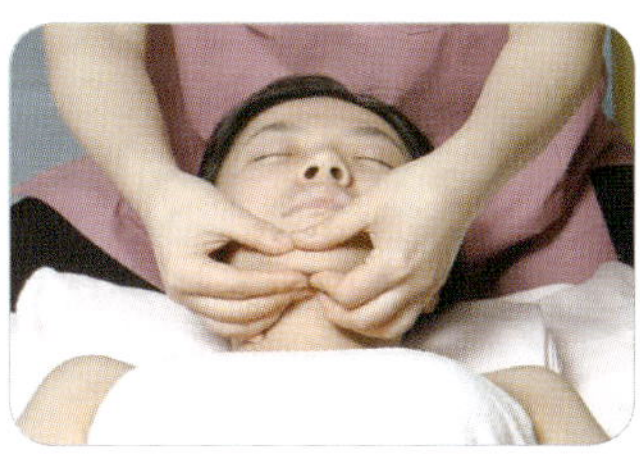

14. 턱에서부터 이마까지 얼굴 바깥쪽으로 부드럽고 길게 쓸어 올린 후, 이마에서 턱까지 부드럽게 쓸어 내린다. 2회 반복

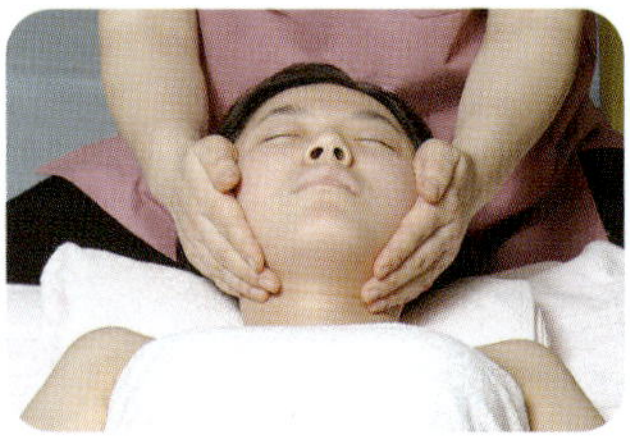

15. 머리를 양손으로 받치고 편안하게 자세를 취한 후 한 손으로 머리를 받치고 한쪽 옆으로 천천히 고개를 돌려 아래의 순서로 마사지한다.

1) 두피(shampoo)마사지: 머리카락 안쪽으로 손가락을 넣어 지문으로 두피를 골고루 마사지한다.

2) 드라이로 말리듯 빠른 동작(blow dry) 마사지: 손가락 지문으로 진동을 주며 부드럽게 마사지한다.

3) 빗질(comb hair) 마사지: 머리에 빗질을 하듯이 손가락으로 쓸어내린다.

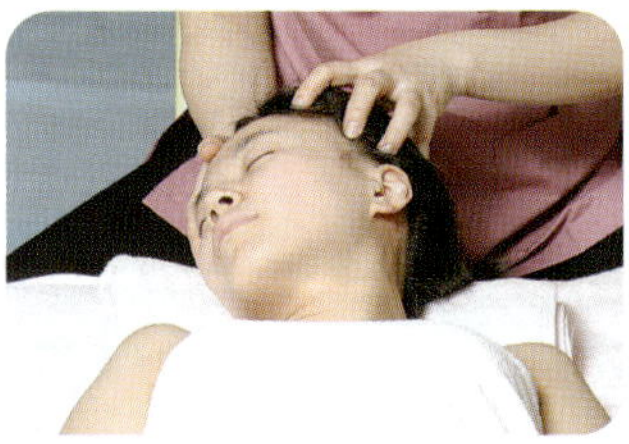

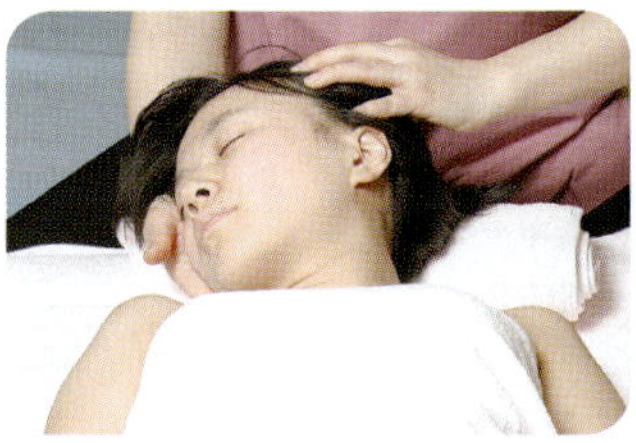

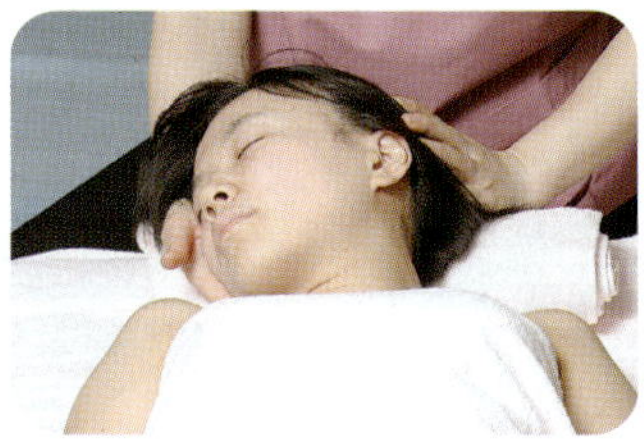

16. 머리를 중앙의 제 위치로 부드럽게 돌렸다가 천천히 반대 방향으로 돌려 15번을 반복한다.

17. 머리카락을 가볍게 당겨준다.

18. 머리를 중앙의 제 위치로 부드럽게 돌린 후 귓불을 아래에서 위 방향으로 반죽하듯 주무른다. 3회 반복

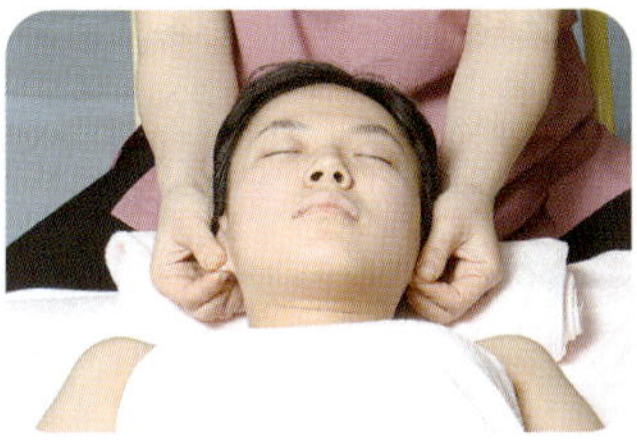

19. 한 손으로 머리를 받치고 다른 손을 목 뒤에 대고 손을 오목하게 하여 손가락만을 접는다는 느낌으로 당기며 마사지한다. 3회 반복

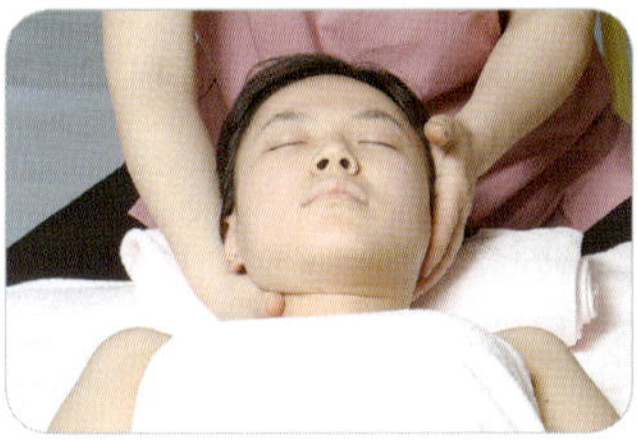
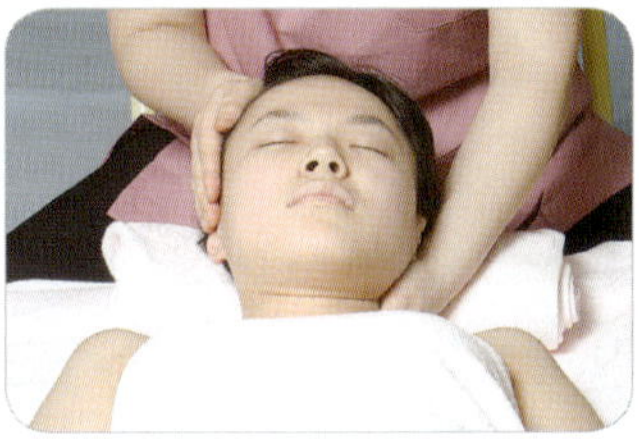

20. 목 뒤에 손을 대고 가볍게 진동을 주며 마무리한다.

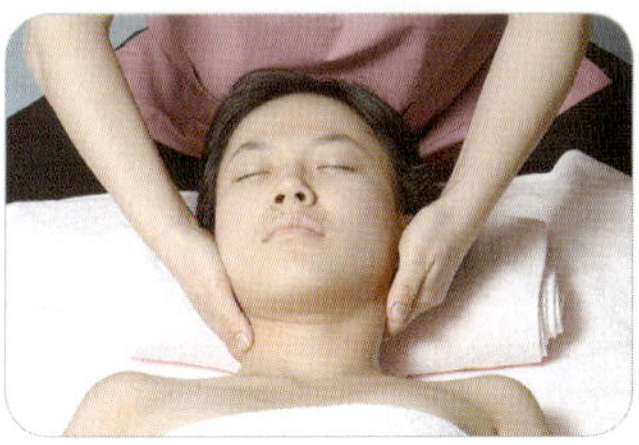

요양시설 입소자나 장애자를 위한 마사지

아로마테라피 마사지는 정신적, 신체적 문제를 가진 사람들에게 치유 효과를 가져올 수 있어 병원과 요양원 등에서 치료를 목적으로 사용하기도 한다. 에센셜 오일의 향기는 매우 강한 자극제로서 기억력을 향상시키거나 강한 이완제로서 긴장완화에 효과적인 방법이므로 요양시설 입소자나 장애자의 삶에 긍정적인 효과를 줄 수 있다. 사별, 불안, 외로움, 수면장애, 심신의 질환 등으로 고통 받고 있는 사람들에게 아로마테라피를 적용하면 심신을 안정시키고 스트레스 완화에 도움이 된다.

■ 완화의료나 사회복지시설에서의 아로마테라피

다음 사항에 주의한다.

- 보호자 또는 담당의사의 승인이나 동의
- 비밀유지
- 적법한 범위의 아로마테라피
- 적절한 커뮤니케이션과 지원
- 케어팀과의 사전 협의
- 감정 조절
- 아로마테라피의 중요성과 지속적인 프로그램 운영
- 개인적인 신념과 선호도 고려
- 슬픔과 슬픔의 과정
- 다른 지원 프로그램에 대한 인식

■ 병원 또는 요양시설에서의 마사지 효과

- 통증과 부종을 감소시킨다.
- 근육의 긴장을 감소시킨다.
- 스트레스와 불안감을 감소시킨다.
- 욕창을 방지한다.
- 변비를 감소시킨다.

- 혈액순환을 증가시킨다.
- 커뮤니케이션을 도와준다.
- 감각기능 회복을 도와준다.
- 수면장애를 완화시킨다.

신체적 움직임에 제한이 있는 고객에 대해서는 높이를 조절할 수 있는 의자를 이용해서 고객이 편안한 상태에서 마사지를 시행한다. 움직임이 가능한 부위에 마사지를 시행하며, 쿠션을 적절히 활용하여 편한 자세를 취하게 돕는다. 요양기관의 경우, 필요한 경우 물리치료사와 협조 하에 일을 진행하도록 한다.

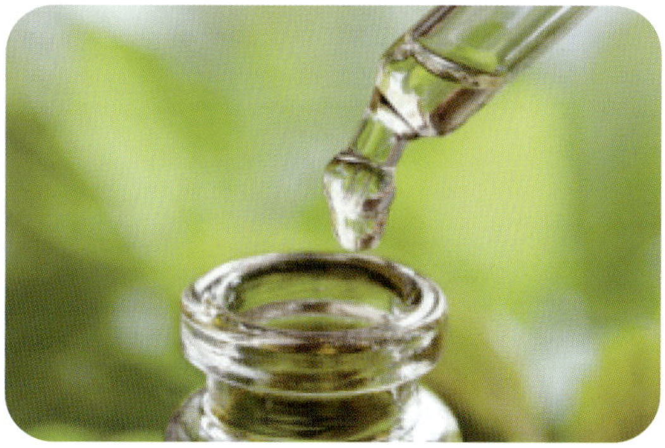

임신부를 위한 마사지

- 임신부는 담당 의사의 권고사항을 반드시 확인하고, 주의권고를 받았을 경우에는 마사지하지 않는다.
- 임신부는 쉽게 피로해지기 때문에 마사지 시 주의해야 한다.
- 임신부는 신체의 변화, 배와 다리의 피로와 스트레스, 체중 증가로 인한 다리의 피로 등으로 인해 자세가 달라진다. 또 수면에 어려움을 겪기도 하므로 마사지의 이완 효과가 수면장애에 도움이 된다.
- 블랜딩한 오일 또는 크림으로 복부를 부드럽게 마사지하는 것이 효과적이다. 임신 첫 3개월 동안은 어떤 에센셜 오일도 사용하지 않도록 하고 3개월 이후에는 오일 선정에 특별한 주의가 요구된다.

■ 주의사항

- 강한 마사지 기법 – 두드리기 등은 사용하지 않는다.
- 모든 마사지 동작은 부드럽게 행한다.
- 고객의 자세는 필요 시 위치를 바꾸도록 도와주고 바로 눕기 어려울 경우 옆으로 눕도록 한다.
- 등 마사지 또는 다리 뒷부분을 마사지할 경우 팔이나 다리 사이에 쿠션을 받치고, 엎드렸을 경우 작은 쿠션으로 무릎이나 배 등을 받쳐 편한 자세를 취하도록 한다.
- 복부에 마사지할 때는 부드럽게 배 부위를 시계 방향으로 마사지한다. 양손을 이용하여 흐름이 끊어지지 않도록 한다.
- 복부의 가운데는 특히 부드럽고 가볍게 마사지한다.

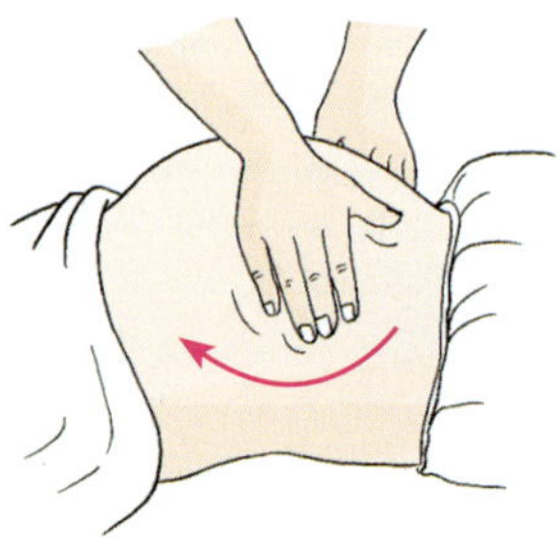

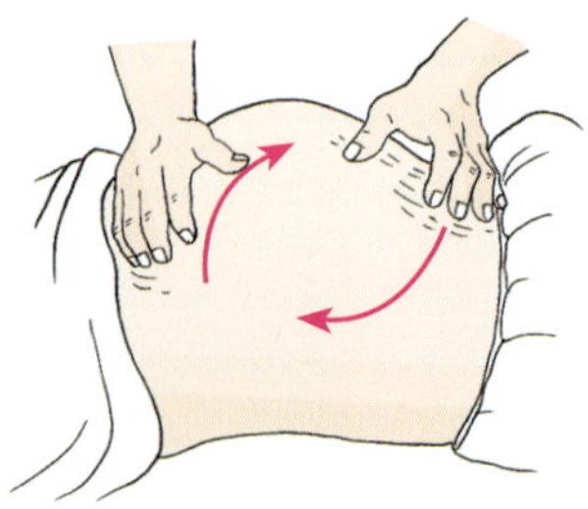

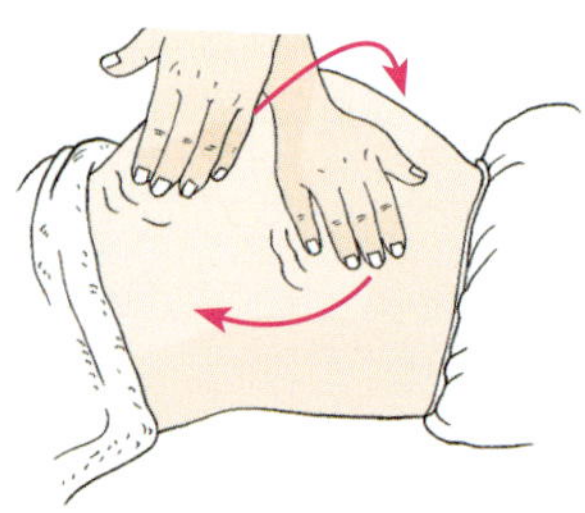

아기와 어린이를 위한 마사지 (infant and child massage)

아기와 어린이를 위한 마사지는 부모가 쉽게 할 수 있는 방법으로 부모와 애착관계를 형성하는 데 큰 역할을 한다. 배앓이 같은 증상을 진정 이완시키는 데 효과가 좋다. 부드럽게 쓰다듬기와 가벼운 압력으로 주무르기 기법을 위주로 한다.

■ 아기 마사지(baby massage)

- 아기가 불편해하는 것이 무엇인지 부모와 상의한다.
- 환경: 방 안은 따뜻하고, 아이와 부모 모두가 이완할 수 있는 음악을 틀어놓는다.
- 동작: 아기들은 부드럽게 쓰다듬어주는 것을 매우 좋아하고, 사랑스런 손길은 자연스러운 동작이다.
- 시간: 아기를 위한 마사지는 예민하고 까다로운 아기를 진정시키는 데 도움이 된다. 마사지하기 가장 좋은 시간은 아기의 목욕 직전 또는 직후이다.
- 위치: 작은 아기를 마사지할 때 부모의 무릎에 기대게 하거나 부드러운 바닥에 내려 놓은 상태로 눈을 맞추면서 마사지하기 적합한 장소를 선택한다.
- 오일의 선택: 좋은 품질의 식물성 캐리어 오일을 선택한다. 베이비 오일 같은 미네랄 오일은 사용하지 않는다. 캐리어 오일은 사용감이 가벼운 오일(포도씨 오일 또는 해바라기씨 오일 등)을 조금 따뜻하게 한 후에 사용한다. 에센셜 오일은 성인의 1/3 정도로 희석하여야 하고 특히 안전한 오일을 사용해야 한다.
- 마사지 동작: 아기를 위한 마사지는 특별한 순서나 동작보다 부드럽게 쓸어주거나, 아기가 좋아할 경우 등과 팔다리를 손가락 끝으로 가볍게 비틀어 준다. 손바닥을 원하는 부위의 서로 반대편에 놓고 한쪽은 밀고 다른 한쪽은 당긴다. 부드럽고 천천히 동작이 이어지도록 마사지 한다.

■ 몸 전면

1. 손바닥으로 정수리를 부드럽게 쓰다듬는다.
2. 머리의 가운데에서부터 얼굴 측면까지 부드럽게 쓰다듬으면서 내려온다.
3. 이마를 가로로 중앙에서 양옆으로 부드럽게 쓰다듬고, 코와 뺨을 쓸어준다.
4. 부드럽게 팔과 손을 위에서 아래로 쓰다듬는다.
5. 손바닥으로 양손을 위에서 아래로 가볍게 쥐었다 풀어준다.
6. 손바닥과 손등을 둥글게 쓰다듬는다.
7. 가슴에서 복부로 부드럽게 쓰다듬는다.
8. 다리에서 발로 부드럽게 쓰다듬는다.
9. 발바닥을 둥글게 그리고 부드럽게 쓰다듬는다.

■ 몸 뒷면

1. 몸 뒷면의 머리와 목을 부드럽게 쓰다듬는다.
2. 등을 위에서 아래로 길고 부드럽게 쓰다듬고, 목에서 엉덩이까지 쓰다듬는다.
3. 뒷다리를 길게 쓰다듬는다.
4. 몸과 다리를 길게 쓰다듬는다.

■ 어린이 마사지(children massage)

- 어린이들은 부드럽게 쓰다듬는 마사지를 좋아하고 이완 효과를 볼 수 있다.
- 위의 모든 마사지 동작을 참고로 하여 가볍게 쓰다듬기와 주무르기 등의 동작을 주로 하고, 성인보다 동작을 더 가볍고 부드럽게 하고 시간을 조금 짧게 한다.
- 만약 마사지 중간에 아이들이 불안해하면, 마사지를 중지한다.
- 아이들을 마사지할 경우, 짧은 옷을 입힌 채로 하거나 놀이처럼 가볍게 행하여도 된다.
- 아이들 마사지는 부모가 입회한 상태에서 하도록 한다.

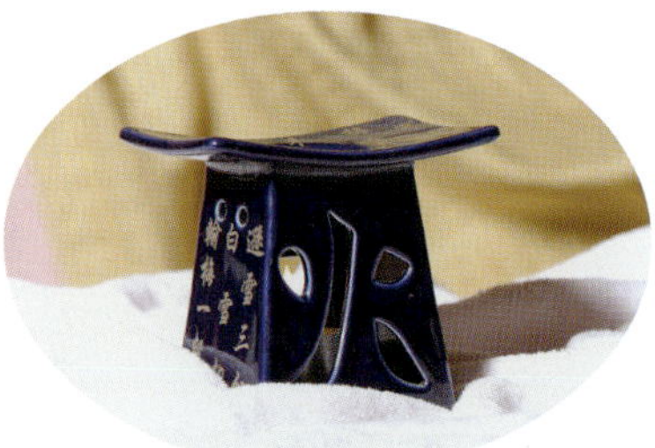

CHAPTER

5

보완대체요법

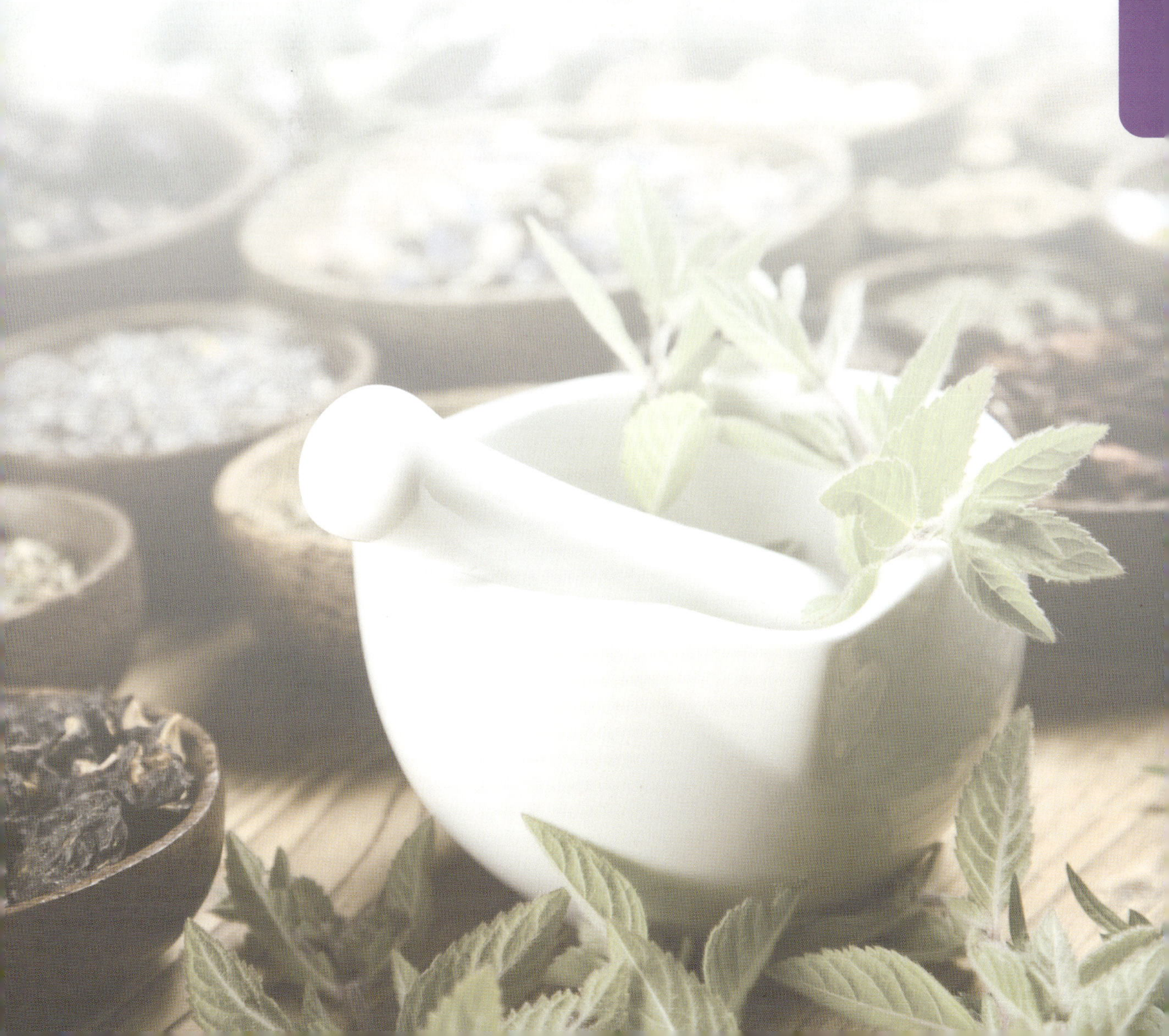

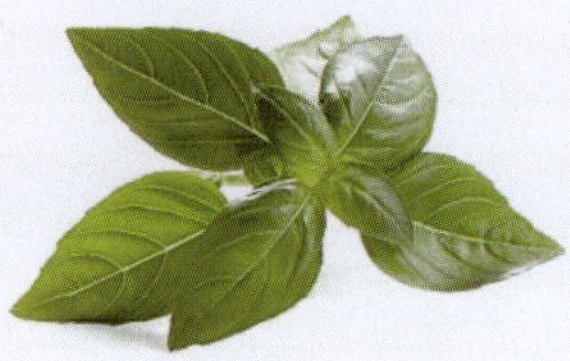

01 보완대체요법

보완대체요법(complementary alternative therapy)은 보완요법과 대체요법을 합친 용어이다. 보완요법(complementary therapy)은 현대서양의학과 병행하는 요법을, 대체요법(alternative therapy)은 현대서양의학을 대신하는 요법을 의미하고, 자연의 이치를 따르는 천연약물, 자연요법만을 사용한다는 뜻으로 자연의학(natural medicine) 등으로 불리며 점차 그 영역을 넓히고 있는 추세이다.

보완대체의학은 기존의 의학, 약학 등 정통의료(conventional medicine, orthodox medicine) 이외의 치료법으로, 미국국립보건원 산하의 국립보완대체의학센터(National Center for Complementary and Alternative Medicine, NCCAM, 2000)에서 현대의학에 속하지 않는 모든 의료로 정의하고 있다. 그러나 한국의 한의학과 중국의 중의학은 정통의료이므로 자국에서는 보완대체요법에 해당하지 않는다. 세계보건기구의 정의에 의하면 어떤 나라에서는 전통의학(traditional medicine)과 서로 바뀌어 사용되기도 하며, 지배적인 건강관리체계에 통합되지 않은, 광범위한 건강관리 관행(health care practices)을 언급하는 의미로 사용된다.

보완대체요법은 겉으로 드러나는 증상뿐만 아니라 신체적, 정신적인 면과 정서적인 측면까지 고려하여 인체의 자연치유력과 면역기능을 높여 병을 예방하고 건강을 유지하거나 증진시키는 전인적인 요법으로 현대의 정통의료 치료보다 비용이 적게 들고, 화학약물과 수술로 인한 고통과 부작용이 적다. 아로마테라피는 가장 효과적인 보완대체요법 중 하나로 다른 요법과 병행하여 적용하기도 한다. 다음에서는 아로마테라피와 병행하거나 보완할 수 있는 다양한 보완대체요법에 대해 알아본다.

동종요법(Homeopathy)

동종요법이란 '비슷한'을 뜻하는 고대 그리스어 'homoios'와 '고통'을 의미하는 'pathos'의 합성어이다. 기원전 4세기 히포크라테스가 동종법칙을 처음으로 발견했으며, 1790년대 독일 의사 사무엘 하네만(Samuel Hahnemann)은 질병이 보여주는 증상이나 통증을 부정적으로 보지 않고, 병을 이겨내려는 우리 몸의 중요한 저항신호라고 생각하여 자연에서 존재하는 동 . 식물, 광물질 등 각종 자연물질을 건강한 사람이 복용 시 생기는 증상을 관찰한 후 그 증상들과 유사한 질병에 최대한 희석한 극소량의 성분을 사용하여 인체 면역기능을 자극해서 스스로 치유하는 동종요법을 창안하였다. 동종의 법칙이란 '비슷한 성질을 가진 것이 비슷한 것을 치료한다(treat like with like)'는 원리로 어떤 물질이 자신의 성질과 비슷한 증상을 가진 질병을 치료한다는 것이다. 즉 희석시킨 천연물을 써서 환자의 병적 상태와 비슷한 상태를 인위적으로 만들어줌으로써 환자의 자연 치유과정을 돕는다.

동종요법약을 복용할 때는 서로 상호 간섭하여 중화되는 효과를 내므로 아로마테라피를 피하는 것이 좋다. 특히 동종요법 약물들은 향에 의해 효과가 감소되므로 사용, 보관 시 강한 향을 피하는 것이 좋다.

반사요법(Reflexology)

반사요법은 손과 발에 신체 각 부분의 해당 부위가 있고, 손과 발의 특정부위를 자극함으로써 신체의 다른 부분에 치료 효과를 낼 수 있다는 개념에 기초하는 치료법으로 동북아시아권, 고대 이집트 및 인도에서 수천 년 동안 사용되어 왔다.

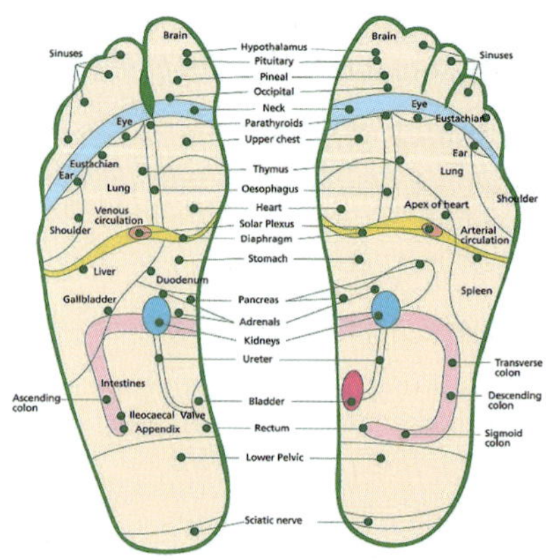

구역치료(zone therapy)라고도 불리는 반사요법은 손, 발, 귀 등을 자극하는데 이 중 발 반사요법(foot reflexology)이 가장 많이 사용된다. 반사요법은 동종요법과 달리 아로마테라피와 매우 상호 보완 효과가 크므로 아로마테라피 마사지 시에 많이 응용된다.

수직 반사요법(Vertical Reflexology)

수직 반사요법(VRT)은 1990년대 린 부스가 개발한 반사요법의 한 종류로 체중을 지탱하는 발등 또는 손등에 적용한다.

VRT(Vertical Reflexology Technique)로 알려져 있는데 어린아이, 아기, 완화치료 대상자, 노인, 스포츠 부상자, 일반 치료에 다양하게 적용하고, 서 있거나, 앉거나 또는 몸을 뒤로 기댈 수 있는 대상자의 체중을 지탱하는 부위에 짧은 시간 동안 적용한다.

레이키(Reiki/Spiritual healing)

미카오 우스이란 일본인이 창안한 것으로 레이키란 영기(靈氣), 즉 영의 에너지로 동양에서 말하는 우주의 생명력 에너지(氣)를 말한다. 기공사가 기를 자유자재로 쓰려면 수년에 걸친 기공수련을 해야 하지만 레이키에서는 수련을 하지 않아도 어튠먼트(파동조정, attunement)라는 의식절차가 있기 때문에 이것이 가능하다고 한다. 레이키 치료사들은 우주의 기 에너지가 환자의 몸으로 들어가게 하는 통로 역할을 한다. 자신의 손을 환자의 신체 부위, 특정 자세로 놓아 신체 에너지를 끌어올려 환자의 치유력, 항상성과 이완을 촉진시킨다.

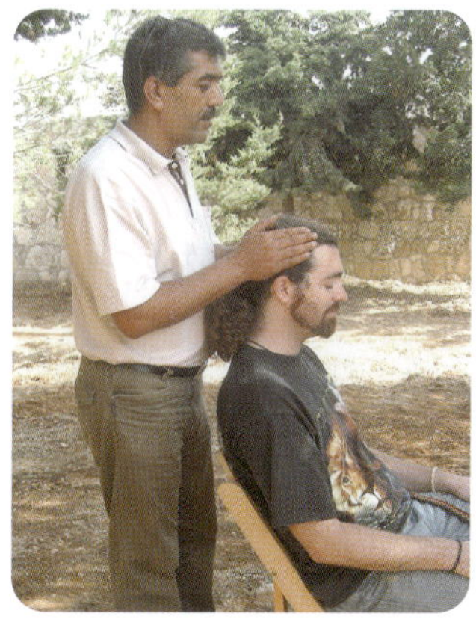

요가/명상요법(Yoga/Meditation)

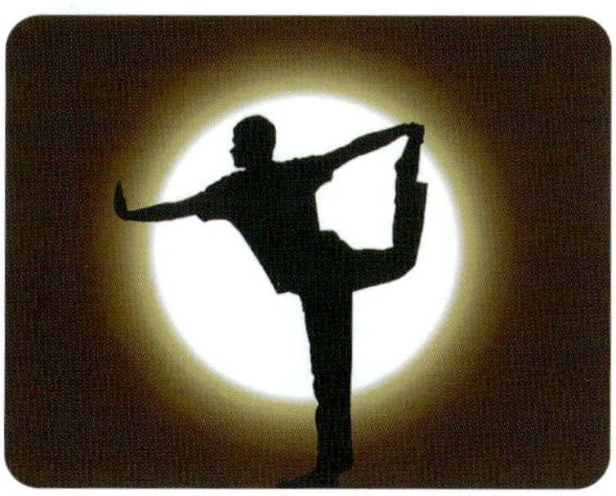

요가는 인도 산스크리트어로 '합일'을 의미하며 힌두철학에 근거를 둔 정신적, 육체적 훈련법이다. 요가와 명상요법은 스스로 수행을 통해 몸과 마음을 조절하여 의식에 변화를 일으켜 평온한 상태를 경험하고 신체의 뇌파, 심장박동 등 생리적 균형과 화합을 이끌어낸다. 이때는 심장박동이 떨어지고 몸의 산소 소비량이 감소된다. 또 혈압이 떨어지고 피부 저항력이 증가 되며 뇌의 알파 파장이 규칙적이고 많아지는데 이것은 자율신경계가 안정되었음을 뜻한다. 요가는 이를 여러 가지 자세를 통한 신체적 수련으로 얻고, 명상요법은 다양한 초점(촛불이나 만트라를 이용한 영상화 등)을 이용하여 이완 진정하고 자신의 내면 감각을 일깨운다. 아로마테라피는 요가나 명상 시 에센셜 오일을 발향시켜 호흡 집중과 의식 변화를 돕고 에너지를 조화시켜준다.

침술(Acupuncture)

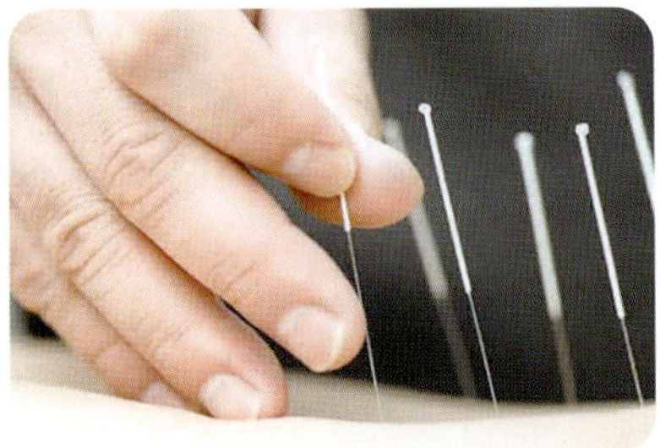

침술은 가는 침을 신체의 특정한 곳에 찔러 넣어 자극을 함으로써, 서로반대 힘인 음양의 균형을 맞추어 막힌 기(氣)를 풀어주기 위한 동양 전통의 의료기술이다. 기는 모든 사물의 바탕에 존재하는 에너지이며, 경락을 통해서 체내에 흐른다. 침을 놓는 부위는 기가 흐르는 경락의 경혈점에 있다. 사람은 음양이 조화를 이루고, 기가 체내를 자유롭게 흐를 때 건강하며, 아프거나 병에 걸렸을 때 또는 상처를 입었을 때 경락을 흐르는 기가 막히게 된다. 침술치료 시 열과 약한 전류를 사용하기도 하고, 초음파요법, 아로마요법, 파장요법과 병용하기도 한다. 한국에서 침술행위는 한방의료행위이므로, 한의사면허 없이 침술행위를 할 경우 의료법 위반으로 무면허의료행위로 처벌받는다.

시아추(Shiatsu)

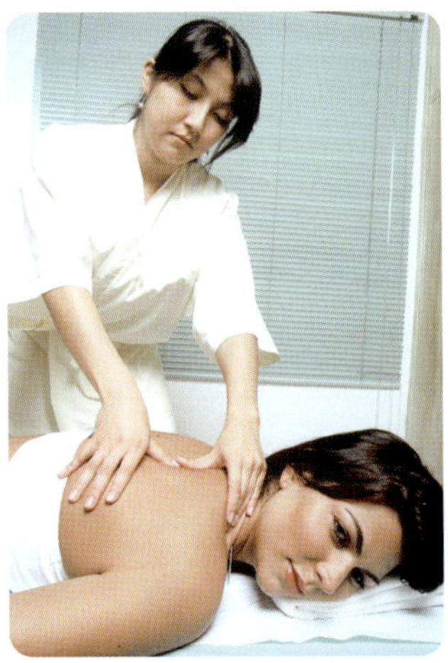

시아추는 '손가락으로 압력을 가하다'라는 뜻으로 중국 전통의학인 지압에 기초를 두고 있는 일본의 전통 수기요법 중 하나로, 팔목, 손가락, 팔꿈치, 무릎을 이용하여 몸의 아픈 부위, 즉 혈점에 정적인 압력을 가하여 효과적으로 기의 균형을 잡음으로써 고통과 긴장, 병을 누그러뜨리는 시술법이다. 시아추에서는 이런 부위들은 침술의 혈점과 동일하며, 기의 흐름이 차단되었을 때 이 부위를 누르면 아픔을 느낀다고 한다. 지압과 동일한 혈점을 누르며 고객이 옷을 입은 채 실시된다.

바크 플라워 요법 (Bach Flower Remedies/Flower Remedies)

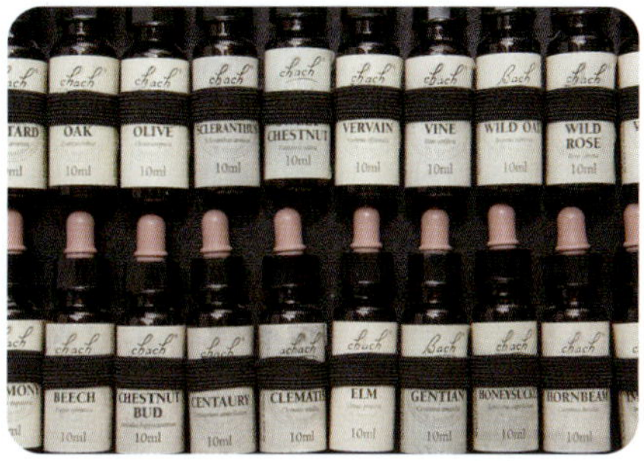

바크 플라워요법은 1930년대 영국의 내과의사인 에드워드 바크(Edward Bach)가 개발한 것으로 야생화들은 영혼 또는 에너지를 가지고 있는데 이것은 사람이나 동물의 영혼과 매우 친화성이 있고, 이 꽃들의 영적인 에너지는 물에 전달될 수 있다는 것을 토대로 한다. 바크는 인간의 마음속에 있는 여러 부정적 감정과 생각이 질병의 원인이 된다는 것을 깨닫고, 육체적 증상에 반영된 부정적 에너지를 만들어내는 7가지 기본 유형의 감정을 파악하여 38가지 꽃 중 이에 상응하는 꽃들을 찾아 처방을 만들었다. 순수한 물과 알코올, 식물의 꽃을 이용해서 만든 '에센스(essencs)'는 아로마테라피와도 일맥상통하며 부작용이 없어 남녀노소 모두에게 적용될 수 있고, 특히 이 중 5가지 꽃들을 조합한 필수 처방은 어느 때라도 응급 시에 빠른 효과를 얻을 수 있게 고안되었는데 현재 유럽에서 가정 응급상비약으로 인기가 있다.

키네시올로지(Kinesiology, 신체운동역학)

키네시올로지는 근육과 다른 인체 기능의 에너지 불균형을 찾아내고 교정하기 위해 특정 근육을 자극 이완시키는 테스트로 신체 각 기관의 건강상태를 파악하고, 질병의 예방과 치유에 도움을 준다. 인체의 부분과 전체의 관계문제를 파악하여 신체적, 심리적, 화학적, 에너지적인 불균형과 그 원인을 찾고, 그에 맞는 운동, 마사지 등을 통해 몸을 균형 있게 변화시킨다.

보웬 테크닉(Bowen Technique)

호주의 토마스 보웬(Thomas Bowen)이 창안한 것으로 유럽에서 인기 있는 요법 중의 하나이다. 보웬 테크닉에서는 조직을 부드럽게 움직임으로써 신체 전체의 재균형을 잡는 것을 목표로 한다. 보웬 테크닉 시술자는 근육의 긴장도를 느껴 근육을 움직여줌으로써 긴장을 이완시켜준다. 이때 마사지가 아닌 가벼운 굴림 동작으로 신체 에너지 흐름을 자극시켜 신체가 스스로 치유하게 도와주는 부드러운 자극요법이다.

알렉산더 테크닉(Alexander Technique)

호주의 프레데릭 알렉산더(Frederick Matthias Alexander)가 개발한 수기요법의 일종으로 자세의 교정과 동작 수정을 통해 정신적 . 신체적 스트레스와 긴장으로 인한 만성적 근육긴장과 불균형을 바로잡아준다. 신체의 바른 자세와 이완을 집중 훈련하여 자연스러운 자세, 기대지 않는 자세로 몸이 스스로 균형을 잡아 활동 중에도 이완할 수 있는 방법을 습득케 한다. 만성적 근육통, 요통, 두통, 임산부, 호흡기장애에 효과적이다.

약용식물요법/생약요법(Herbalism/Phytotherapy)

약용식물요법은 botanical medicine, herbology, phytotherapy 등 여러 이름으로 알려져 있다. 인류의 역사와 함께 전래되어온 식물을 이용한 치료요법으로 약용식물이 가지고 있는 약리작용을 분석하고 의학적으로 치료 효과가 뛰어난 성분들을 숙지하여 식물 전체 또는 추출물을 천연약재로 이용하여 인체의 치유력과 면역기능을 높여준다. 유럽의 약용식물뿐만 아니라 동양의 아유르베다, 한의학에서 다뤄지는 약용식물도 포함되며 아로마테라피도 약용 방향성 식물의 향 성분을 이용한다는 점에서 약용식물요법의 일종이라 할 수 있다.

카이로프락틱(Chiropractic)

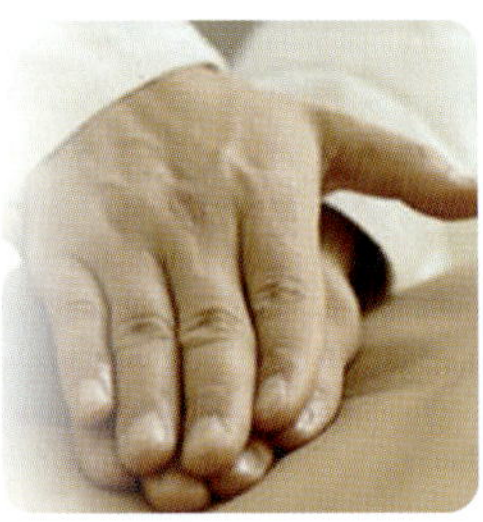

미국에서 널리 알려진 대체요법인 카이로프락 틱(chiropractic)은 라틴어로 '손으로 이루어내다'라는 뜻이다. 1890년대 정립된 요법으로 척추가 인체의 기능에 중요한 역할을 하기 때문에 신체의 관절, 특히 척추를 손으로 촉진 교정함으로써 통증 완화를 통한 단순한 요통, 두통과 같은 근골격계 문제만 취급하는 것이 아니라 신경계통의 문제와 심장질환, 전립선장애, 알러지까지 다루며 요통에 가장 안전하고 효과적이며 경제적인 치료법으로 여겨지고 있다.

홍채진단학(Iridology)

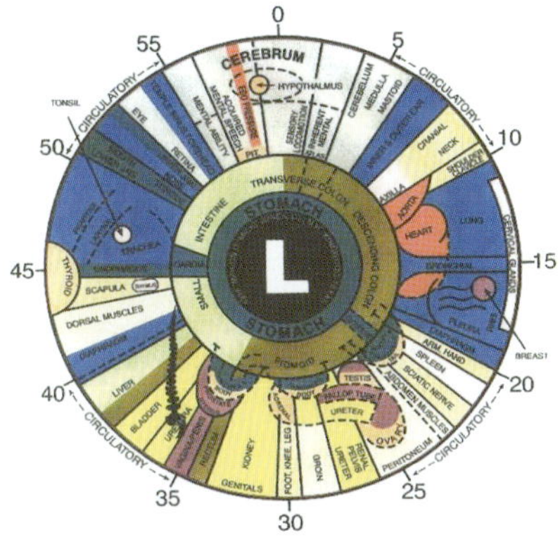

홍채는 동공 주위를 감싸고 있는 동공 주위에 있는 도넛 모양의 막으로서, 수축과 이완을 통해 동공의 크기를 조절하여 안구로 들어오는 빛의 양을 조절한다. 홍채는 자율신경과 동안신경 . 감각신경 등 수십 만 가닥의 신경말단과 모세혈관 및 미세근섬유 조직을 가지고 있고, 뇌와 신경계를 통하여 모든 장기와 조직에 연결되어 있어 신체 조직의 건강상태와 정신 심리적 상태를 반영한다. 각 개인의 홍채의 특징과 변색, 짜임새 등 여러 가지 변화들을 입증된 홍채 차트를 이용하여 확인 비교하여, 건강수준이나 치료에 대한 반응, 인체골격, 질병 회복 및 진행에 관한 상태를 판독하고 진단하는 방법을 홍채진단학이라 한다.

지압(Acupressure)

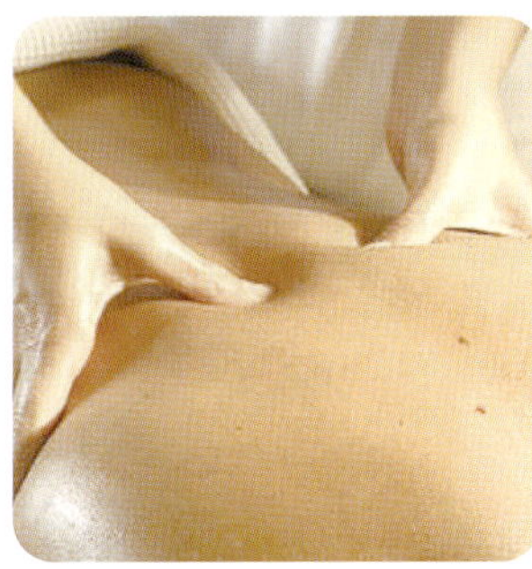

지압이란 '손가락으로 압력을 가한다(누른다)'는 뜻으로 전통적 한의학의 형이상학적인 개념에 기초한다. 그 개념에 의하면 '생기(氣)'가 경락이라는 가상의 통로로 흐르며, 기의 막힘이나 불균형에 의해 건강상태가 나빠진다고 한다. 시술자들은 기(氣)가 흐르는 경락 및 경혈에 물리적인 자극을 줌으로써 기의 흐름을 정상화시키거나 강화시켜 우리의 몸을 건강하게 만드는 수기요법이다. 침술과 비교하여 지압은 침 대신 엄지나 주먹 관절 등을 이용하는 '침을 사용하지 않는 침술'이라고도 한다. 시아추와 유사한 마사지지만 오일이나 탈크 없이 직접 피부에 시행된다.

아유르베다 의학(Ayurvedic Medicine)

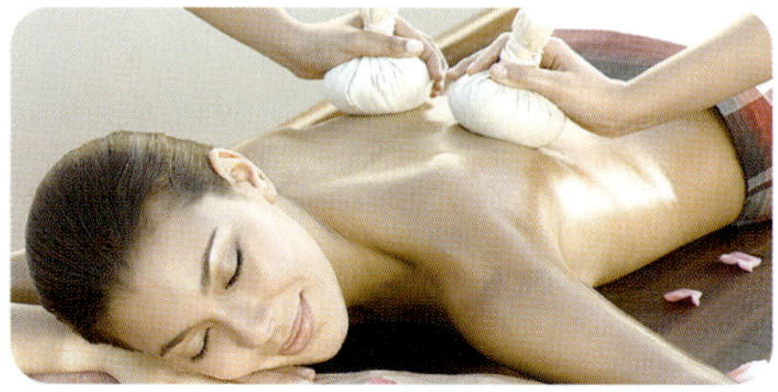

고대 인도 아유르베다(삶의 지혜)는 종교, 문화, 도덕, 의학적 요소를 포괄하는 전승 학문이다. 아유르베다 의학은 질병을 육체, 정신, 영혼의 균형이 상실된 상태로 보고 총체적 자기관리가 건강에 필수적이라고 본다. 아유르베다 의학요법으로 질병을 다스리는 기본 원리는 생활태도와 습관을 고치거나 개인적 성향과 체질을 보고 진단, 처방을 한다는 것이다. 즉 몸 안의 항상성을 복원시키기 위해 호흡법, 다이어트법, 신체운동법(요가), 허브 강장제, 체내정화요법, 마사지법을 개인의 상태에 맞추어 실행함으로써 침체된 건강상태를 끌어올려 스스로 건강을 되찾게 해준다.

정골요법(Osteopathy)

정골(整骨)요법은 뼈(osteo)와 병리(pathy)라는 뜻에서 유래되었다. 카이로프락틱과 신체 골격과 근육구조, 특히 관절의 이상을 중시하고, 인체의 잠재적 질병 치유 능력을 최대한 향상시키는데 초점을 두는 수기요법이라는 점에서 매우 유사하나, 차이점은 카이로프락틱은 신경계의 중요성을, 정골요법에서는 순환계의 중요성을 강조한다. 정골요법에서는 신체의 구조와 기능이 상호의존적이라고 보고 몸의 골격이 어긋나면 전반적인 신체 불균형상태가 된다는 점을 토대로 하여 이런 상태를 교정하기 위해 손이나 간단한 물리운동기로 환자의 관절이나 근육, 연결조직 등을 누르거나 당기고, 뒤틀어주는 기계적인 방법으로 치료를 유도한다. 정골요법도 진단, 치료과정에서 육체적 증상뿐만 아니라 생활습관, 자세, 과거력 등 환자 개인의 종합적인 면을 함께 고려하는 전인요법이다.

크리스탈 요법(Crystal Therapy)

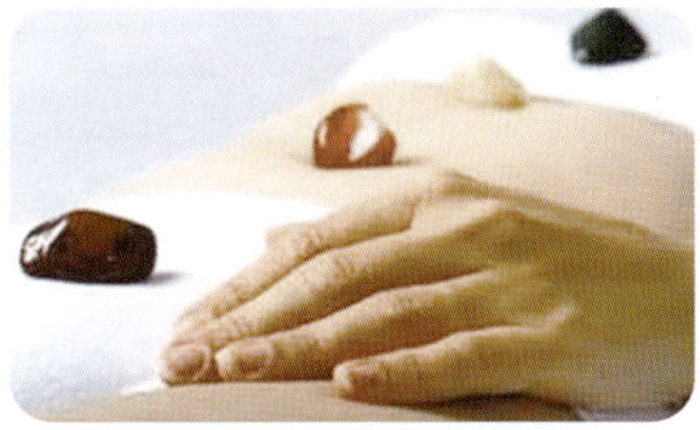

크리스탈 요법은 고대 이집트, 인도 아유르베다와 한의학에서 사용되던 역사 깊은 치료요법으로 건강을 개선시키는 치료파장 에너지로 공명하는 적절한 파장 수의 크리스탈을 이용하면 차크라에 작용하고, 음양의 균형을 맞춰주며 정서 안정, 명상 및 면역계에도 효과가 있어 정신과 신체 전반에 긍정적 변화와 치료 효과를 가져온다. 크리스탈 요법은 명상을 보조하고 마사지 시 에센셜 오일의 작용을 강화시키기도 한다.

이어 캔들(Ear Candling)

이어 캔들 또는 콘은 귀와 마음을 청소하고, 육체적, 정서적, 정신적인 병을 완화하는 방법이다. 가운데가 비어 있는 초를 귀에 꽂고 불을 붙이면, 귀지와 부정적인 에너지가 빨려나간다고 한다. 이어 캔들에서 사용되는 초의 밀랍성분에 에센셜 오일을 포함시켜 아로마테라피 효과를 더하면 시너지 작용을 일으킬 수 있다.

색채요법(Colour Therapy)

색채요법에서는 각 색채가 고유의 파장과 진동수에 따라 에너지 또는 일종의 영양소 형태로 생명체에게 영향을 준다고 보므로 일종의 정밀한 진동요법, 광선요법이라 할 수 있다. 대체의학이 활발한 독일이나 미국에서는 색이 인간에게 미치는 심리적, 생리적 변화에 대한 연구가 진행 중이며, 특히 스트레스로 인한 심인성 질환이나 각종 현대병에 색채치료를 활발하게 이용 하고 있다. 색채요법은 몸 속에 흐르는 기(氣)가 막혔을 때 그 부분에 특유의 파장을 일으키는 색채를 붙이거나 빛으로 쏘여서 기의 흐름을 원활하게 해준다. 현대의학에서도 색의 파장을 이용한 적외선 치료법을 적용하고 있다. 아로마테라피와 색채요법은 서로 시너지 작용을 일으키므로 색과 이에 부응하는 에센셜 오일을 함께 사용하면 신체의 부정적 진동을 정화시킬 수 있다고 한다. 색채요법에서 사용하는 Aura Soma의 재료로 에센셜 오일과 캐리어 오일이 사용되기도 한다.

인디언 헤드 마사지(Indian Head Massage)

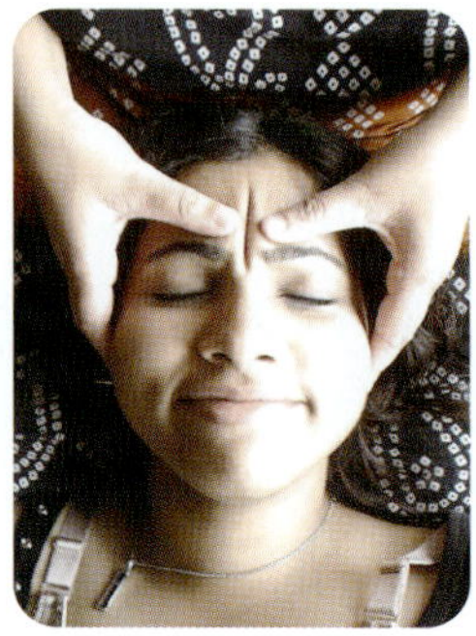

인디언 헤드 마사지는 고대 인도로부터 내려온 전통적인 마사지법으로 식물성 캐리어 오일에 아로마테라피의 에센셜 오일이나 아유르베다 오일을 블랜딩하여 사용함으로써 두피와 모발에 영양소를 공급하고, 혈액순환을 촉진시키며, 근육 긴장을 풀어주고 심리적, 생리적 치료 효과를 주기 때문에 전인적 치료법이라 할 수 있다.

인도의 정통적 헤드 마사지는 마사지 부위가 머리와 모발에 국한되어 있었으나 현대에는 스트레스와 관련된 증상 완화를 위해 모발과 두피, 목, 어깨, 팔 상부를 부드럽게 마사지함으로써 머리와 상체뿐만 아니라 신체 전반에 긍정적인 영향을 미친다.

스웨디시 마사지(Swedish Massage)

의학체조와 운동치료요법을 바탕으로 스웨덴에서 개발된 마사지 방법으로 압력을 가하는 스포츠 마사지나 부드러운 림프드레니쥐 마사지, 아로마테라피 마사지도 이 스웨디시 마사지에서 파생된 것이라 할 수 있다.

식물성 캐리어 오일을 사용하여 전신을 누르고 쓰다듬는 마사지와 에센셜 오일을 이용하는 아로마테라피의 장점을 결합시키면 스트레스와 피로를 경감시키고, 면역체계를 활성화시켜 건강, 미용 효과와 더불어 심리적 이완과 안정을 경험하게 한다.

바디 워크/마사지 테라피 (Body Work/Massage Therapies)

인체를 접촉해서 질병을 치료하고 건강을 유지하는 대체의학으로, 접촉기법이라고도 한다. 인체의 촉감을 이용하여 통증을 감소시키는 것은 물론 손상된 근육을 회복시키거나 혈액순환을 자극하여 전신건강을 증진시키는 치료법이다. 반사요법, 마사지, 심부조직수기법, 에너지 균형조절 방법 등이 있다.

촉감은 피부에 있는 수많은 감각센서를 통해 뇌뿐만 아니라 신체의 다른기관에 전달되는데, 기본적으로 센서는 여러 종류의 감각을 전달하도록 설계되어 있다. 가벼운 접촉 또는 압력, 통증, 뜨거움, 차가움 등을 느끼는 것들이 각각 별도로 존재하고 촉감을 느끼는 부분의 분포도 매우 다양하며 신체부위의 감각을 느끼는 정도가 다르다. 이와 같이 다양한 감촉을 이용하는 치료법이다.

림프 드레니지(Lymphatic Drainage Massage)

림프배출법은 1936년 에밀 보더(Emil Vodder)가 개발한 대체요법으로, 림프순환을 촉진시켜 세포의 대사물질 및 노폐물의 배출을 도와줌으로써 궁극적으로 조직의 영양대사를 원활하게 하여 신체의 부종과 그로 인한 통증, 피부의 이상증세와 같은 문제점 개선에 도움을 준다. 이 마사지의 테크닉은 매우 부드러운 동작이 특징인 반면 정확한 림프절의 흐름과 동작에 따라 시행해야 효과적이다.

신경언어프로그래밍 (NLP, Neuro-Linguistic Programming)

신경언어프로그래밍은 인간의 마음과 행동이 일어나는 원리를 이해하고 어떻게 효과적으로 마음과 행동을 변화시킬 것인지를 다루는 심리전략프로그램이다. 인간 내부의 프로그램을 분석하고 마음을 구성하고 행동을 일으키는 언어적 작용의 수정을 통해 행동이 긍정적으로 변화될 수 있도록 프로그래밍을 중요한 요소로 활용한다.

감정자유기법(Emotional Freedom Technique, EFT)

감정자유기법(EFT)은 1990년대 미국의 게리 크레이그(Gary Craig)가 창안한 심리치료법으로 동양의 경락이론을 바탕으로 한다. EFT는 부정적 감정이 신체에너지시스템의 혼란을 초래하여 신체적, 정신적 증상으로 나타나므로, 경락의 경혈점 두드리기와 확언을 활용하여 육체적 통증과 부정적 감정을 치유하는 기법이다.

두려움, 정신적 충격, 걱정, 외상 후 스트레스 장애(PTSD) 등 해결하고 싶은 증상에 말로 표현하면서 특정 경혈점을 두드려 신체에너지시스템의 혼란을 해소하여 신체적, 정신적 문제나 증상을 완화한다.

최면요법(Hypnotherapy)

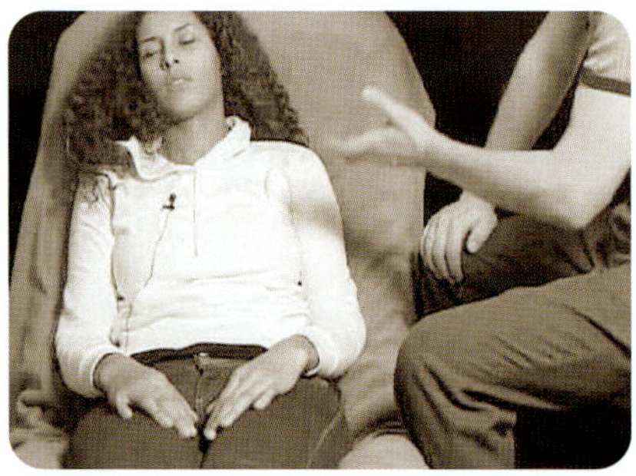

최면요법은 보다 효과적인 치유를 위하여 잠재의식을 이끌어내는 데 최면술을 사용하는 치료방법이다. 최면은 흔히 단순반복현상에 사람의 주의를 집중시킴으로써 유도된다. 암시를 활용하여 환자를 일시적으로 치료자의 시술대로 따르도록 특수한 의식상태인 최면에 빠지게 된다. 최면하의 상태를 트랜스(trance state)라 하는데 정도에 따라 이완감, 팔 다리의 무거움, 경한 이상감각을 느끼기도 하고(경도), 통증 감소, 기억상실이 오기도 하고(중등도), 환각상태나 깊은 마취상태(고도)에 이르기도 한다.

자연요법(Naturopathy)

물 . 공기 . 온천 . 광선 . 열 등과 같이 자연계에 있는 물질이나 환경을 응용하는 물리요법으로 화학요법이나 외과요법 등 현대의 임상의학과는 반대되는 요법이다. 한방의료, 침구, 유럽의 에어로파시, 정골요법 및 자연식(自然食)이나 자율훈련법 등도 넓은 뜻의 자연요법에 들어간다.

셔틀 에너지/기(Subtle Energy/Vibrational Medicine)

기란 생명과 물질이 가지고 있는 그 모든 정보를 담고 있는 미묘한 에너지 혹은 물질세계와 정신세계를 함께 포괄하는 미묘한 정보 에너지(informational energy)를 말한다. 한의학에서는 사람의 몸에 내재된 기운을 말한다. 현대 과학기기로 명확히 측정되지 않는 생명에너지가 신체 전체를 통해 흐르며 건강을 유지하는 데는 생명에너지의 흐름과 균형이 필수라고 설명한다.

치료적 접촉(Therapeutic Touch)

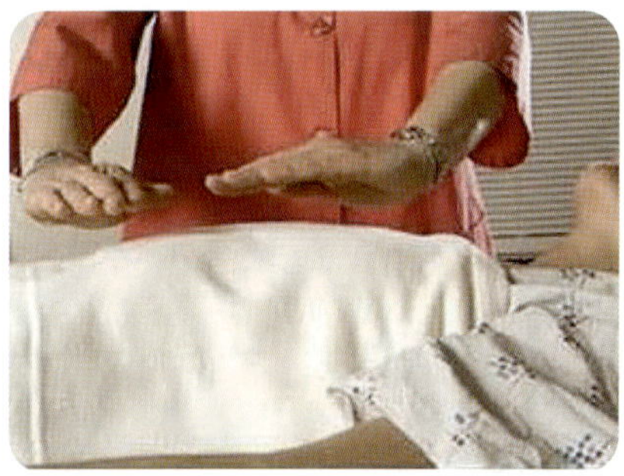

1970년대 초반 미국 뉴욕 대학교의 간호학과 교수 크리거(D. Krieger)에 의해 본격적으로 연구된 대체요법으로, 손을 환자의 몸 위 5~15cm에 올린 뒤 머리에서 발 끝까지 움직여 인체에 흐르는 에너지의 상태를 균형 있게 맞춰 질병을 치료하는 대체요법의 하나이다. 동양에 전래되어 온 기치료와 비슷하고 환부에 손을 올려 놓고 질병을 치료하는 고대의 치유법에서 유래되었다. 미국에서는 간호사가 독립적으로 환자를 치료하는 방법으로 사용되고 있다.

중의학(Traditional Chinese Medicine, TCM)

중의학은 수천 년 동안 중국의 역사와 경험을 통하여 질병을 치료하는 학문(침구, 안마, 방제 등)으로 중국의 전통의학이다. 침구는 음양오행설, 경락학설, 장상학설 등 동양의학의 기초이론을 근거로 하여 일정한 부위에 각종 침구방법으로 물리적 자극을 주어 생체에 반응을 일으키게 함으로써 질병을 예방, 완화, 치료하는 동양의학이다.

물리치료(Physiotherapy)

물리 치료는 온열, 전기, 광선, 물, 기구 등을 이용한 치료, 마사지, 기능 훈련, 신체교정운동, 재활 훈련 등을 통해 통증과 긴장을 완화시키거나 조직의 치유를 촉진시키고, 신체의 움직임 향상 등 기능을 회복시키는 방법이다. 수술, 질병이나 사고 후 재활과 상해 예방을 위해 많이 사용한다.

타이 마사지(Thai Massage)

전통적인 바디워크로 타이 마사지테라피스트는 요가 동작, 압력, 스트레치등을 이용하여 부드럽게 신체조직을 눌러주고 당겨주고 비틀어주어 인체에너지 균형을 잡아준다. 평평한 바닥에 매트를 깔고 옷을 입은 상태로 시행한다.

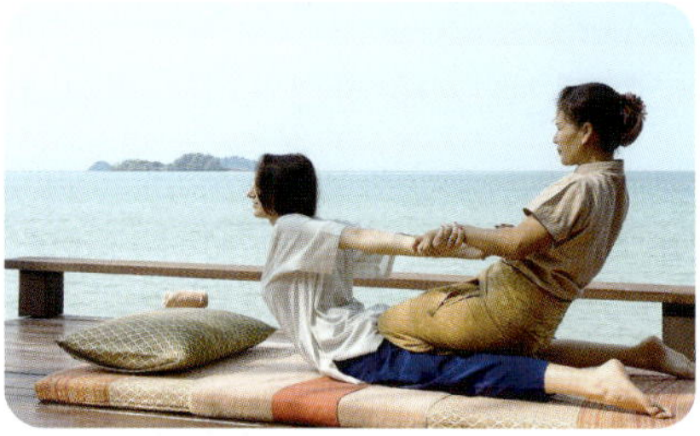

스톤 테라피(Stone Therapy)

스톤 테라피는 물, 흙, 불 등의 자연의 에너지가 함축되어 있는 돌을 이용하여 신진대사를 촉진하여 인체의 균형을 조화롭게 하는 테라피이다. 일반적으로 용암 침전물과 분화작용으로 형성된 다양한 크기의 돌(주로 현무암)의 열전도효과를 이용하는데 혈액순환, 노폐물 배출, 림프순환, 피로와 스트레스 완화에 효과가 있고, 아로마테라피와 함께 적용하기도 한다.

에센셜 오일의 원산지(Country of Origin of Essential Oils)

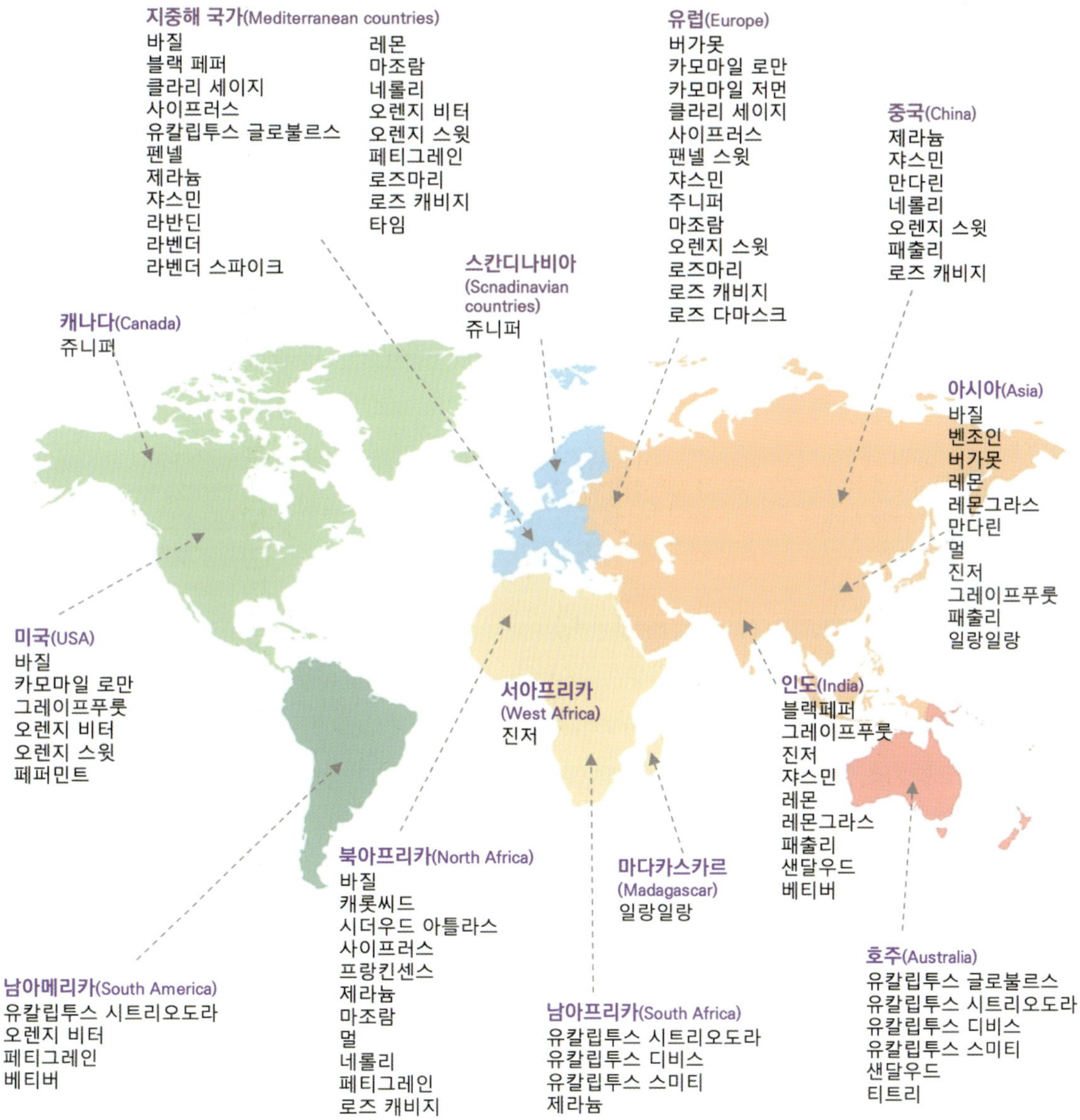

AROMATHERAPY CONSULTATION FORM
아로마테라피 상담기록지

Reference No.:

Aromatherapist: **Date:**

이 름		직 업	
주민등록번호		전화번호	
주 소			
담당병원/의사		전화번호	

건강력

안전하고 효과적인 아로마테라피를 위해 아래의 항목에 답해주시기 바랍니다. 고객에 대한 모든 정보는 기밀로 보관되며, 건강에 긍정적인 결과를 얻기 위한 참고자료로만 사용됩니다.

금기증(의사의 동의 필요) ☑ 해당증상에 표시해주세요.

- ☐ 임신
- ☐ 혈우병
- ☐ 부종
- ☐ 골다공증, 관절염
- ☐ 신경 정신적 장애
- ☐ 뇌전증
- ☐ 수술 직후
- ☐ 당뇨
- ☐ 천식
- ☐ 안면신경마비
- ☐ 신경압박(좌골신경통)
- ☐ 신경계 염증
- ☐ 암
- ☐ 뇌성마비
- ☐ 신장염
- ☐ 호르몬 이식
- ☐ 진단불명 통증
- ☐ 처방약 복용
- ☐ 급성 류머티즘
- ☐ 경추척추염
- ☐ 목뼈손상
- ☐ 디스크
- ☐ 의사 또는 다른 대체요법사의 치료를 받고 있는 경우
- ☐ 신경계 이상(다발성 경화증, 파킨슨씨병, 운동신경원질환)
- ☐ 심혈관계 질환(혈전증, 고혈압, 저혈압, 심장질환)

제한적 금기증 ☑ 해당증상에 표시해주세요.

- ☐ 열
- ☐ 진단되지 않은 혹이나 멍울
- ☐ 부분적 부종
- ☐ 정맥류
- ☐ 임신(복부)
- ☐ 모유수유
- ☐ 혈종
- ☐ 탈장
- ☐ 전염병
- ☐ 음주 또는 환각제 복용
- ☐ 염증
- ☐ 경부 척추염
- ☐ 베인상처
- ☐ 찰과상
- ☐ 최근 골절상(최소3개월)
- ☐ 과식직후
- ☐ 설사와 구토
- ☐ 피부병
- ☐ 생리기간(첫 몇일)
- ☐ 과민성 피부
- ☐ 멍
- ☐ 화상
- ☐ 위궤양
- ☐ 흉터조직(대수술 2년 이내, 작은 흉터 6개월 이내)

가족력:

알러지:

기타 자세한 사항:

생활습관

수 면	① 좋음 ② 보통 ③ 나쁨 (문제점:) 1일 평균 수면시간 (시간)
생 리 관 계	규칙적 (예정일:) 불규칙적 무월경 폐경
흡 연	① 안함 ② 하고 있음 (1일 평균 개비)
식 생 활	① 좋음 ② 보통 ③ 나쁨 (문제점:)
식 이 요 법	① 안함 ② 하고 있음 (종류:)
운 동	① 안함 ② 불규칙적 ③ 규칙적 (종류: 1주 회)
가정의 화목 여부	① 좋음 ② 보통 ③ 나쁨
스트레스 정도	1 (거의 없음) ~ 10 (매우 심함) / 가정 ( ) 직장 ( )
아로마테라피를 받고자 하는 이유와 기대 효과	

Treatment Plan

Plan A

Base Oil과 기대 효능

Face

Body

Essential Oil과 기대 효능

Plan B

Base Oil과 기대 효능

Face

Body

Essential Oil과 기대 효능

향후 시술계획:

주의사항/자가관리:

고객의 반응(시술 전/중/후):

다음 예약일:

고 객 서 명		일 자	
아로마테라피스트 서명		일 자	

AROMATHERAPY CONSULTATION FORM
아로마테라피 상담기록지

iTEC APPROVED

IACC 국제아로마테라피 임상연구센터

Reference No.: ....

Aromatherapist: .... **Date:** ....

고객의 반응(시술 전/후)

아로마테라피의 기대 효과

Treatment Plan

Plan A

Base Oil과 **기대 효능**

Face

Body

Essential Oil과 **기대 효능**

Plan B

Base Oil과 **기대 효능**

Face

Body

Essential Oil과 **기대 효능**

관찰 소견

스트레스 1 (거의 없음) ~ 10 (매우 심함) / 가정 (　　　) 직장 (　　　)

체온

근육의 긴장/결림/톤

피부 상태

기타 반응

주의사항/자가관리

향후 시술 계획

기타사항

다음 예약일: .... 아로마테라피스트 서명: ....

참고문헌

BCMA(British Complementary Medicine Association) text book

Catty Suzanne, Hydrosols, Healing Arts Press, 2001

Clare Maxwell-Hudson, Dorling Kindersley, Aromatherapy Massage, 1994

Francesca Gould, Aromatherapy for Holistic Therapists, Nelson Thornes; 2nd Rev. ed. 2005

Gabriel Mojay, Aromatherapy for Healing The Spirit, Gaia Books Ltd. 2000

http://cafe.naver.com/clinicalaromatherapy 국제아로마테라피임상연구센터

ITEC(International Therapy Examination Council) Syllabus

Joannah Metcalfe, Pure scents for Vitality, Ryland, Peters & Small Ltd, 2000

Julia Lawless, The Encyclopedia of Essential Oil, Element Books; New ed, 1999

Julia Lawless, The Illustrated Encyclopedia of Essential Oil, Element Books, 2002

Kircher Anna, Tamara Selby, Penny Lowery, Peter Albright, Essential Holistic Therapies: an Introduction to Aromatherapy and Herbal Remedies, Eagle Editions, Royston, Herts, 2002

Leonard Price, Carrier Oil: For Aromatherapy and Massage, Riverhead; 4th ed, 2008

Louise Tucker, An Introductory Guide to Aromatherapy, Holistic Therapy Books, 2004.

Louise Tucker, An Introductory Guide to Massage, EMS Publishing, Rev. ed. 2008

Lucinda Lidell, The book of Massage, Simon & Schuster, 2001

Lyn Goldberg, Massage and Aromatherapy, A Practical Approach Second Edition, Nelson Thornes, 2001

Nitya Lacroix, Total Body Massage: The Complete Illustrated Guide to

Expert Head, Face, Body and Foot Massage Techniques, Natl Book Network, 2004

Patricia Davis, Aromatherapy A-Z, Vermilion; Revised edition, 2005

Rosemary Caddy, Essential Oil in Colors, Amberwood Publishing, 2001

Salvatore Battaglia, The Complete Guide to Aromatherapy, ICHA, 2nd ed, 2002

Shirley Price, Aromatherapy for women, Southwater, 2002

Shirley Price, Len Price. Aromatherapy for Health Professionals, Daniel, 2006

Valerie Ann Worwood, Aromatherapy for Healthy Child, New World Library, 2000

Wanda Sellar, The Directory of Essential Oil, Vermilion; New ed, 2005

고일선, 기초간호과학, 은하, 2006

김명자, 조순희, 김진경, 한선희, 남은숙, 허명행, 이명화, 임상아로마요법, 정문각, 2005

김선미, 한현정, 김현숙, 프로페셔널 아로마테라피, 현문사, 2004

최명애, 황애란, 홍해숙, 김희승, 최스미, 서화숙, 인체구조와 기능, 계축문화사, 2001

하혜정, 김희숙, 강희선, 제인버클의 임상아로마테라피, 현문사, 2003

한국아로마협회, 줄리아 로리스 아로마 에센셜 오일 백과사전, 현문사, 2002

ㅂ

ㅅ

ㅇ

ㅈ

ㅊ

ㅋ

최 승 완

** 경력

노인복지학 박사
ITEC공식인증컬리지 국제아로마테라피임상연구센터 대표
가톨릭대학교 평생교육원 아로마테라피과정 담당교수
부천대학교 평생교육원 사회복지학전공 지도교수
영국 Westar School of Holistic Therapies 한국 분교 대표
서울문화예술대학교 외래교수
국제테라피전문가협회 회장
ITEC(International Therapy Examination Council) 아로마테라피스트
ITEC 림프드레니쥐 테라피스트
ITEC 리플렉솔로지 테라피스트
ITEC 멘탈헬스 테라피스트
영국 BCMA(British Complementary Medicine Association)아로마테라피스트
가톨릭대학교 사회복지대학원 졸업
호서대학교 벤처전문대학원 졸업

** 논문/저서

아로마요법이 우울과 수면장애 여성노인의 뇌파에 미치는 영향
국내 학술지 논문에 의한 수면과 우울에 미치는 아로마요법 효과 분석
아로마요법이 치매행동심리증상에 미치는 효과
치매행동심리 증상에 대한 아로마요법 효과연구
유방암 환자의 통증, 우울 및 불안 증상 조절에 아로마 자가 치료의 효과
알기 쉬운 해부생리학, 노인심리, 자원봉사론
스트레스 역설의 건강학, 아로마테라피와 비즈니스

** 임상/강의/특강

가톨릭대학교보건대학원, 성균관대학교의과대학, 선문대학교 통합의학대학원, 우송대학교, 한신대학교, 세종대학교, 신흥대학, 서울신학대학교, 제주대학교, 농협대학, 국제문화대학원대학교, 적십자간호대학, 삼성서울병원암센터, 서울성모병원암센터, 서울대분당병원암센터, 고려대학교 구로병원통합의학센터, 서울시립북부병원, 한림대강동성심병원, 아주대병원, 인하대학교 인천시치매센터, 국가과학기술인력개발원, 국가핵융합연구소, 전국여성과학기술인지원센터, 노동부, 농촌진흥청, 여수엑스포조직위원회, 인천공항관리공단, 경기도여성비전센터, 국제보조공학심포지엄, 루이까또즈, 신한은행, 현대증권, 렉서스, 오산건강가정지원센터, 서울시자원봉사센터, 부천시자원봉사센터, 수원장애인복지관, 서초구립노인요양센터, KT&G복지재단, 의정부장애인종합복지관, 경기도재활공학서비스연구지원센터, 춘의복지관 등

에센셜 아로마테라피 개정3판

ESSENTIAL AROMATHERAPY

인쇄 2024년 2월 19일
발행 2024년 2월 26일

저자 최승완

발행인 김지연
발행처 도서출판 의학서원
협찬 허브다섯메

등록번호 제406-00047호 / 2006. 3. 2
주소 인천광역시 연수구 송도미래로 30 송도스마트밸리 지식산업센터 D동 504호
T. 032) 816-8070(代) F. 032) 837-5808
홈페이지 www.dhsw.co.kr
e-mail bookkorea1@naver.com

정가 30,000원
ISBN 979-11-6308-078-7